C.Bertelsmann

PROF. DR. MED. SANDRA EIFERT
DR. MED. SUZANN KIRSCHNER-BROUNS

Herz SPRECHSTUNDE

Warum das WEIBLICHE HERZ anders ist und wie es gesund bleibt

C.Bertelsmann

MIX
Papier | Fördert gute Waldnutzung
FSC® C014496

Penguin Random House Verlagsgruppe FSC® N001967

1. Auflage

Umschlaggestaltung: Büro Jorge Schmidt
Umschlagabbildung: © Michael Bader
Illustrationen: Sabine Timmann
Grafiken: Leingärtner, Nabburg
Satz: Leingärtner, Nabburg
Druck und Bindung: GGP Media GmbH, Pößneck
Printed in Germany
ISBN 978-3-570-10516-0

www.cbertelsmann.de

INHALT

VORWORT

Das menschliche Herz ist seit Jahrhunderten *das* Symbol überhaupt für Leben, Liebe, Empathie und Zuneigung. Glückliche und deprimierende Erlebnisse, freudige und traurige Erfahrungen, leichte und schwere Schicksalsschläge und Herausforderungen jeglicher Art muss jeder Mensch im Lauf seines Lebens bewältigen. Und unser Herz ist immer dabei. Es schlägt und schlägt und schlägt. Es darf sich keine Pause gönnen. Haben Sie Ihrem Herzen schon jemals gedankt? Dafür, dass es Sie tagtäglich durch dick und dünn trägt und jede kleine oder große Eskapade Ihres Lebens mitmacht. Die Natur hat die Frau mit der unglaublichen Fähigkeit ausgestattet, (anderes) Leben zu beschützen. Deshalb haben Frauen zu vielem eine Verbindung, die aus dem tiefsten Herzen kommt.

Herzsprechstunde haben wir für alle Frauen geschrieben: für Frauen, die Herz-Kreislauf-Erkrankungen vorbeugen wollen und bei denen möglicherweise bestimmte weibliche Risikofaktoren vorliegen. Für Frauen, bei denen bereits eine Herzerkrankung diagnostiziert wurde. Für Frauen in den Lebensphasen Schwangerschaft, Menopause sowie für Frauen, die sich wissentlich oder unwissentlich bereits im Alterungsprozess befinden. Das weibliche Herz steht hierbei immer im Fokus.

Unser Ziel mit diesem Buch ist es, die geschlechtsspezifischen Unterschiede in Gesundheit und Krankheit zu benennen und zu berücksichtigen. Wir wollen ausdrücklich nicht Unterschiede neutralisieren oder nivellieren. Geschlechterunterschiede erstrecken sich über alle Aspekte einer Herzerkrankung; von den Risikofaktoren für ihre Entstehung über die Symptomatik, die Diagnostik, die Therapie bis zum Verlauf und insbesondere bis zum Überleben. Erleiden Frauen einen Herzinfarkt, dann sterben sie öfter als Männer. Der Herzinfarkt ist bei Frauen in westlichen Ländern die Todesursache Nummer 1 (und liegt damit vor Tumorerkrankungen).

Große Auswirkungen auf die Herzgesundheit können die manchmal sehr feinen Unterschiede zwischen Männern und Frauen haben. Das Frauenherz ist schon anatomisch kein kleines Männerherz. Seelische Einflüsse wirken auf die Herzen von Frauen meist stärker als auf die von Männern. Das führt dazu, dass emotional stark belastende Situationen durch Trauma, Verlust und Liebeskummer bei Frauen meist eine große Bedeutung haben und unter Umständen zum Herzinfarkt führen können. Bei Männern spielt hingegen die körperliche Belastung als Auslöser für einen Herzinfarkt eine größere Rolle. Wir setzen uns für die Berücksichtigung dieser geschlechtsspezifischen Unterschiede und besonders der weiblichen Besonderheiten des Herzens ein, um die Medizin auf die jeweilige Patientin passgenau und individuell präzisieren zu können.

Die Bedeutung der Hormone für das Leben der Frau erfährt in diesem Buch deshalb eine besondere Aufmerksamkeit. Ein großer biologischer Vorteil der Frau ist der natürliche, durch die weiblichen Hormone (vor allem durch das Östrogen) bedingte Gefäßschutz. Dieser nimmt ab der Menopause ab. Bei Frauen spielen die hormonellen Umstellungsphasen wie Pubertät, Schwangerschaft und Wechseljahre eine ganz entscheidende Rolle. Die starken hormonellen Veränderungen während dieser Lebensphasen wirken in vielerlei Hinsicht, unter anderem auf das Herz-Kreislauf-System.

Jeder Mensch hat in sich weibliche und männliche Anteile, unabhängig von seinem biologischen Geschlecht. Diese weiblichen Anteile, die für die Herzgesundheit wichtig sind, wollen wir in diesem Buch ansprechen. Wir wollen Frauen in ihrer natürlichen Autorität stärken und sie ermutigen, auf ihr Herz, ihre weibliche Kraft und Intuition zu vertrauen. Diese Eigenschaften wollen wir kultivieren und stärken.

Und noch etwas »Frauenspezifisches«: In vielen Familien sind Frauen die Gesundheitsmanagerinnen und umsorgen ihre Nächsten in Krisensituationen und bei Krankheit. Für sich selbst nehmen sie sich eher wenig Zeit und Raum und treten oft hinter anderen zurück.

Wir möchten Sie, liebe Leserin, in diesem Buch mit wissenschaftlich fundierten Fakten und gleichzeitig allgemeinverständlich aufbereiteten Informationen motivieren, mit Ihrem Herzen vertraut zu werden, es kennenzulernen und Sorge dafür zu tragen. Wir wollen Sie auch darin bestärken, selbstbewusst für Ihre Gesundheit einzutreten und auf Ihre körperlichen Signale zu achten. Aus tiefer Überzeugung beinhaltet das Buch die Kombination von evidenzbasierter Medizin und der ganzheitlichen Betrachtung von Körper, Geist und Seele.

Wie für alle Bücher zu medizinischen Themen, so gilt auch für unseres: Das Buch ersetzt keinen Besuch in der Praxis und kein beratendes Gespräch mit Ihrem Arzt. Achten Sie auf sich und Ihr Herz! Hören Sie auf Ihr Bauchgefühl! Nehmen Sie auftretende Beschwerden ernst und lassen Sie diese abklären!

Wir Frauen haben heute eine doppelt so hohe Lebenserwartung wie vor hundert Jahren. Wir haben hervorragende Chancen und Möglichkeiten, diese Jahre gesund, glücklich, zufrieden und aktiv für unsere eigenen Träume und Ideen zu nutzen. Mit einem gesunden und glücklichen Herzen!

Über Ihr Herz werden wir, liebe Leserin, mit Ihnen in den Dialog treten.

Noch zwei Hinweise zur Form: Wir haben uns dagegen entschieden, in diesem Buch sprachlich streng zu gendern, weil es nicht dem entspricht, wie wir im täglichen Leben sprechen und schreiben. Unser Quellenverzeichnis ist kapitelweise thematisch geordnet.

1

HERZDAME – EIN FRAUENHERZ IST KEIN KLEINES MÄNNERHERZ

Ich schenke dir mein Herz. Ich bringe es nicht übers Herz. Ich nehme es mir zu Herzen. Wie kein anderes Organ verkörpert das Herz die Liebe und den Schmerz, den Mut und die Verzweiflung, das Leben und den Tod.

Ob Mensch, ob Tier – für alle ist das Herz der unverzichtbare Taktgeber des Lebens. Hört es auf zu schlagen, dann steht der Blutkreislauf still und sämtliche Körperfunktionen kommen zum Erliegen. Alle Organe einschließlich des Herzens, alle Gewebe und Zellen erhalten dann keinen Sauerstoff und keine Nährstoffe mehr. Das Herz ist ein anatomisches und physiologisches Wunderwerk der Natur.

In unserem Buch beschäftigen wir uns mit dem »weiblichen Herzen«, und deshalb möchten wir zunächst erklären, welche riesige und entscheidende Bedeutung das Frausein in der Medizin hat.

Immer noch heißt es in den Kliniken und vielen Arztpraxen ganz selbstverständlich *der* Patient, wohlgemerkt mit männlichem Artikel. Kein Wunder, dass in unserem Gesundheitssystem Frauen darum wie *der* Patient behandelt werden. Frauen sind aber keine kleinen Männer, und das Frauenherz ist auch kein kleines Männerherz.

Schauen wir uns die Herzdame genauer an.

GENDERMEDIZIN – WELCHEN EINFLUSS HAT DAS GESCHLECHT?

Keine Angst, liebe Leserin, Sie erleben uns jetzt nicht als radikale Feministinnen, die den Männern den Garaus machen möchten oder dazu auffordern, Männer und Frauen gleich zu behandeln oder gar das eine Geschlecht gegenüber dem anderen zu diskriminieren. Wie langweilig und arm wäre die Welt ohne die Anziehung und Besonderheiten der Geschlechter (wir erklären weiter unten, wie in der Medizin »das Geschlecht« definiert wird).

Wir möchten hier aber ganz explizit die Unterschiede von Männern und Frauen im medizinischen Kontext herausstellen. Diese Unterschiede – individuell bzw. dem jeweiligen Geschlecht und den spezifischen Risikofaktoren entsprechend – müssen unbedingt in die Vorsorge und Behandlung einbezogen werden. Denn ob man als Mann oder Frau ein lebensbedrohliches gesundheitliches Ereignis erleidet, kann für beide unterschiedlich sein in Hinblick auf Leben und Tod!

My take

Suzann Kirschner-Brouns: »Der Informationsbedarf in der Bevölkerung ist groß. Seit einigen Jahren finden vor allem gendermedizinische Themen mehr Beachtung, besonders bei Frauen. Laut einer Umfrage der BKK in 2022 wünschen sich

82 Prozent der 1000 Befragten mehr Informationen darüber, wie sich Symptome bei Erkrankungen wie z. B. einem Herzinfarkt je nach Geschlecht unterscheiden.«

Unzählige Krankheiten wurden und werden bis heute bei Frauen voreilig als »hysterisch« oder psychisch abgetan, darunter nicht selten lebensbedrohliche Herzinfarkte. Werfen wir zunächst einen kurzen Blick in die Geschichte, um zu verstehen, warum das so war (und leider noch häufig so ist).

»Die Hysterie des Weibes«

Schauen wir in die Medizingeschichte, dann stolpern wir unwillkürlich über das Krankheitsbild »Hysterie« als vielleicht eine der ersten Krankheiten, die unter gendermedizinischen Gesichtspunkten beurteilt wurde.

Im vorletzten Jahrhundert befiel junge Mädchen und Frauen (aber niemals Männer!) eine merkwürdige Krankheit: Sie schlugen plötzlich um sich, bekamen keine Luft mehr und litten unter Muskelkrämpfen bis hin zu Lähmungen. Eine körperliche Ursache konnte nicht diagnostiziert werden. Man nannte das neue Krankheitsbild »Hysterie« (nach »Hystera« – dem altgriechischen Wort für Gebärmutter). Die Ärzte vermuteten, dass die Symptome mit der Gebärmutter zusammenhingen.

Für die Behandlung dieser Frauen wurden spezielle Krankenhäuser gebaut: die Geburtsstunde der Nervenheilanstalten. Der Philosoph Otto Weininger kommentierte die Krankheit Hysterie 1903 so: »Die Hysterie ist eine organische Krise der organischen Verlogenheit des Weibes.«

Ja, liebe Leserinnen, da fehlen einem zu Recht die Worte!

Der nächste Mann, der sich mit der Hysterie beschäftigte, war der Arzt und Psychoanalytiker Sigmund Freud. Immerhin sprach er über »die Krankheit des Gegenwillens«. Er betrachtete die Hysterie als Rebellion der Frau gegen ihr vorbestimmtes Leben als Hausfrau und Mutter, die zur damaligen Zeit auf Gedeih und Verderb dem Mann untertan zu sein hatte. Diese Sichtweise erscheint nachvollziehbarer und vermeintlich frauenfreundlicher.

Damit lag Freud auch vermutlich richtig, denn mit Anfang des 20. Jahrhunderts, als die Emanzipation der Frau auch politisch Fahrt aufnahm und die ersten Frauen studieren konnten, verschwand das Krankheitsbild der Hysterie so plötzlich wieder, wie es aufgetreten war.

Was bedeutet »Geschlecht«?

Heutzutage differenziert man zwischen dem biologischen (*sex*) und dem sozialen (*gender*) Geschlecht.

Das biologische Geschlecht umfasst die geschlechtsspezifischen körperlichen Merkmale wie Gene und Chromosomen, Anatomie, Hormone, Immunsystem und Stoffwechsel. Das biologische Geschlecht basiert auf unseren Genen. Die Geschlechtschromosomen der Frau sind XX, also zweimal X, die des Mannes XY. Dem X-Chromosom werden circa 1500 Gene zugeordnet, die Eigenschaften für das Immunsystem, Hirn- und Herzfunktion sowie die Sexualhormone besitzen. Auf dem Y-Chromosom liegen etwa 78 Gene; sie codieren fast ausschließlich die Sexualfunktion beim Mann.

Das soziale Geschlecht ergibt sich aus den gesellschaftlichen Normen und geschlechtstypischen kulturellen und lebensstilbedingten Besonderheiten für Männer und Frauen. Welches Verhalten ist »typisch« männlich oder »typisch« weiblich in der Familie,

Schule und Gesellschaft? Hier bestimmen insbesondere Rollenvorbilder und Rollenerwartungen das Selbstverständnis als Mann und Frau. Sie prägen das soziale Geschlecht.

Biologisches und soziales Geschlecht

Biologisches Geschlecht: körperlich geprägt (englisch: *sex*)

Chromosomen, Gene, Anatomie, Hormone und Sexualfunktion, Immunsystem, Stoffwechsel, Herz- und Hirnfunktion

Soziales Geschlecht: von der Umwelt geprägt (englisch: *gender*)

Familie, kulturelles Umfeld, gesellschaftliche Norm, Rollenvorbilder und -erwartungen, Schule, Ausbildungsplatz, Arbeitsplatz, Universität, Wahrnehmung, Zugang zum Gesundheitswesen

---

Beides, biologisches und soziales Geschlecht, beeinflusst unsere Gesundheit. Aber vor allem ist es das soziale Geschlecht, das in großem Maße bestimmt, ob eine Krankheit überhaupt als Krankheit angesehen wird.

In der Folge bestimmt dieser Umstand auch, wie dann mit dieser Krankheit umgegangen wird, siehe oben die »Hysterie«. Das soziale Geschlecht prägt auch den Zugang zum Gesundheitswesen, der in vielen Ländern in Abhängigkeit vom finanziellen Einkommen vor allem den Männern möglich ist, den Frauen hingegen nicht.

Ursprungsfamilie und Umgebung prägen den Umgang mit Gesundheit und Krankheit. Wächst man z. B. in einer Familie auf, in der es als Schwäche gilt, krank zu sein (»Man fehlt im Betrieb nicht, da reißt man sich zusammen. Was soll das sein: krank sein?«) oder einen Arzt aufzusuchen (»Dafür habe ich keine Zeit. Es hilft einem ja doch keiner. Was soll der schon für mich tun? Ich brauche keine Hilfe.«), wird man als Erwachsene eher geneigt sein, Symptome zu ignorieren oder kleinzureden.

Erfährt man hingegen schon im Kindesalter Aufmerksamkeit für jedes Wehwehchen, so kann sich im besten Fall ein gesundes Verhältnis zu dem eigenen Körper und dessen Bedürfnissen entwickeln. Im übertriebenen Fall wird das Kind, das bei jedem kleinsten Symptom mit Aufmerksamkeit überschüttet wurde, als Erwachsener möglicherweise hypochondrische Züge entwickelt haben.

Medizin unter die Genderlupe genommen

In den 1990er-Jahren hat sich die Gendermedizin oder geschlechtersensible Medizin als medizinische Fachrichtung entwickelt. Sie befasst sich mit den Unterschieden und Gemeinsamkeiten bei Frauen und Männern in Bezug auf Gesundheit und Krankheit. Im Folgenden gehen wir auf die verschiedenen Aspekte ein.

Hier zunächst ein Überblick anhand der *Gender Lens Tools,* entwickelt von Anna Day von der Universität Toronto. Der Grundgedanke ist: Wenn alle Aspekte, im Großen wie im Kleinen, angeschaut werden, ist es möglich, Frauen in ihrem Gesundheitsverhalten und Krankheitsgeschehen umfassend zu verstehen, zu beschützen und zu therapieren bzw. zu heilen. Die Fragen der *Gender Lens Tools* mit den dazugehörigen individuellen genderspezifischen Antworten sind von immenser Bedeutung für eine umfassende, gute medizinische Behandlung von Frauen.

FAKTOREN	FRAGEN
Biologisch	Haben hormonelle Veränderungen einen Einfluss auf die Pharmakokinetik (die Wechselwirkung zwischen Arzneimitteln und Mensch) bei Frauen? Adressieren Pharmakovigilanzstudien (Überwachung und Meldung von unerwünschten Ereignissen in der Arzneimittelprüfung) diesen Unterschied in adäquater Weise?
Sozial	Welche sind die erwarteten und erlernten Verhaltensregeln von Jungen und Mädchen? Hat der soziale Status einer Person Einfluss auf ihren Zugang zum Gesundheitswesen, z. B. MRT, Herzchirurgie, Transplantationsmedizin?
Kulturell	Hat der Status Mädchen/Junge in einer bestimmten Kultur Einfluss auf den individuellen Zugang zum Gesundheitswesen? Welche Auswirkungen haben bestimmte kulturelle Rituale auf die Gesundheit von Frauen und Mädchen in bestimmten Regionen?
Ökonomisch	Bestehen Unterschiede zwischen Männern und Frauen mit niedrigem ökonomischem Status, was ihren Zugang zum Gesundheitswesen angeht? Bezieht sich die medizinische Literatur auf den Zusammenhang zwischen sozioökonomischem Status und schlechter Gesundheit?
Politisch	Bestehen politische Barrieren, die medizinische Studien bei frauenspezifischen Themen verhindern? Wie hat die Politik die Finanzierung von Forschungsprojekten beeinflusst, z. B. bei Prostata- und Brustkrebs?
Bildungsbedingt	Werden Mädchen und Frauen in der Schule und von ihren Ärzten über die Bedeutung des Pap-Abstriches informiert? Werden Jungen und Männer über Prävention aufgeklärt? Sind Mädchen mit schlechterer Schulbildung sich bewusst, welche Vorsorgemaßnahmen sie in Anspruch nehmen können?

Tab. 1: Beispielfragen, wie die Anteile des Lebens zum individuellen Geschlecht beitragen können einschließlich biologischer, sozialer, kultureller, ökonomischer, politischer und bildungsbedingter Faktoren

Krankheitsaspekt	Fragen in Abhängigkeit von biologischem/sozialem Geschlecht, Kultur und Gesellschaft, sozioökonomischem Status
Inzidenz/ Prävalenz	Variieren Inzidenz, neu auftretende Krankheitsfälle, Prävalenz, Gesamtzahl der Krankheitsfälle? Sind Screening-Programme für alle Menschen vorhanden, gleich zugänglich und von gleicher Qualität?
Diagnostik/ Untersuchungen	Unterscheiden sich Symptome und Zeichen einer Erkrankung? Achtet das medizinische Personal auf die Unterschiede? Unterscheidet sich die Untersuchung einer bestimmten Erkrankung bei Männern und Frauen?
Risikofaktoren	Variieren Risikofaktoren einer bestimmten Erkrankung? Unterscheidet sich die Pathogenese einer bestimmten Erkrankung?
Anamnese	Bestehen Unterschiede in der Pathologie? Ist die Antwort auf ein Pathogen oder einen Trigger unterschiedlich?
Behandlung und Outcome	Unterscheiden sich Behandlungsempfehlungen? Gibt es unterschiedliche Antworten auf eine Therapie? Unterscheidet sich das Ergebnis einer bestimmten Therapie von einer anderen? Hat eine Behandlungsmethode bei allen die gleiche Akzeptanz?

Tab. 2: Erkrankungsaspekte unter geschlechtsspezifischem Gesichtspunkt. Beispielfragen, deren Antworten sich hinsichtlich der vier folgenden Faktoren unterscheiden können: Sex (biologisches Geschlecht), Gender (soziales Geschlecht), Kultur und Gesellschaft, sozioökonomischer Status

Wie Sie sehen, denkt Gendermedizin breit. Es werden im Umgang mit Patientinnen das biologische und das soziale Geschlecht einbezogen. Es werden sowohl die Unterschiede als auch die Gemeinsamkeiten zwischen Männern und Frauen im Hinblick auf eine bestimmte Erkrankung bedacht und darüber hinaus der gesamte mögliche Krankheitsverlauf. Geschlechtsspezifische Risikofaktoren hinsichtlich Krankheitsentstehung, Symptomatik, Diagnostik und Therapie bis hin zum Krankheitsverlauf und zur Überlebensrate werden berücksichtigt.

Dazu gehören viele Einzelfaktoren:

Welche Krankheiten treten vornehmlich bei Frauen bzw. Männern auf?

Wie ist die Krankheitshäufigkeit (Inzidenz)?

Wie äußern sich Symptome bei männlichen und weiblichen Patienten im Rahmen einer Erkrankung? Oft ist es nicht dasselbe Krankheitsbild!

Welche diagnostischen Methoden kommen bei Männern und Frauen zum Einsatz?

Welche Therapieformen sind unter geschlechtsspezifischer Sicht erfolgversprechend(er)?

Sollten Medikamente und ihre Dosierung ähnlich oder gegebenenfalls unterschiedlich verordnet werden? Sind die Wirkung und Wirksamkeit von Medikamenten für männliche und weibliche Patienten »gleich« oder anders?

Schmerzempfindung und -kommunikation sind zwischen Männern und Frauen unterschiedlich. Östrogen spielt hier eine große Rolle.

Frauen und Männer nehmen ihre Körper unterschiedlich wahr und behandeln ihren erkrankten Körper auch anders. Thema: Umgang mit Abhängigkeit und Hilflosigkeit.

Männer und Frauen besitzen ein anderes Risikoverhalten und gehen mit potenziell bedrohlichen Situationen unterschiedlich um.

Frauen und Männer kommunizieren anders und pflegen einen unterschiedlichen sozialen Umgang.

In welcher Lebenslage bzw. häuslichen Situation, in der Krankheit bewältigt werden muss, befindet sich der Mann bzw. die Frau (Single, Versorger/-in, Versorgte/r)?

Wie hoch ist das Einkommen, das Vermögen, die Rente, die soziale Absicherung?

Gender Data Gap

Bis heute ist die Erforschung medizinischer Therapien vor allem auf Männer ausgerichtet. Das zieht sich durch die gesamte Landschaft, von männlichen Labormäusen bis zu männlichen Studienteilnehmern. Das Argument lautet: Bei Frauen besteht immer die Möglichkeit, dass sie im Zeitraum einer laufenden Studie schwanger sind oder werden. In diesem Sinne muss ausgeschlossen sein, dass der Embryo geschädigt wird und die Studie aus ethischen Gründen nicht fortgesetzt werden kann. Das verzögert den Prozess und kostet Zeit und Geld. Also forscht man lieber gleich vorzugsweise an gesunden, jungen, normalgewichtigen Männern.

Die Konzeption dieser Studiendesigns ist also verständlich, aber sehr unglücklich, um nicht zu sagen: fatal. Denn sie verzerrt seit Jahrzehnten das Wissen über weibliche Anatomie und Physiologie.

Und damit nicht genug. Auch Diagnostik, Klinik, Therapie einschließlich Operationstechniken und Medikamentenwirkungen sind dann logischerweise nicht auf das weibliche Geschlecht abgestimmt. Sprich: Frauen bekommen Medikamente und Therapien, deren Wirkung nie vorher am weiblichen Organismus getestet wurde. Das kann durchaus heißen, dass die Therapie für die Frau gut sein kann, aber eventuell eben auch nicht.

Auf der ganzen Welt ist die Situation die gleiche: Frauen bekommen fast ausschließlich Medikamente und Medikamentendosen, die für den männlichen Körper und das männliche Gewicht gelten. Viele davon werden aber im weiblichen Verdauungstrakt, in der Leber und vom weiblichen Stoffwechsel ganz anders aufgenommen, verarbeitet und abgebaut. Mitunter bleiben die Stoffwechselprodukte länger im Körper, sie wirken stärker und haben andere oder stärkere Nebenwirkungen. Oder aber – das gibt es auch – Frauen bräuchten eine stärkere Dosis des spezifischen Wirkstoffes, sind also untertherapiert.

Die Frage lautet: Wie kann ein Medikament oder eine Therapie evidenzbasiert für beide Geschlechter gelten, wenn es nur für die eine Hälfte der Patienten erprobt und darum auch nur für diese eine Hälfte der Menschheit *safe* ist?! Diese Ignoranz ist erstaunlich, vor allem, da die evidenzbasierte Medizin als Nonplusultra bzw. Goldstandard in Medizin, Wissenschaft und Politik gilt.

Wertet man Daten großer Studien nach dem Geschlecht aus, d. h. ob sie von männlichen oder weiblichen Probanden stammen, so wird schnell klar, dass es große Unterschiede in den verschiedensten Bereichen der Medizin gibt. Zum Beispiel Autoimmunerkrankungen haben vornehmlich Frauen und Tumorerkrankungen des Blut- oder Lymphgefäßsystems vorrangig Männer.

Der kleine Unterschied lässt sich biologisch und soziokulturell also nicht leugnen, auch wenn wir Gendergerechtigkeit in vielen anderen Bereichen des Lebens selbstverständlich gutheißen. Ziel der Gendermedizin ist es aber gerade, die spezifischen Unterschiede herauszustellen und sie in Diagnostik und Therapie zum Wohle der Patientin zu berücksichtigen.

Wir betonen das noch einmal (und bestimmt noch öfter):

In der Medizin müssen Männer und Frauen aus unterschiedlichen Perspektiven angeschaut und behandelt werden, damit für beide in der bestmöglichen Art und Weise Prävention, Diagnostik, Therapie angewandt werden und Heilung stattfinden kann.

Auch wenn in der Frauenmedizin mittlerweile viel geforscht

wird, ist die Datenlage im Vergleich zur Männermedizin immer noch dünn. Man spricht hier analog zum *Gender Pay Gap* von einem *Gender Data Gap*. Vor allem werden Erkenntnisse, die man bei Frauen häufiger beobachtet, heute oft immer noch als unnormal oder atypisch eingeordnet, wenn sie sich nicht mit den gängigen Resultaten aus Studien an Männern decken. Dabei ist das Studienergebnis dann eben nicht unnormal oder atypisch, sondern genau das: frauenspezifisch.

Doch vor der Therapie erfolgt erst einmal der Besuch beim Arzt oder Therapeuten. Schon hier, in der Begegnung zwischen Patientin und Arzt oder Therapeuten, fällt ein kulturell-erzieherischer Aspekt ins Gewicht, der sowohl Diagnosestellung als auch Therapie bei Männern und Frauen beeinflussen kann: die unterschiedliche Kommunikation.

Gender Communication – Warum Ärzte nicht zuhören und Patientinnen nicht auf den Punkt kommen

Wir wissen, dass wir uns in diesem Abschnitt auf das wackelige Feld der Vorurteile begeben, wenn wir »typisch« männliche und »typisch« weibliche Eigenschaften betrachten. Wir tun es dennoch, weil die Verhaltensweisen von Männern und Frauen tagtäglich in der ärztlichen Praxis gravierende Folgen für die Gesundheit haben können. Die im Folgenden überspitzten Darstellungen sind also Absicht.

Männer sind eher sach- und zielorientiert, Frauen reagieren emotionaler und beziehen vieles auf sich persönlich. Männern ist es egal, ob sie mit einem netten oder weniger sympathischen Menschen zusammenarbeiten (müssen), Hauptsache, sie kommen mit ihren Vorstellungen ans Ziel. Testosteron ist an dieser Stelle ein biologischer Vorteil, denn ein hoher Testosteronlevel macht

Männer in ihrem beruflichen Umfeld resistenter. Sie machen sich keine Sorgen, wer wie über sie denken könnte oder wer sie vielleicht nicht gut findet. Die Meinung Dritter prallt an Männern eher ab als an Frauen.

Bei Frauen ist das anders. Ihre Sensibilität macht sie vielleicht sympathischer, aber im Job kann die »Empfindlichkeit« unter Umständen zu einem Problem werden. Weil Frauen Konflikte weniger aussitzen, sondern eher ausdiskutieren wollen, gelten sie als weniger resistent und stärker anfällig. Trotz Genderdiskussion, gendergerechter Sprache, Veränderungen in Firmen usw. unterliegt das Kommunikationsverhalten von Männern und Frauen leider immer noch häufig diesen biologischen Parametern.

Frauen arbeiten zudem auch eher in Projekten mit Menschen, die ihnen sympathisch sind und mit denen sie gute soziale Beziehungen eingehen können. Sehr viele Frauen sagen aus, dass sie sich gegen Projekte entscheiden oder diese nicht gut oder erfolgreich verlaufen, wenn die Chemie zwischen den Beteiligten nicht stimmt. Das war auch bei uns beiden Autorinnen so. Wir kannten uns vor diesem Buchprojekt nicht, und die gegenseitige Sympathie spielte eine entscheidende Rolle, sich für so ein großes, langfristiges Projekt aneinander zu binden. Wenn wir nicht von Beginn an das emotionale Vertrauen gehabt hätten, miteinander gut auszukommen, hätten wir dieses Buch nicht gemeinsam schreiben können. Alle anderen Kompetenzen und inhaltliche Aspekte natürlich vorausgesetzt.

Übertragen auf die Beziehung zum Arzt oder Therapeuten bedeutet dies, dass eine Patientin sich mit ihren Beschwerden und Symptomen vielleicht nicht selbstverständlich auf der rein sachlichen Ebene öffnet. Darum ist in der Arztpraxis das unterschiedliche Kommunikationsverhalten von Männern und Frauen in Bezug auf Krankheiten unbedingt zu berücksichtigen. Vor allem hinsichtlich einer Erkrankung am Herzen kann dieser gravierende Unterschied in der Kommunikation eine lebenswichtige Diagnose erschweren oder verzögern. Kurz gefasst könnte man in Anlehnung an das bekannte und die Geschlechter *sehr* stereotyp darstellende Buch *Warum Männer nicht zuhören und Frauen schlecht einparken* sagen: »Warum Ärzte nicht zuhören und Frauen nicht auf den Punkt kommen.«

Frauen kommunizieren häufig aus sozialem Interesse. Sie möchten sich mit anderen austauschen und eine Bindung aufbauen. Darum sind auch die Themen, über die Frauen sich austauschen, oft sozialer, familiärer, emotionaler oder persönlicher Natur. Es ist für sie nicht so wichtig, ob die Grenzen zwischen dem Ich und dem Wir verschwimmen. Das Gespräch an sich hat einen Wert. Darüber hinaus sind die meisten Frauen in ihrer Wortwahl vorsichtiger, höflicher und einfühlsamer.

Männer kommunizieren hingegen in der Regel, um andere zu informieren, ihren gesellschaftlichen Status aufzubauen oder zu festigen und um ihre Position in einem Machtverhältnis oder in der Beziehung zu demonstrieren. Sie kommunizieren lösungsorientierter (um sich weitere Diskussionen zu ersparen) und geschlossener, d. h. sie stellen weniger offene Fragen. Ein Gespräch ohne Absicht oder Ziel ist in ihren Augen weniger bedeutsam und darum eher »Zeitverschwendung«. Männer haben in dieser Hinsicht einen klaren biologischen Vorteil, zumindest nützt ihnen dieses Verhalten hinsichtlich der Krankheitsbehandlung und in ihrer Karriere.

In der Arztpraxis neigen Frauen dazu, die häusliche oder soziale Situation zu beschreiben: »Meine Freundin war letzte Woche bei mir, wir sind zusammen um den See gegangen. Wir setzten uns auf einen Baumstamm, da war noch alles gut. Als ich dann aufgestanden bin, hat es schon angefangen. Zu Hause konnte ich mich nicht mehr richtig bücken, um die Schuhe auszuziehen. Aber das war noch nicht so schlimm. Ich habe heute Nacht überhaupt nicht geschlafen …«

Der Mann sagt im ersten Satz, dass er Rückenschmerzen hat, die Frau sagt es nicht einmal im sechsten Satz. Im Alltag in der Praxis wird der Arzt dann ungeduldig. Das kann gerade in Bezug auf Herzerkrankungen gefährlich sein. Oft hört man im Anschluss an einen Praxisbesuch von Frauen: »Der Arzt hat mich ja nicht danach gefragt.« Sie meinen ihre Symptome, die wirklichen Beschwerden.

Enorm wichtig ist darum die Beobachtung, dass Patientinnen gefragt bzw. gebeten werden möchten zu sagen, was ihnen fehlt. Kommt Ihnen das aus Ihrem Privatleben bekannt vor? Uns schon …

Wir ahnen, dass Sie, liebe Leserin, jetzt laut aufstöhnen aufgrund der Klischeehaftigkeit. Aber hier weitere Beispiele aus der ärztlichen Praxis:

~

ANAMNESEGESPRÄCHE ZWISCHEN ARZT/ÄRZTIN UND PATIENTIN

Seit wann haben Sie Beschwerden?

Patientin: Es fing am Geburtstag meines Mannes an, da hatte ich viel zu tun, ich musste alles allein vorbereiten, und da fingen die Beschwerden an, noch nicht so schlimm allerdings.

Wann war denn der Geburtstag?

Patientin: Das ist ehrlich gesagt für mich der anstrengendste Tag des Jahres. So viele Gäste, und immer ist es anstrengend. Ich bin danach immer total fertig …

Wie viele Tage haben Sie denn schon die Beschwerden?
Patientin: Na ja, kommt darauf an. Am Anfang waren die ja noch nicht so schlimm …

Oder:

Guten Tag, warum kommen Sie denn heute zu mir?
Patientin: Ich fühle mich insgesamt sehr unwohl, ich kann mich nicht mehr richtig belasten, manchmal ist mir etwas übel, ich arbeite auch immer so viel.

Seit wann haben Sie denn diese Beschwerden? Wann hat das angefangen?
Patientin: Das war, als mein Mann den Gips bekommen hat, als er sich die Hand gebrochen hat. Er hat sich ja schon so oft etwas gebrochen.

Wie lange ist das her?
Patientin: Lassen Sie mich überlegen: Den neuen Ofen haben wir montiert …

Hat Ihr Mann den Gips noch?
Patientin: Ja, aber nächste Woche kommt der runter.

~

Eine unklare oder unglückliche Kommunikation, weil die medizinische Diagnose oder therapeutische Maßnahme nicht verständlich erklärt oder trotz der guten Darstellung nicht ausreichend verstanden wird, kommt im Praxisalltag täglich vor.

My take
Suzann Kirschner-Brouns: »Kranksein und Gesundwerden haben essenziell damit zu tun, dass die Patienten verstehen,

was die Ärztin oder der Therapeut erklärt. Doch gerade in der Medizin ist die allgemeinverständliche Wissensvermittlung oft schwierig.
Viele Patienten verlassen die Arztpraxis oder das Krankenhaus und haben nichts von dem, was der Arzt oder Therapeut gesagt hat, verstanden. Das liegt nicht am Unvermögen des Patienten, sondern daran, dass der Behandelnde in seiner Fachsprache zu Hause ist. Es liegt außerhalb seines Vorstellungsvermögens, dass der Patient ihm in den Erläuterungen über seine Gesundheit oder Krankheit in fachmedizinischer Sprache nicht folgen kann. Oder aber die Patienten wünschen sich ausführlichere Informationen und hätten noch viele Fragen, doch dafür ist die Zeit in unserem Gesundheitssystem meist zu knapp. Ehe man noch darüber nachdenkt, was der Fachbegriff bedeutet, und insbesondere, welche Auswirkung die Krankheit, Therapie und/oder Medikation samt Nebenwirkungen auf die individuelle Situation hat, steht man schon wieder auf der Straße.«

Das ist alles menschlich und wäre auch gar nicht weiter schlimm. Doch wenn der Patientin der Mut fehlt, trotz Zeitknappheit nachzufragen, was die ärztliche Aussage oder Anweisung praktisch bedeutet, dann kann es zu Missverständnissen kommen. Das erschwert nicht nur Behandlungen und verschlechtert Prognosen bis hin zur Lebensgefahr, sondern verursacht auch immense Kosten für das Gesundheitssystem. In den USA sind das jährlich 73 Milliarden US-Dollar und in der Schweiz 3 Prozent der Krankenkassenbeiträge.

In den Arztpraxen stellen sich in Deutschland jährlich mehr als eine Milliarde Patientinnen und Patienten vor, während es in den deutschen Krankenhäusern fast 19,8 Millionen sind. Vor diesem

Hintergrund liegt die Zahl der durch u. a. die Gutachterkommissionen und Schlichtungsstellen festgestellten Behandlungsfehler im Promillebereich. Im Jahr 2021 wurden 5455 vermeintliche Behandlungsfehler zur Anzeige gebracht, von denen nach sachgerechter Prüfung lediglich 1440 Fälle bestehen konnten.

Natürlich lasten wir die Verantwortung für Fehldiagnosen mitnichten den Patientinnen an. Wo kämen wir da hin? Wir möchten aber alle Patientinnen ermutigen, den Ärzten oder Therapeuten lieber eine Frage zu viel als zu wenig zu stellen bzw. lieber ein Symptom zu viel als zu wenig zu schildern. Der Arzt ist kein Hellseher oder Zauberer, er kann nicht erraten, welche oder wie viele Beschwerden einen plagen und wie lange diese schon bestehen.

Frauen sind bekanntermaßen kommunikativer. Diesen Vorteil gilt es zu nutzen. Nun denkt man nicht unbedingt, dass durch mehr Kommunikation eine Erkrankung besser behandelt wird, aber das ist durchaus der Fall, wie eine aktuelle Studie aus 2022 zeigen konnte: Von Ärztinnen, also kommunikativeren Frauen, behandelte Diabetikerinnen folgten den Anweisungen strikter und hatten bessere Zuckerwerte.

Die Gründe:

- Ärztinnen hören besser zu und gehen auf die Bedürfnisse der Patientinnen darum zielgenauer ein.
- Ärztinnen geben weniger Anweisungen, sondern fragen mehr nach. Dadurch ist die Compliance besser, d. h. Patientinnen machen bei der Therapie besser mit bzw. setzen Therapieempfehlungen besser um.
- Ärztinnen beziehen die Patientin in das Erstellen eines Behandlungsplans (z. B. eines Diätplans oder eines Sportprogramms) öfter mit ein. Durch dieses Einbinden fühlt sich die Patientin sowohl wertgeschätzt als auch verpflichtet, die Maßnahme durchzuführen.

Insbesondere bei Erkrankungen am Herzen möchten wir Sie, liebe Leserin, unbedingt motivieren, im Krankenhaus oder in der Arztpraxis direkt und ganz klar Ihre Symptome aufzuzählen:

Tipp: Vor dem Arzttermin

Ideal ist es, wenn Sie sich schon zu Hause überlegen, was Ihr Arzt vermutlich von Ihnen wissen will:

- Welche Symptome haben Sie?
- Wie lange haben Sie diese schon?
- Wie fingen die Beschwerden an?
- Wie stark sind auf einer Skala von 1 (niedrig) bis 10 (unerträglich) die Schmerzen?
- Wo genau haben Sie Schmerzen?
- Welche anderen Symptome bestehen?

Gerade in Bezug auf den weiblichen Herzinfarkt kann jede Angabe wichtig sein, auch solche, die man selbst mit dem Herzen zunächst nicht assoziiert wie Übelkeit oder Rückenschmerzen.

My take

Suzann Kirschner-Brouns: »Ich bin fest davon überzeugt, dass Information und Wissen über die Gesundheit ein Allgemeingut sind, das nicht nur Spezialisten vorbehalten sein darf. Jeder Mensch, dem man erklärt, wie sein Körper warum funktioniert und unter welchen Umständen er Probleme macht, kann sich leichter und überzeugter für eine Therapie oder einen Lebenswandel entscheiden. Denn nur dann eröffnet sich ihm der Sinn der Maßnahme. Wenn ich z. B. nicht nachvollziehen kann, weshalb weniger Fleisch oder Zucker gesünder sind, warum sollte ich dann ohne Not auf etwas verzichten, das mir schmeckt, mir Befriedigung verschafft, mich sättigt oder mein Leben versüßt.«

HERZRISIKEN BEI FRAUEN

Das weibliche Herz besitzt anatomische und physiologische Besonderheiten, diese erfordern zum Teil eine andere Diagnostik. Und auch bezüglich der Risikofaktoren sind wir Frauen sehr eigen.

Das Herz von Männern und Frauen ist zwar grundsätzlich gleich aufgebaut, das weibliche Herz ist aber kleiner als das männliche. An dieser Stelle sei natürlich die Frage erlaubt, ob wir Frauen nicht auch aus anatomischen Gründen ein größeres Herz bräuchten, weil wir als Mütter, Töchter, Partnerinnen, Kolleginnen und Freundinnen doch so oft ein großes Herz haben … Jedenfalls haben auch die weiblichen Herzkranzgefäße einen geringeren Durchmesser, sie sind also dünner. Außerdem gibt es eine Situation, die nur dem weiblichen Herzen vorbehalten ist: Während einer Schwangerschaft versorgt das weibliche Herz noch ein zusätzliches Leben.

Je nach Körpergröße und Muskelmasse pumpt ein Herz vier bis sechs Liter Blut durch den Körper. Dafür benötigt es etwa 100 000 Schläge, d. h. Kontraktionen, am Tag. Männer haben testosteronbedingt mehr Muskelmasse, dementsprechend ist meist auch ihr Herzmuskel kräftiger und kann sich stärker kontrahieren. Das weibliche Herz ist also weniger muskulös als das männliche, es schlägt etwas weniger kräftig und kann darum mit jedem Schlag weniger Blut durch den Körper pumpen. Um trotzdem den Körper bestmöglich mit Energie, Sauerstoff und Nährstoffen zu versorgen, schlägt das weibliche Herz etwa zehn Schläge pro Minute schneller als das männliche.

Wenn Sie also Ihren Puls mit dem Ihres männlichen Partners vergleichen, dann ist es vollkommen normal, dass Ihr Herz schneller schlägt. Sollten Sie nicht gerade frisch verliebt sein, Ihr Herz aber dennoch rasen oder unrund schlagen, also nicht rhythmisch, dann gibt es dafür natürlich Gründe. Diese erklären wir in Kapitel 5. Über die Besonderheiten des schwangeren Herzens schreiben wir in Kapitel 3.

Systemische Gefäßveränderungen

Zu den systemischen Gefäßveränderungen gehören Entzündungen und Arteriosklerose, steifer werdende Gefäße und andere Veränderungen der Gefäßwände. Die Folgen sind Bluthochdruck, Gefäßkomplikationen wie Herzinfarkt und Schlaganfall, Aneurysma, periphere arterielle Gefäßerkrankung (paVK), Dissektion usw. Wir betrachten hier den geschlechtsspezifischen Aspekt bei den Gefäßveränderungen und Krankheitsbildern.

Bei Männern und Frauen verhält sich der Blutdruck unterschiedlich. Bei Frauen bis circa 35 bis 40 Jahre ist er in Ruhe tendenziell niedrig. Mit den Jahren steigt der Blutdruck an, vor allem, wenn sich eine Fettstoffwechselstörung oder ein Diabetes entwickelt. Das liegt daran, dass die Gefäße bei Frauen generell elastischer sind als bei Männern, zumindest in jungen Jahren. Nach der Menopause nimmt die Elastizität ab, und die Gefäßsteifigkeit nimmt schneller zu als bei den Männern gleichen Alters. Frauen entwickelt darum erst ab 65 Jahren Bluthochdruck, Männer oft schon vor dem 45. Lebensjahr.

Des Weiteren haben Frauen bei etwa gleicher Herzleistung eine deutlich höhere Herzfrequenz in Ruhe und eine übermäßige pulsatile Last (Pulsdruck), je älter sie werden. Zum Verständnis des Pulsdrucks: Der Herzschlag löst in den Gefäßen Pulswellen aus, die den Blutdruck (Systole und Diastole) erzeugen.

Mit zunehmendem Alter steigt der Blutdruck. Der diastolische Blutdruck sinkt ab dem 50. Lebensjahr, der systolische Blutdruck bleibt gleich. Man bezeichnet dies als isolierte systolische Hypertonie, die bei über 75 Prozent der über 70-Jährigen auftritt. Dadurch, dass die arteriellen Gefäße mit dem Alter steifer werden, wird die Pulswelle kräftiger zurückgeworfen. Man kann sich das etwa so vorstellen: Wenn Meereswellen gegen eine Mauer schlagen, werden sie härter zurückgeworfen, als wenn sie auf dem Strand im Sand sanft auslaufen. Der systolische Blutdruck bauscht sich an der steiferen Arterienwand auf, ähnlich wie die Meereswellen an der Mauer.

Bei der isolierten systolischen Hypertonie verringert sich die Durchblutung in den Herzkranzgefäßen sowie in den kleinen Gefäßen in Gehirn und Nieren. Verstärkt wird dieser Effekt noch zusätzlich durch Reaktionen des vegetativen Nervensystems, z. B. bei Angst oder Stress, bei einer Frau stärker als bei einem gleichaltrigen Mann.

Alle Gefäßkomplikationen (Herzinfarkt, Schlaganfall etc.) treten bei Frauen seltener auf, das ist die gute Nachricht. Doch wenn sie auftreten, dann sind der Krankheitsverlauf deutlich schlechter und die Mortalität höher als bei Männern. Darum ist es so immens wichtig, Prävention ernst zu nehmen und Risikofaktoren zu kennen und zu kontrollieren.

Aortendissektionen (wir erklären das in Kapitel 4) treten häufiger bei Männern auf; aber auch hier ist die Sterblichkeit bei Frauen bei diesem Ereignis deutlich höher. Abdominelle Aneurysmen treten viel häufiger bei Männern auf, das Risiko jedoch, dass diese Erweiterung der Bauchschlagader platzt, ist bei Frauen höher. An der peripheren arteriellen Gefäßerkrankung (paVK) erkranken Männer und Frauen gleich häufig, bei Frauen sind aber öfter mehrere Gefäße betroffen.

Häufig beobachtet man bei einer Minderdurchblutung am weiblichen Herzen die mikrovaskuläre koronare Dysfunktion (MCD= microvascular coronary dysfunction) oder Mikroangiopathie. Sie gehört zu den nicht-obstruktiven koronaren Herzkrankheiten (wir schreiben darüber in Kapitel 4). Bei der MCD ist die Durchblutung der Kranzgefäße vermindert, allerdings weil nur die kleineren Äste, und nicht die »großen« Herzkranzgefäße selbst, verengt oder verändert sind. Sie wird unterschätzt und nach den Leitlinien noch nicht einmal als richtige Erkrankung eingeschätzt. Darum ist die Therapie bislang auch nicht so effektiv.

Entzündung und Arteriosklerose

In Deutschland leiden acht Millionen Menschen an Arteriosklerose. Bei dieser Erkrankung kommt es zur Verhärtung und Verengung der Arterien durch eine chronische fortschreitende Degeneration der Arterienwände. Prinzipiell kann sich eine Arteriosklerose in allen Arterien des Körpers entwickeln, bevorzugt entsteht sie aber in bestimmten Gefäßregionen im Hals, Gehirn, am Herzen, in den Becken- oder den Beinschlagadern.

Nach neuestem Stand der Wissenschaft kommt der Entzündung oder Inflammation als Ursache für Herz-Kreislauf-Erkrankungen immer mehr Gewicht zu. Tatsächlich scheint es so zu sein, dass jedem pathologischen Prozess im Körper eine Entzündung zugrunde liegt, sei es Krebs oder eine Gefäßerkrankung. Betrachten wir Herz-Kreislauf-Erkrankungen, dann ist auch hier ein Entzündungsgeschehen ursächlich. Man geht heute davon aus, dass der Arteriosklerose eine Entzündung zugrunde liegt und keine mechanische Verstopfung. Herzinfarkt und Schlaganfall werden darum genau wie Colitis oder Rheuma als Entzündungsgeschehen betrachtet und therapiert.

Besonders bei Frauen mit geschlechtsspezifischen Risikofaktoren in der Anamnese stehen die entzündlichen Gefäßprozesse im Vordergrund. Östrogen wirkt wie ein »Gefäßputzer«. Sinkt der Östrogenspiegel nach der Menopause, sind die Gefäße nicht mehr so gut geschützt. Folglich steigt das Risiko für Arteriosklerose. An der Innenschicht der Gefäßwand können sich Plaques, fleckförmige, entzündliche Stellen, bilden. Sie allein können schon zu einer schweren Herzkranzgefäßerkrankung führen. Wenn sich zusätzlich Fett- oder Cholesterinpartikel an den entzündeten Gefäßwänden ablagern, schreitet die Herzkranzgefäßerkrankung fort. Es kommt zum Umbau der Gefäßwand. Bindegewebe wird gebildet, in der Folge verengt sich das Blutgefäß und verliert an Elastizität.

Axel Haverich, ehemaliger Chefarzt an der Klinik für Herz-, Thorax-, Transplantations- und Gefäßchirurgie der Medizinischen Hochschule Hannover (MHH), beobachtet wie andere Wissenschaftler, dass die Herzinfarktrate u. a. nach Grippeepidemien oder bei hoher Feinstaubbelastung deutlich ansteigt. Beide Geschehen sind mit Entzündungen vergesellschaftet. Die Beobachtung, dass Infektionen schwere Gefäßentzündungen auslösen, ist schon alt. Auch während der Coronapandemie wurde dieser Zusammenhang in vielen Fällen beschrieben.

Die Entzündungen lösen eine Arteriosklerose-Kaskade aus. Wenn die Gefäße einmal befallen sind, kann eine Arteriosklerose nicht rückgängig gemacht werden. Das Gefäß ist dann unwiderruflich geschädigt und nicht heilbar, sondern muss durch kardiologische und herzchirurgische Eingriffe wie Herzkatheter, Stentimplantation und Bypassoperation behandelt werden. Anlass zur Hoffnung machen experimentelle Laborstudien zur Gefäßregeneration mit Wachstumsfaktoren, die zurzeit an der MHH durchgeführt werden.

Die Vorbeugung von Entzündungen durch gesunde Ernährung, guten Schlaf, Bewegung, Infektionsvermeidung sowie die adäquate Therapie einer bekannten Entzündung sind darum so unglaublich wichtig für die langfristige Prävention der Arteriosklerose. Das betrifft insbesondere chronische Entzündungen. Diese werden in der Regel nicht durch Erreger wie Bakterien oder Viren ausgelöst, sondern durch andere Prozesse.

Wir möchten an dieser Stelle aber auch die (belastenden) Erinnerungen ansprechen. Jede Zelle unseres Körpers besitzt die Fähigkeit zur Erinnerung. Die Speicherung des Erlebten auf Zellebene ist darum so wichtig, weil jeder von uns unter ungelösten Konflikten leidet. Eine Entzündung, in der Fachsprache als *Inflammation* bezeichnet, entsteht durch Konflikte, die im Inneren eines Menschen selbst schlummern bzw. die etwas mit dessen Erinnerung zu tun haben könnten. Dieser Konflikt, z. B. eine negative Erfahrung wie eine mögliche Zurückweisung, kann Stress – auch auf Zellebene – auslösen, der zur Aktivierung der körpereigenen Abwehr führt. Das bedeutet, dass Immunzellen und Botenstoffe sowie andere Faktoren des körpereigenen Abwehrsystems sich im Körper ausbreiten können.

Die Inflammation ist ein Prädiktor, besitzt also einen Vorhersagewert, unter anderem für eine Plaque-Ruptur. Plaques sind kleine, entzündete Stellen innerhalb der Wand der Blutgefäße. Voraus geht die Entzündung als Antwort des Körpers auf eine Verletzung, Schädigung, Infektion oder ein Trauma.

Die Struktur einer Plaque ist bei Männern und Frauen unterschiedlich. Bei Frauen führen Plaques eher zu einer Verdickung der Gefäßwand und nicht zur typischen Gefäßwandverengung wie bei Männern. Diese Stellen sind bei Frauen stabiler, man spricht dementsprechend von Plaquestabilität. Die »weiblichen« Plaques besitzen weniger Fettablagerungen, weniger Cholesterinkristalle und sind weniger verkalkt. Trotzdem können sie aufbrechen und das Gefäß verengen oder verschließen. Ein hohes Risiko für ein Aufbrechen besteht bei Entzündungen. Gefäßplaques treten bei Frauen unter 70 Jahren im Vergleich zu gleichaltrigen Männern seltener auf, bei den über 70-Jährigen dreht sich das Verhältnis um. Mit dem Alter steigt bei beiden Geschlechtern die Gefahr, dass die Plaques aufbrechen können.

Selbst wenn keine (chronische) Infektion bekannt ist, kann sie dennoch »still« im Körper vorhanden ein. Umweltfaktoren oder ein ungesunder Lebensstil können ein Nährboden für *silent inflammation* sein. Solche »stillen« Infektionen sind ein nicht zu unterschätzender Risikofaktor für Herz-Kreislauf-Erkrankungen und hier für den Herzinfarkt.

Herz-Kreislauf-Erkrankungen

Man übersieht Herz-Kreislauf-Erkrankungen in fast allen Statistiken, obwohl diese – und nicht etwa der Brustkrebs – bei Frauen die Todesursache Nummer 1 sind.

TODESURSACHEN 2021	GESCHLECHT		
	MÄNNLICH	WEIBLICH	INSGESAMT
Krankheiten des Kreislaufsystems	159846	180773	340619
Hypertonie (Hochdruckkrankheit)	16529	32332	48861
Ischämische Herzkrankheiten	68900	52272	121172
Akuter oder rezidivierender Myokardinfarkt	27107	18074	45181
Sonstige Formen der Herzkrankheit	31899	43114	75013
Sonstige Krankheiten des Endokards	6560	8428	14988
Zerebrovaskuläre Krankheiten	23487	29595	53082
Schlaganfall, nicht als Blutung oder Infarkt bezeichnet	4291	6338	10629
Krankheiten der Arterien, Arteriolen und Kapillare	6061	5725	11786
Angeborene Fehlbildungen des Kreislaufsystems	337	269	606
Diabetes mellitus	12428	13556	25984
COVID-19, Virus nachgewiesen	38862	31897	70759
Krankheiten der Niere	8416	10377	18793
Chronische Polyarthritis und Arthrose	449	1038	1487
Krankheiten des Urogenitalsystems	12065	14207	26272

Tab. 3: Todesfälle in Deutschland nach Todesursachen und Geschlecht aus dem Jahr 2021 (Statistisches Bundesamt, 2022, www-genesis.destatis.de)

In Bezug auf Herzkrankheiten erhalten Frauen immer noch nicht den gleichen Zugang zu medizinischen Behandlungen wie Männer und sind in Studien unterrepräsentiert. So erleiden Männer zwar häufiger als Frauen einen Herzinfarkt, aber sie sterben seltener an diesem schweren Ereignis. Da sie mit den »typischen« Symptomen wie starken Schmerzen hinter dem Brustbein oder in der linken Brusthälfte mit oder ohne Ausstrahlung in den linken Arm in die Arztpraxis oder Notaufnahme kommen, werden sie sofort adäquat behandelt. Bei Frauen hingegen, die mit Kopf-, Nacken- oder Rückenschmerzen, Übelkeit oder Schweißausbrüchen in die Notaufnahme kommen, besteht oft nicht sofort der Verdacht auf einen Infarkt. Häufig wird der Herzinfarkt überhaupt nicht diagnostiziert, weder sofort in der Klinik noch Tage später.

Darum muss man es fast schon als zwangsläufig bezeichnen, dass Frauen seltener eine weiterführende Diagnostik erhalten als Männer.

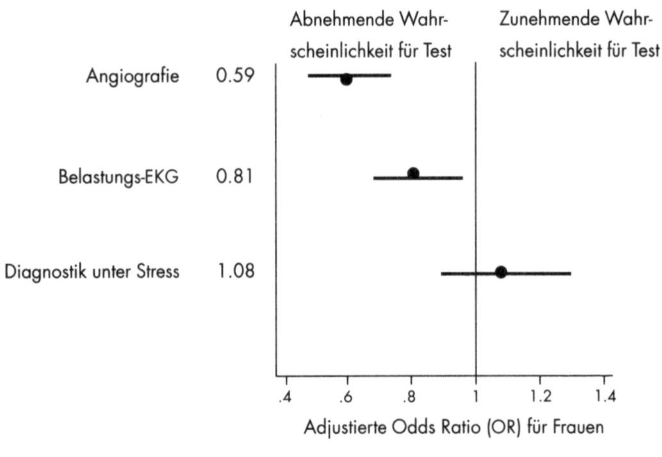

Abb. 1: Diagnostik bei erhobenem Verdacht auf Herz-Kreislauf-Erkrankung in Europa. Nach: Daly C. et al. (Euro Heart Survey Investigators): Gender differences in the management and clinical outcome of stable angina. Circulation (2006): 31;113(4):490-8. doi: 10.1161/CIRCULATIONAHA.105.561647

Laut einer Studie von Laura Huang, Professorin für Business Administration an der Harvard Business School, aus dem Jahr 2018 überlebt man als Frau einen Herzinfarkt eher, wenn man von einer Kardiolog*in* behandelt wird. Kardiologinnen stellen Frauen andere Fragen und sind sensibilisierter, was den weiblichen Herzinfarkt angeht.

Die Gefahr einer Herz-Kreislauf-Erkrankung steigt bei Frauen in der zweiten Lebenshälfte. Dazu gibt es seit 2009 ein groß angelegtes Studienprojekt: *Red Alert for Women's Hearts der European Society of Cardiology*. Untersucht werden in diesem Projekt Herz-Kreislauf-Erkrankungen speziell bei Frauen. An der Studie nehmen 28 kardiologische Zentren und Vereinigungen in ganz Europa teil.

Studiendaten bestätigen, dass vor allem bei Frauen ab 40 Jahren kardiovaskuläre Erkrankungen im Verhältnis zu gleichaltrigen Männern stärker zunehmen. Untersucht wurde in dieser Studie, wie u. a. Alter, Menopause und Herz-Kreislauf-System, Primär- und Sekundärprävention, Vorhofflimmern und Schlaganfall als Risikofaktoren zu bewerten sind.

Nach bisherigen Erkenntnissen kann man sagen, dass Frauenherzen und Blutgefäße vor der Menopause durch die weiblichen Geschlechtshormone Östrogen und Progesteron geschützt sind. Selbst dann, wenn Frauen am Herzen erkrankt sind, bieten die Hormone einen guten Schutz. Dieser fällt nach der Menopause weg. Das ist eine der (biologischen) Ursachen, warum Frauen in den Wechseljahren und danach häufiger an Herzproblemen leiden und an schweren Herz-Kreislauf-Erkrankungen sterben als Männer.

Ein anderer Grund ist – kaum zu glauben, aber wahr – das mangelnde Wissen bzw. die unzureichende Aufklärung. Weil Frauen selbst ihre Symptome nicht richtig einschätzen und glauben, dass ein Herzinfarkt nicht sie, sondern nur Männer treffen kann, suchen sie bei schweren Symptomen nicht rechtzeitig eine Arztpraxis oder Notaufnahme auf.

Zudem wird leider ein Herzinfarkt bei einer Frau manches Mal übersehen oder nicht richtig eingestuft. Das Vorurteil, dass der Herzinfarkt eine Männerdomäne ist oder gar eine Managerkrankheit, hält sich leider weiterhin hartnäckig.

RISIKOFAKTOREN FÜR DAS FRAUENHERZ

Zu einer unterschiedlichen Inzidenz, d. h. Erkrankungshäufigkeit in Bezug auf bestimmte Erkrankungen bei Männern und Frauen führen also unter anderem biologische Ursachen wie Geschlechtshormone.

Weltweit wurden bereits im Rahmen der sogenannten INTERHEART-Studie von 1999 bis 2003 Daten von fast 30 000 Probanden aus zwölf Ländern zu den Risikofaktoren für einen Herzinfarkt erhoben. Demnach sind 90 Prozent der Myokardinfarkte auf neun Risikofaktoren zurückzuführen. Heute weiß man, dass bei Männern und Frauen geschlechtsspezifisch noch weitere Risikofaktoren für Herz-Kreislauf-Erkrankungen dazukommen.

Millionen Menschen im deutschsprachigen Raum leiden an Bluthochduck, Diabetes mellitus und sehr hohen Cholesterinspiegeln im Blut. Ursache ist fast immer der moderne Lebensstil mit zu wenig Bewegung und zu viel Kalorien, vor allem durch Fertigprodukte, die zu Übergewicht führen, sowie Rauchen und psychosozialer Stress. Ein ungesunder Lebensstil ist oft über viele Jahre und Jahrzehnte »normal«, sodass man von Bluthochdruck und Diabetes als schleichenden Risikokrankheiten insbesondere für Herzinfarkt, koronare Herzkrankheit, Herzschwäche und Schlaganfall spricht. Bluthochdruck und Diabetes fallen oft erst dann auf, wenn die Gefäße von Herz und Gehirn bereits geschädigt sind.

Dies bedeutet aber auch, dass durch eine Veränderung des Lebensstils und der schädigenden Faktoren Entzündungen vorgebeugt werden kann und damit auch das Herzinfarktrisiko sinkt.

Für Männer und Frauen spielen bei der Entwicklung der Arteriosklerose die klassischen Risikofaktoren eine Rolle: arterieller Bluthochdruck, Rauchen, eine Fettstoffwechselstörung und die Zuckerkrankheit. Sie sind jedoch für die Entwicklung von Herz-Kreislauf-Erkrankungen bei den beiden Geschlechtern unterschiedlich bedeutsam.

Klassische Risikofaktoren für Herz-Kreislauf-Erkrankungen:

- Bluthochdruck (arterielle Hypertonie)
- Diabetes mellitus Typ II
- Fettstoffwechselstörung (ein hoher Blutfettspiegel, Hyperlipoproteinämie)
- Rauchen (Nikotinabusus)

Zusätzlich:

- Herz- und Gefäßerkrankungen in der Familie (positive Familienanamnese)
- Übergewicht (Adipositas)
- Bewegungsmangel
- Alter
- Stress

+ bei Frauen (seit 2011 als zusätzliche Risikofaktoren anerkannt):

- Autoimmunerkrankungen
- Erkrankungen des rheumatischen Formenkreises wie Rheumatoide Arthritis
- Schwangerschaftskomplikationen: Diabetes, Bluthochdruck, Schwangerschaftsvergiftung (Präeklampsie)

Darüber hinaus wird ein erhöhtes Risiko für die Entwicklung von Herz-Kreislauf-Erkrankungen beschrieben bei …

- polyzystischem Ovarsyndrom
- Endometriose
- hormonellen Veränderungen
- emotionalen Dysbalancen
- Depressionen

Besonders Zuckerkrankheit, Bluthochdruck, erhöhte Blutfettwerte, Rauchen, Autoimmunerkrankungen, starkes Übergewicht und Bewegungsmangel sind bei Frauen die Hauptrisikofaktoren für Herz-Kreislauf-Erkrankungen. Hinzu kommt eine positive Familienanamnese. Die hormonell getriggerten Risikofaktoren und das Thema Gewicht besprechen wir ausführlich in Kapitel 3. Das Thema Bewegung behandeln wir in Kapitel 6 unter Prävention.

Diabetikerinnen

Die Zahl der Diabetiker hat allein von 2017 bis 2020 hierzulande um 25 Prozent zugelegt. Laut dem »Deutschen Gesundheitsbericht Diabetes 2022« sind achteinhalb Millionen Menschen in Deutschland zuckerkrank, die Dunkelziffer wird noch höher eingeschätzt.

Das weibliche Geschlechtshormon Östrogen schützt Frauen natürlicherweise gut gegen Diabetes. Es fördert die Freisetzung von Zucker aus den Speichern in der Leber sowie die Sekretion des Hormons Glucagon-like Peptide 1 (GLP-1), das die Insulinfreisetzung beschleunigt. Neuere Zuckermedikamente hemmen dieses Hormon GLP-1. Sie wirken bei Frauen gut.

Trotzdem ist das Risiko für Frauen, als Diabetikerin eine Herz-Kreislauf-Erkrankung zu bekommen, deutlich höher als für Männer. Diabetes erhöht bei ihnen das altersabhängige Risiko dafür um das Fünf- bis Siebenfache, bei Männern um das Drei- bis Vierfache. Diabetikerinnen erkranken aber nicht nur häufiger, sondern auch stärker an Herz-Kreislauf-Beschwerden.

Eine der Ursachen sind ungünstige Krankheitskombinationen bei Diabetikerinnen: Übergewicht, chronische Entzündungen, Veränderungen im Gerinnungssystem und an den Gefäßinnenwänden. Man bezeichnet eine solche Erkrankungsvielfalt als Komorbidität. An einem frühen Stadium des Diabetes (Prädiabetes) sind in Europa bereits bis zu 40 Prozent der älteren Bevölkerung erkrankt. Stress u. a. durch Doppelbelastung sowie Schlafmangel – also zwei sehr vertraute Begleiter im Leben einer berufstätigen oder Kinder und andere Familienangehörige betreuenden Frau – begünstigen die Entstehung eines Diabetes. Auf Stress als Risikofaktor gehen wir in Kapitel 6 ausführlich ein.

Bei Frauen wird häufiger eine gestörte Glukosetoleranz beobachtet, bei Männern ein erhöhter Nüchternblutzuckerspiegel. Wahrscheinlich spielen bei Frauen mit gestörter Glukosetoleranz die geringere Körpergröße sowie eine verlängerte Darmglukoseaufnahme eine entscheidende Rolle.

Gerade zu Beginn eines Prädiabetes, einer Vorstufe des Diabetes, bei der der Zuckerstoffwechsel schon gestört ist, sich aber noch keine manifeste Krankheit entwickelt hat, ist der Nüchternblutzucker bei Frauen oft noch sehr lange im Normbereich. Eine postprandiale Messung, zwei Stunden nach dem Essen, kann die gestörte Glukosetoleranz darum besser aufdecken als die Messung des Nüchternblutzuckers.

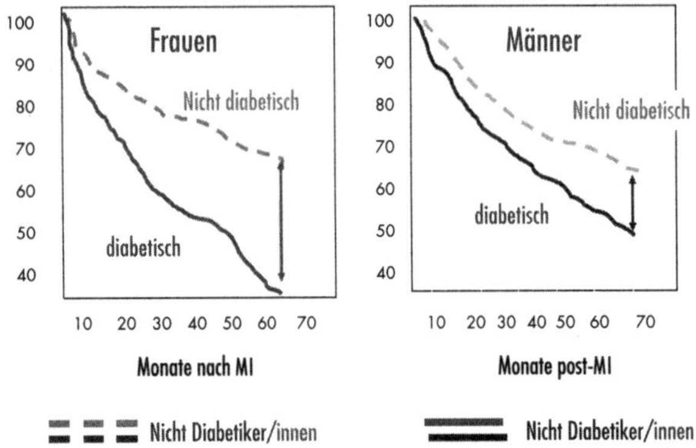

Abb. 2: Überlebensrate bei weiblichen und männlichen Herzinfarktpatienten (in Prozent) in Abhängigkeit vom diabetischen Status (Zuckerkrankheit ja/nein), links: Frauen, rechts: Männer. Durchgezogene Linien stellen Diabetiker dar, unterbrochene Linien Patienten ohne Diabetes. Nach: Haffner SM et al. N Engl J Med. 1998; 339:229–234. Sprafka JM et al. Diabetes Care. 1991; 14:537–543

Frauen mit Schwangerschaftsdiabetes, Polyzystischem Ovarsyndrom (PCOS) oder höherem Androgenspiegel besitzen in späteren Jahren ein deutlich höheres Risiko, an Typ-2-Diabetes zu erkranken. Daran denkt zum Zeitpunkt der Schwangerschaft natürlich niemand, und auch die Diagnosestellung liegt nicht auf der Hand. Studien konnten zeigen, dass nach einem Schwangerschaftsdiabetes eine Glukosetoleranzstörung in den meisten Fällen nur durch den oben erwähnten oralen Glukosetoleranztest gefunden wurde.

Studien zeigen auch, dass insbesondere bei Frauen im Rahmen der Diabetes- und Bluthochdrucktherapie seltener optimale Werte für Langzeit-Blutzucker-Messung (HbA_{1c}-Wert), für LDL-Cholesterin und Blutdruck erreicht werden. Die Ursachen sind unklar. Diabetes ist in jedem Fall für Frauen ein größerer Risikofaktor für verschiedene Herz-Kreislauf-Erkrankungen, wie Herzinfarkt, Herzinsuffizienz und Schlaganfall.

Diese Parameter gilt es bei der Verabreichung von Medikamenten zur Behandlung des Diabetes bei Frauen zu berücksichtigen:

SUBSTANZ	BEMERKUNGEN
Glitazone	Höheres Knochenfrakturrisiko bei postmenopausalen Frauen
SGLT2-Hemmer	Harnwegsinfekt, Vulvovaginitis und Balanitis und assoziierte genitale Infekte, mit größerem Risiko für Frauen Höheres Risiko für Ketoazidose bei Frauen
Insulin	Frauen: Hypoglykämierisiko nach Insulingabe höher, besonders stark erhöht bei schlanken Frauen Männer: Bei normalgewichtigen ebenso höheres Hypoglykämierisiko als bei stark übergewichtigen und adipösen Männern
Statine	Häufiger Nebenwirkungen bei älteren Frauen mit niedrigem Körpergewicht
Thrombozytenaggregationshemmer	Nicht geeignet zur Herzinfarktprimärprävention bei Frauen Verminderte Schlaganfallprävention bei Männern
ß-Blocker	Erhöhte Blutdruck- und Herzfrequenzreduktion bei Sport betreibenden Frauen
Kalziumkanalblocker	Stärkere Blutdrucksenkung bei Frauen Erhöhte Ödeminzidenz bei Frauen
ACE-Inhibitatoren	Erhöhte Reizhusteninzidenz bei Frauen

SGLT2 Sodium-Glucose Co-Transporter 2, *ACE* Angiotensin Converting Enzyme

Tab. 4: Geschlechtsspezifische Unterschiede in der multifaktoriellen medikamentösen Therapie des Typ-2-Diabetes; aus: Kautzky-Willer et al.: Geschlechtsspezifische Aspekte bei Prädiabetes und Diabetes mellitus – klinische Empfehlungen (Update 2019)

Bluthochdruck bei Frauen

Frauen haben im Vergleich zu Männern einen – gesünderen – niedrigeren Blutdruck. Allerdings nur bis zu den Wechseljahren. Wenn die Produktion der weiblichen Hormone nachlässt, verdoppelt sich bei Frauen das Risiko für Bluthochdruck. Bei mehr als der Hälfte der Frauen gilt das schon kurz nach der Menopause. Siehe hierfür Kapitel 3.

Bei Frauen, die Schwangerschaftskomplikationen hatten, besteht ebenfalls ein erhöhtes Risiko für die Entwicklung von Bluthochdruck. Außerdem kann dieser an die Töchter vererbt werden.

Bluthochdruck ist der wichtigste Risikofaktor bei Frauen ab dem 35. Lebensjahr, der korrigiert werden kann. Die Einstellung eines Bluthochdrucks zur Schonung der Gefäße ist heutzutage sehr gut möglich.

Von Bluthochdruck oder arterieller Hypertonie spricht man bei Blutdruckwerten anhaltend über 140/90 mmHg. Der Richtwert für normalen Blutdruck liegt bei circa 120/80 mmHg. Laut Deutscher Hochdruckliga e. V. haben hierzulande 20 bis 30 Millionen Menschen Bluthochdruck. Bei den Frauen nach der Menopause ist es mehr als die Hälfte der 60- bis 69-Jährigen. Aber auch jede dritte Frau über 35 Jahren, die die Pille nimmt und eventuell zusätzlich raucht, ist betroffen.

Diese hohen Werte sind ernst zu nehmen, denn Bluthochdruck ist der Risikofaktor Nummer 1 für Herz-Kreislauf-Erkrankungen. Bluthochdruck ist eine hinterhältige, »stille« Erkrankung, die jahrelang keine Beschwerden macht und darum oft lange unentdeckt bleibt. Laut Deutscher Hochdruckliga e. V. kennen in der Altersgruppe der 30- und 40-Jährigen gerade einmal 35 Prozent ihren Blutdruckwert.

Kleiner Trost: Frauen gehen öfter zum Arzt, darum wird die Diagnose Hypertonie nicht selten über einen »Umweg« gestellt. Sie kommen in die Praxis mit Symptomen wie Kopfschmerzen, Schwindel, Nasenbluten, Herzklopfen, aber auch mit allgemeinem Unwohlsein, Schmerzen, Müdigkeit oder Nervosität. Der erhöhte Druck fällt dann zufällig bei der Blutdruckmessung im Rahmen der Aufnahme der Vitalparameter auf. Glücklicherweise! Denn ein rechtzeitig diagnostizierter chronischer Bluthochdruck kann durch eine Veränderung der Lebensweise, mit Bewegung und/oder

Medikamenten gut therapiert werden. Das ist superwichtig, denn ein schlecht eingestellter Bluthochdruck ist der gefährlichste Risikofaktor für Schlaganfall, Herzinfarkt und weitere schwere Herz-Kreislauf-Erkrankungen.

Die für Diagnose und Therapie in den amerikanischen Leitlinien festgelegten Grenzwerte für Hypertonie gelten gleichermaßen für beide Geschlechter. Leider erhalten Frauen oft nicht (wie Männer) die in den Leitlinien empfohlene Therapie. Einer der Gründe ist wieder die mangelnde Studienlage. Zu wenig Frauen sind in Studien zum Bluthochdruck eingeschlossen. So waren z. B. in der SPRINT-Studie (Systolic blood pressure intervention trial) von 2015 nur 36 Prozent Frauen, zudem wurde diese Gruppe auch nur kurz nachbeobachtet.

Eine 2021 publizierte Studie US-amerikanischer Wissenschaftler stellte fest, dass das Risiko für Frauen, eine schwere Herz-Kreislauf-Erkrankung zu erleiden, mit jeder Erhöhung des systolischen Blutdruckwertes um 10 mmHg höher ist als bei Männern mit dem gleichen Blutdruckanstieg.

Erhöhte Blutfette bei Frauen

Nahrungsfette liefern nicht nur Energie, sondern sind wichtige Bausteine z. B. für Zellwände und die Hormonherstellung. Die beiden wichtigsten Blutfette sind Cholesterin und Triglyceride.

Das Cholesterin wird im Blut an spezielle Eiweiße, die Lipoproteine, gebunden und zu den verschiedenen Stellen im Körper transportiert. Man unterscheidet das »gute« Cholesterin, das High-Density-Lipoprotein (HDL), von dem »schlechten« Cholesterin, dem Low-Density-Lipoprotein (LDL). Die Messung der beiden Lipoproteine im Blut und ihr Verhältnis zueinander sind ein guter Risikomarker für Gefäßerkrankungen.

Auch das Non-HDL-C, das Gesamtcholesterin ohne HDL-C, ist ein guter Prädiktor. Es erfasst zusätzlich Fettpartikel mit einer geringen Dichte, sogenannte Very-Low-Density-Lipoproteine (VLDL). Sie transportieren Triglyceride, eine Verbindung aus Glycerin mit drei Fettsäuren. VLDL erhöhen ebenfalls das Risiko von Herz-Kreislauf-Erkrankungen.

Lipoprotein (a) ist ein Fetttransportmolekül. Die Menge im Blut ist angeboren und kann bislang wenig bis gar nicht durch Ernährungsumstellung oder Medikamente beeinflusst werden. Bei Diabetes, Nierenerkrankungen und Schilddrüsenerkrankungen kann der Wert erhöht sein. Einmal im Leben sollte das Lipoprotein (a) bei allen Erwachsenen gemessen werden. Vor allem bei Frauen beeinflussen hohe Lipoprotein-(a)-Werte > 180 mg/dl (> 430 nmol/l) kardiovaskuläre Erkrankungen negativ.

Blutfette: Normalwerte

Wenn keine anderen Risikofaktoren bestehen:

Gesamtcholesterin: < 200 mg/dl

HDL-Wert: > 40 mg/dl (Frauen: 48 mg/dl)

LDL: < 160 mg/dl

Triglyceride: < 150 mg/dl

Non-HDL-C: < 130 mg/dl

Lipoprotein (a): < 30 mg/dl

Für Hochrisikopatienten, die nach einem Schlaganfall oder Herzinfarkt trotz cholesterinsenkender Medikation ein zweites Ereignis hatten, sollte der LDL-Wert laut aktualisierter Leitlinien der European Society of Cardiology (ESC) und European Atherosclerosis Society (EAS) bei unter 55 mg/dl (1,4 mmol/l) liegen.

Die Veranlagung für einen erhöhten Blutfettspiegel (Hyperlipidämie) kann vererbt werden, sodass schon junge Menschen unter 40 Jahren einem erhöhten Risiko für Arteriosklerose, Herzinfarkt und Schlaganfall ausgesetzt sind. Eine Ernährungsumstellung (Verzicht auf tierisches Fett und Verzehr von pflanzlichem Fett), Ausdauersport, Gewichtsreduktion oder/und eventuell die Einnahme von Cholesterinsenkern wirken vorbeugend und schützen die Gefäße.

Bei Frauen ändern sich die Blutfettspiegel mit Eintritt in die Wechseljahre. Gesamtcholesterin und LDL-Cholesterin steigen durchschnittlich um 10 Prozent.

Ein Mix aus vielen Faktoren ist hierfür ursächlich: In jüngeren Jahren wird öfter und ausdauernder Sport getrieben, darum besitzen jüngere Frauen mehr Muskeln. Diese verbrauchen mehr Kalorien. Auch der monatliche Eisprung und Zyklus verbrennen Kalorien, sodass das Gewicht und damit oft einhergehend der Blutfettspiegel niedriger sind. Aber vor allem das weibliche Hormon Östrogen hat einen direkten positiven Einfluss auf das Cholesterin. Schlüsselenzyme für den Zucker- und Fettstoffwechsel werden durch Östrogene reguliert.

Mit absinkendem Östrogenspiegel während und nach der Menopause, vor allem ab dem 60. Lebensjahr, fällt diese Regulierung weg. Besonders gefährlich für das Frauenherz und viel gefährlicher als für das Männerherz ist ein erhöhter Triglyceridspiegel.

Wie die Hypertonie ist eine Hyperlipidämie oft ein Zufallsbefund, denn viele Menschen kennen ihre Werte und damit die potenzielle Gefahr für ihr Herz nicht. Erhöhte Cholesterinwerte haben 55 bis 60 Prozent der Erwachsenen in Deutschland, erhöhte Triglyceridwerte 15 Prozent. Als kardiovaskulärer Risikofaktor ist eine Hyperlipidämie für beide Geschlechter gleich gefährlich.

Doch obwohl gerade bei Frauen cholesterinsenkende Medikamente in jedem Alter, auch noch über 70 Jahre, sehr gut wirken –

sie senken das kardiovaskuläre Risiko um 46 Prozent, bei Männern nur um 20 Prozent –, werden Patientinnen seltener Cholesterinsenker verschrieben. Und selbst wenn sie Cholesterinsenker einnehmen, erreichen Frauen seltener die angestrebten Ziel-LDL-Werte. Dafür sorgt wieder der Gender Bias, also die Vorurteile aufgrund des Geschlechts. Frauen bekommen

- Cholesterinsenker seltener verschrieben,
- nehmen sie seltener und unregelmäßiger ein, weil die Nebenwirkungsquote größer ist und die Nebenwirkungen stärker, und
- Frauen werden seltener als Männer in eine Spezialsprechstunde überwiesen.

Frauen und Rauchen

Auch wenn der Trend vom Rauchen weg geht – im Jahr 2000 rauchten 27 Prozent der Jugendlichen, heute nur noch etwa ein Viertel laut einer Studie, die 2020 im *Journal of Health Monitoring* des Robert Koch-Instituts publiziert wurde.

Mit 6,8 Prozent rauchen hierzulande mehr Mädchen zwischen 12 und 17 Jahren als Jungen (5,5 Prozent). Ein Grund dürften Optimierungswille und das Schlankheitsideal von Social-Media-Kanälen sein. Nikotin wirkt als Hungerbremse.

Bei Rauchern verdoppelt bis verdreifacht sich das Risiko für Herz-Kreislauf-Erkrankungen. Bei Mädchen und Frauen, die die Pille nehmen, erhöht Rauchen das Risiko für Herz-Kreislauf-Erkrankungen und Thrombosen schon in jungen Jahren. Raucherinnen kommen bis zu 3 Jahre früher in die Wechseljahre.

Ein Rauchstopp lohnt sich immer (!), das möchten wir an dieser Stelle betonen. Das Risiko für Thrombosen und Herz-Kreislauf-Erkrankungen sinkt nach einem Jahr Nikotinverzicht um die Hälfte.

Laut einer Prognose der Weltgesundheitsorganisation (WHO) ist bis 2025 mit einem weiteren Rückgang der Raucherquote in Deutschland zu rechnen. Seit dem Jahr 2000 rauchen circa 30 Prozent weniger Menschen in Deutschland. 15 Prozent der Tode von Männern und 7 Prozent von Frauen gehen auf Tabakkonsum zurück.

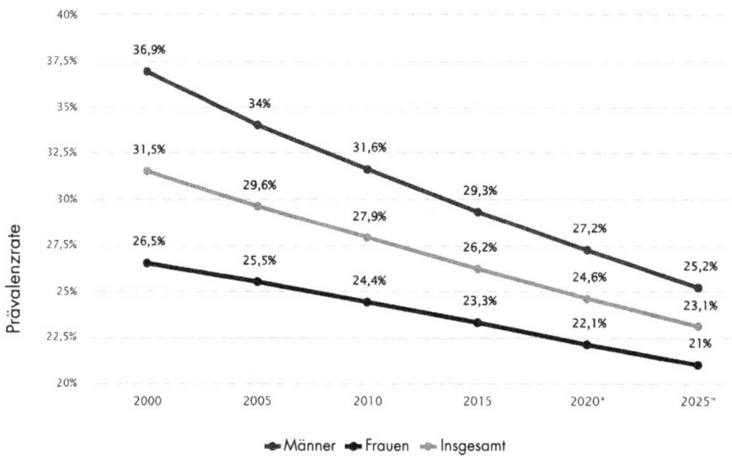

Abb. 3: Verbreitung des Rauchens in Deutschland nach Geschlecht; nach: https://de.statista.com/statistik/daten/studie/596512/umfrage/verbreitung-des-rauchens-in-deutschland-nach-geschlecht

Rheumatische und Autoimmunerkrankungen

Autoimmunerkrankungen sind für Frauen ein Risikofaktor für Herz-Kreislauf-Erkrankungen. Frauen haben biologisch bedingt ein stärkeres Immunsystem. Das verdanken sie der Fähigkeit, Kinder zu bekommen, also reproduktionsfähig zu sein. Frauen wehren Infektionen besser ab, leiden viel seltener unter Infektionen oder werden je nach spezifischer Entzündung viel seltener schwer krank. Das haben wir bei Covid gesehen.

Allerdings ändert sich der Immunschutz durch die hormonellen Veränderungen in den Wechseljahren. Nach der Menopause sind Frauen anfälliger für Autoimmunerkrankungen. So erkranken laut dem Berufsverband Deutscher Internistinnen und Internisten Frauen häufiger, früher und stärker an Rheumatoider Arthritis als Männer. Darum steht auch in dieser Fachrichtung der Genderaspekt sehr im Vordergrund.

Bei Autoimmunerkrankungen schätzt das körpereigene Immunsystem fälschlicherweise eigene Zellen, Gewebe oder andere Körperstrukturen als fremd ein und bekämpft diese entsprechend vehement. Eine Abwehrreaktion wird initiiert, und Antikörper werden gegen eigenes Gewebe gebildet. Es ist nicht übertrieben, Autoimmunerkrankungen als typisch weibliche Erkrankungen zu sehen, denn mit circa 78 Prozent sind mehr als drei Viertel aller von einer Autoimmunerkrankung Betroffenen Frauen.

Zu den rheumatischen bzw. Autoimmunerkrankungen gehören u. a. Hashimoto-Thyreoiditis, Rheumatoide Arthritis, chronisch-entzündliche Darmerkrankungen wie Morbus Crohn und Colitis ulcerosa, Systemischer Lupus erythematodes und Multiple Sklerose.

Autoimmunerkrankungen gehen mit einem erhöhten Risiko für Herz-Kreislauf-Erkrankungen einher; für Schlaganfall und Herzinfarkt besteht sogar ein doppelt so hohes Risiko. In den US-amerikanischen Richtlinien erhalten Frauen mit rheumatischen und Autoimmunerkrankungen darum präventiv ab Diagnosestellung Aspirin und ein Statin (Fettsenker).

Eine Studie der Forscherin Nathalie Conrad von der Universität Leuven, Belgien, stärkt die Hypothese, dass den Autoimmunerkrankungen eine chronische systemische Entzündung zugrunde liegt. In Kapitel 6 gehen wir ausführlich auf das Thema Entzündungen und Prävention ein.

Aber warum sind Frauen so stark betroffen? Auch hier kommen

wieder die weiblichen Hormone ins Spiel. Forschern fiel schon früh auf, dass Autoimmunerkrankungen bei Frauen vor allem in oder nach hormonellen Umbruchsphasen wie Pubertät, Schwangerschaft oder Menopause entweder vermehrt auftreten oder aber sich die Symptome abmildern. Östrogen kann Entzündungsmediatoren direkt beeinflussen, z. B. Interferon-gamma. Es steuert gegen Krankheitserreger, verstärkt aber gleichzeitig Autoimmunreaktionen. Das scheint evolutionsbiologisch wichtig zu sein, denn während einer Schwangerschaft muss das Immunsystem toleranter auf fremde, schädigende Faktoren reagieren, um den Fötus zu schützen.

Positive Familienanamnese

Bei der Familienanamnese ist es wichtig zu erfahren, ob Eltern oder Geschwister der Patientin an Herz-Kreislauf-Erkrankungen leiden oder litten. Dann besteht auch für die Patientin ein erhöhtes Risiko, insbesondere dann, wenn Vater oder Brüder, Verwandte ersten Grades, im Alter von unter 55 Jahren an einer relevanten Herz-Kreislauf-Erkrankung erkrankt sind und Mutter oder Schwestern im Alter unter 65 Jahren.

GENDERN IN DER DIAGNOSTIK

Wie Sie gesehen haben, unterscheiden sich sowohl die Anamnese als auch die Risikofaktoren bei Herz-Kreislauf-Erkrankungen für Frauen und Männer. Das setzt sich in der Diagnostik fort.

Frauenherzen benötigen eine andere Diagnostik, vor allem beim Herzinfarkt. Wir sagen es immer wieder in den Kapiteln, die den weiblichen Herzinfarkt von jeder Seite aufgreifen – in der Physiologie, der Symptombeschreibung, der Aufzählung der Risikofaktoren, wie hier bei der Diagnostik, und in der Behandlung: Achten Sie bei Herzbeschwerden vor allem auf untypische Symptome! Informieren Sie Ihren Arzt über alles, was in den letzten Tagen bzw. Wochen oder akut »komisch« war und ist.

Die Veränderungen der Herzkranzgefäße können bei Frauen die gleichen sein wie bei Männern, aber auch variieren. Bei Männern spricht man häufig von einer lokalisierten Engstelle im Herzkranzgefäß. Bis zur Engstelle fließt das Blut normal; im nachgeschalteten Gefäßanteil kommt es zur Minderdurchblutung. Je nachdem, wie stark die Engstelle ausgeprägt oder wie ihre Beschaffenheit ist, kann mehr oder weniger bis gar kein Blut mehr durchfließen. Das führt dann zum Symptom der so genannten Angina pectoris, dem typischen anfallartigen Brustschmerz, auch Brustenge genannt.

Bei einem Herzinfarkt, der schnell festgestellt wird, ist innerhalb von zwei bis drei Stunden der invasive Herzkatheter mit und ohne Thrombolyse die Therapie der ersten Wahl. Für Frauen gestalten sich Diagnostik und Therapie in den meisten Fällen anders, da bei ihnen nicht die isolierte Engstelle am Herzkranzgefäß im Vordergrund steht, sondern eine generalisierte Wandverdickung. Die Durchblutung des Herzkranzgefäßes ist beeinträchtigt, weil der Gefäßdurchmesser durch die Wandverdickung grundsätzlich abnimmt. Deshalb birgt die Herzkatheteruntersuchung als Diagnostikmittel ihre Tücken.

Herzkatheter

Schwedische Forscher verglichen im Jahr 2010 Patientinnen und Patienten, die unter dem Verdacht einer Durchblutungsstörung am Herzen kathetert wurden. Es zeigte sich bei den Frauen ein sehr viel größerer Anteil mit unauffälligen Herzkatheter-Befunden als bei den Männern im gleichen Alter.

In der Tat wird bei Frauen oft ein unauffälliger Befund der Herzkranzgefäße diagnostiziert. Folgt keine weitere Diagnostik, ist das gefährlich, denn häufig sind bei Frauen eben nicht die großen Kranzgefäße von einer Verengung betroffen – und dennoch haben sie einen »echten« Herzinfarkt.

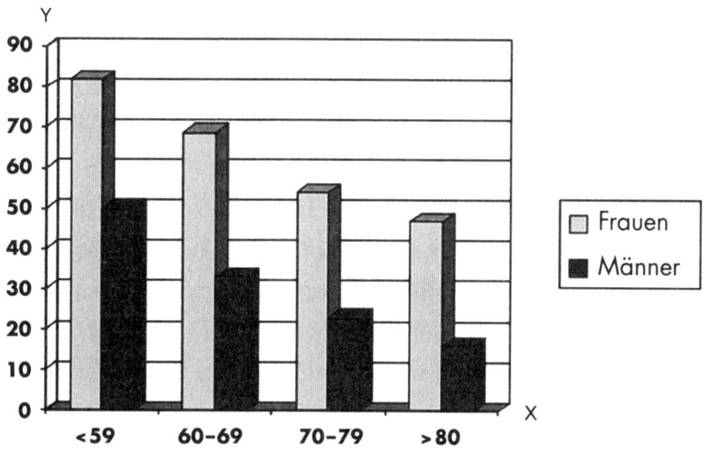

Abb. 4: Anteil der Patienten aus dem Swedish Coronary Angiography and Angioplasty Registry (SCAAR) mit unauffälligen Befunden in der Koronarangiografie nach Alter und Geschlecht. Anteil der Patientinnen (hell) und Patienten (dunkel) mit unauffälligen Befunden im Herzkatheter, aufgeschlüsselt nach Alter. Y: Prozentsatz mit unauffälligem Befund, X: Alter der Patientinnen und Patienten

Bei der Herzkatheter-Untersuchung (Koronarangiografie) ist das Ergebnis bei jedem zweiten Mann »klassisch«, d. h., es zeigen sich eine oder mehrere verengte Koronararterien. Nur bei einer von vier Frauen hingegen liegt eine Stenose vor. Bei 10 Prozent der Frauen mit Verdacht auf einen Myokardinfarkt und Symptomen wie Angina pectoris, und die im EKG die bei einem Herzinfarkt typischen ST-Streckenhebungen aufweisen, sind die Arterien nicht verstopft. Man spricht von »offenen« Koronararterien. Nur bei 6,8 Prozent der Männer, die eine Herzkatheteruntersuchung bekommen, ist das der Fall.

Es sind darüber hinaus verschiedene Tests verfügbar, die individuell empfehlenswert sind. Dazu gehören die Reaktivitätstestung im Herzkranzgefäß, d. h. die Messung der fraktionellen Koronarflussreserve (FFR-Messung), sowie die intravaskuläre Ultraschalluntersuchung (IVUS), die im Rahmen des Herzkatheters durchgeführt wird.

Wenn allerdings Frauen einen Herzkatheter brauchen, dann erhalten sie ihn nicht selbstverständlich. Isländische Forscher werteten die Daten von mehr als 100 000 Herzkatheter-Untersuchungen an Patienten mit einer signifikanten Herzkranzgefäßerkrankung aus. Die Wahrscheinlichkeit, innerhalb der Untersuchung einen Stent zu erhalten oder zur Bypassoperation überwiesen zu werden, war bei Männern signifikant höher als bei Frauen. Weil die Gefäße der Frauen so viel kleiner sind, kann man nicht alle Gefäße revaskularisieren, d. h. wieder durchgängig machen.

Nach einer Herzkatheteruntersuchung hatten Frauen häufiger Komplikationen, vor allem wenn man alle Ereignisse zusammenfasst. Daraus hat man gelernt, dass Frauen während der Operation mehr Katecholamine brauchen, kreislaufunterstützende Medikamente. Die Beatmungszeiten nach Bypassoperationen sind bei Frauen länger und somit auch der Aufenthalt auf der Intensivstation mit den damit verbundenen Risiken.

Die Überlebensrate innerhalb der ersten 30 Tage war für Männer und Frauen gleich.

Eine für Frauen geeignetere Diagnostik

Bei »atypischen« Beschwerden, aber dringendem Verdacht auf einen Herzinfarkt sollten bildgebende Verfahren wie die Stressechokardiografie, die Myokardszintigrafie oder das MRT angewandt werden. Diese können die Funktionsstörung im Sinne von z. B. einer Wandbewegungsstörung oder Funktionsstörung des Herzmuskels darstellen. Die Chance, bei Frauen ein krankhaftes physiologisches Geschehen am Herzen zu übersehen, kann dadurch gemindert werden.

Für Frauen eignet sich gut die Stressechokardiografie. Dabei wird die Leistung des Herzens mittels Ultraschalls in Ruhe und unter Belastung, meistens durch Treten auf einem Fahrradergometer, gemessen. Man kann mit dem Ultraschall sehen, ob der Herzmuskel unter Belastung schlechter durchblutet wird.

In der CT-Angiografie kann man die Herzkranzgefäße darstellen und den Verkalkungsgrad messen. Es zeigen sich bei jüngeren Frauen niedrigere Calcium-Scores als Maß für die Verkalkung als bei gleichaltrigen Männern. Allerdings verläuft der Anstieg des Calcium-Scores mit zunehmendem Alter bei Frauen und Männern viel schneller als in jungen Jahren, und die Bildung von arteriosklerotischen Plaques schreitet fort.

Warum eine Frauenherzsprechstunde?

Wie wir gezeigt haben, lohnt sich »Zielstrebigkeit« in der Kommunikation, um als Frau mit allen Beschwerden und gesundheitlichen Anliegen ernst genommen zu werden. Ebenso wichtig ist das Eingehen des Arztes auf die (in der Herzsprechstunde vornehmlich weiblichen) individuell empfundenen Symptome für gute Diagnose, Therapie und Behandlungserfolg bei Frauen. Neben den vom Arzt objektiv zu erhebenden Symptomen wie körperliche Untersuchungsergebnisse, Mess- und Laborwerte erleben Männer und Frauen trotzdem dieselbe Krankheit oft anders.

Das Leben ist komplex, und genauso wird das Krankheitserleben durch die aktuelle persönliche und berufliche Situation, die körperliche Leistungsfähigkeit, den individuellen Leidensdruck, das Schmerzempfinden, Vorerkrankungen und eine eventuell bestehende chronische Erkrankung beeinflusst. Gerade bei Frauen kann eine mögliche Mehrfachbelastung ein wichtiger auslösender oder verstärkender Faktor für Beschwerden sein.

My take
Sandra Eifert: »Um die vielen Gründe und Parameter für ein Krankheitsgeschehen bei Frauen als behandelnde Ärztin zu erfahren und in eine optimale Therapie einfließen zu lassen, bedarf es eines geeigneten Umfeldes. Das waren die Überlegungen für die Einrichtung einer speziellen Frauenherzsprechstunde, die ich zuerst an der LMU in München etabliert habe und seit 2014 am Herzzentrum Leipzig leite.
Ich sehe sechs bis zehn Frauen mit Herz- und Gefäßerkrankungen wöchentlich. Dazu gehören Patientinnen mit Schwangerschaftskomplikationen (Zuckerkrankheit oder Bluthochdruck in der Schwangerschaft, Schwangerschaftsvergiftung, Herzschwäche, Herzfehler), Patientinnen mit Systemerkrankungen, rheumatischen und Autoimmunerkrankungen, Frauen mit hormonabhängigen Tumoren bzw. Frauen, die sich in speziellen hormonellen Situationen befinden, z. B. unter Hormontherapie. Eine Hormontherapie kann im Rahmen einer Tumortherapie (siehe Kapitel 4, Brustkrebs), bei Polyzystischem Ovarsyndrom (PCOS, siehe Kapitel 3) oder bei Endometriose (siehe Kapitel 3) verordnet

sein. Gelegentlich kommen zu mir in die Frauenherzsprechstunde HIV-Patientinnen. Darüber hinaus stellen sich auch Frauen vor, die sich sehr um ihr Herz sorgen.«

Damit Sie, liebe Leserin, verstehen können, was bei einem kranken Herzen nicht funktioniert, schauen wir im nächsten Kapitel die Anatomie und Physiologie beim gesunden Herzen an.

2

DEIN IST MEIN GANZES HERZ

Dein ist mein ganzes Herz. Ohne dich kann ich nicht sein. Weil das schlagende Herz so existenziell ist, hat die Natur mit Airbag, Pacemaker und Security System am Herzen vorgesorgt. Das Herz ist das einzige Organ, das aus sich selbst heraus einen Rhythmus erzeugen kann – jedenfalls bei den meisten Menschen.

Das Universalgenie Leonardo da Vinci war einer der Ersten, der sehr viel zum anatomischen Verständnis des Herzens beigetragen hat. Betrachtet man seine exakten Studien über das Herz aus dem 15. Jahrhundert, kommt man nicht umhin, von der Schönheit und Präzision des Herzens ergriffen zu sein. Sehr kräftig wirken auf seinen Zeichnungen die Herzkranzgefäße, die das Herz selbst mit Sauerstoff und Nährstoffen versorgen. Wenn es Ihnen möglich ist, schauen Sie sich unbedingt diese Herz-Zeichnungen an.

Bleiben wir in der Bildsprache: Als Symbol gefällt uns die geballte Faust. Diese kraftvolle Geste können wir auf unser eigenes Herz übertragen, denn die Größe des Herzens entspricht der geballten Faust seines Trägers. Wenn Sie Ihre rechte Faust auf Höhe der linken Brust halten, dann bekommen Sie eine Vorstellung davon, wie groß und stark Ihr Herz unter den Rippen schlägt. Wir möchten Sie gerne dazu motivieren: Wann auch immer Sie an der Kraft Ihres Herzens zweifeln, weil Sie an einer Herzerkrankung leiden oder Ihnen schwer ums Herz ist, ballen Sie Ihre Hand zu einer Faust und werden Sie sich der Stärke Ihres Herzens bewusst!

DIE POWER DES HERZENS – ZAHLEN UND FAKTEN

Das Herz ist ein Wunderwerk der Natur. Es schlägt täglich 100 000-mal in unserer Brust und pumpt 10 000 Liter Blut durch den ganzen Körper. Das Herz macht keine Mittagspause, es schläft nicht und geht nicht in Rente. Wer oder was in unserem Leben ist derartig zuverlässig, auf wen oder was können wir uns so ohne Wenn und Aber verlassen?

Da das Herz für das Leben so unverzichtbar ist, wird es auch besonders beschützt. Es existiert so etwas wie ein anatomischer Airbag. Das Herz und seine großen Gefäße sind durch die Lungenflügel allseits wie in ein dickes Luftpolster eingebettet. Selbst bei einem schweren Unfall gibt es darum äußerst selten Verletzungen am Herzen, sondern immer »nur« an anderen Organen wie Lunge, Leber oder Milz.

Herzcheck – Fakten

Gewicht: Ein Frauenherz wiegt etwa 250 Gramm, ein Männerherz etwa 300 Gramm. Der Unterschied ist durch die Herzmuskelmasse bestimmt. Da Männer durch ihr Testosteron über mehr Muskelmasse verfügen, gilt das auch hier am Herzen. Der Unterschied ist in den Herzkammern besonders ausgeprägt; sie bringen bei Mann und Frau ein unterschiedliches Gewicht auf die Waage. Circa 103 Gramm wiegt bei Frauen die linke

Herzkammer, die das Blut in den großen Körperkreislauf pumpt; bei Männern sind es 155 Gramm.
Leistung: Bis zum 75. Lebensjahr schlägt das Herz bis zu drei Milliarden Mal. Trainingseffekte steigern die körperliche Leistungsfähigkeit. Sportler können bei körperlicher Belastung pro Minute etwa 5,2 Liter Sauerstoff aufnehmen, Untrainierte maximal 2,8 Liter Sauerstoff. Sportler haben darum in Ruhe eine niedrigere Herzfrequenz, etwa 40 bis 50 Schläge pro Minute. Normal sind 60 bis 100 Schläge pro Minute.
Autonomie: Das Herz besitzt einen autonomen elektrischen Impulsgeber. Die Schläge des Herzens werden durch Aktionspotenziale hervorgerufen, die im Herzen selbst entstehen. Darum schlägt das Herz auch weiter, wenn man es aus dem Körper herausnimmt, vorausgesetzt, es bekommt ausreichend Sauerstoff. Frauenherzen schlagen pro Minute etwa 10-mal mehr, da das Herz kleiner ist.
Erster Herzschlag: Das Herz eines Embryos beginnt im Mutterleib ab der vierten Schwangerschaftswoche eigenständig zu schlagen.
Synchroner Herzschlag: Bei frisch verliebten Paaren stellen sich Herzschlag und Atmung aufeinander ein, d. h. die Herzen schlagen gleich schnell, wie eine Studie aus dem Jahr 2012 der University of California zeigen konnte.
Musik beruhigt das Herz: Ein Decrescendo, d. h. eine leiser werdende klassische Melodie, beruhigt nachweislich den Herzschlag.

My take

Sandra Eifert: »Ich möchte meine allererste Begegnung mit dem Herzen schildern, bevor wir zur Anatomie kommen, damit Sie eine Ahnung davon haben, wie stark ein Herz ist. Im Praktischen Jahr, dem letzten Jahr des Medizinstudiums, arbeitete ich drei Monate in der Herz-Thorax-Chirurgie im Hammersmith Hospital in London. Schon ab der ersten

Herz-OP, bei der ich dabei sein durfte, war ich voller Ehrfurcht: Was für ein dynamisches und kraftvolles Organ! So dicht am (schlagenden) Herzen dran zu sein, war wirklich faszinierend. Ich war erstaunt, dass sich das Herz überhaupt nicht zart und zerbrechlich anfühlte, sondern im Gegenteil sehr stark und belastbar. Das beruhigte mich sofort. Mir war jetzt klar, dass dieses robuste und gleichzeitig feinfühlige Organ uns Menschen mit unbändiger Lebenskraft ausrüstet und in vielen Situationen gegenüber den Widrigkeiten des Lebens schützt. Und auch ein krankes Herz, das unter Umständen repariert werden muss, hat genügend Power, um sich wieder zu erholen.«

Anatomie des Herzens

Wir brauchen das Herz als Mittelpunkt und Motor unseres Blutkreislaufs. Es ist unverzichtbar. Es hat die Aufgabe, das mit Sauerstoff angereicherte Blut durch einen regelmäßigen, kräftigen Schlag im ganzen Körper zu verteilen. Vom Scheitel bis zum kleinen Zeh müssen alle Zellen mit Sauerstoff und Nährstoffen, Antikörpern, Botenstoffen u. v. m. versorgt werden. Dem wird anatomisch Rechnung getragen, indem das Herz über die Arterien, also vom Herzen wegführende Blutgefäße, die gesamte Blutmenge in die Organe pumpt. Verbrauchter Sauerstoff muss als Kohlendioxid genau wie Stoffwechselprodukte bzw. Abfallstoffe von den Zellen wieder abtransportiert und entsorgt werden. Mit dem gleichen Herzschlag wird darum über die Venen das »verbrauchte« sauerstoffarme Blut, das mit Kohlendioxid angereichert ist, zum Herzen zurücktransportiert.

Das Herz ist ein Muskel und besteht aus zwei Vorhöfen und zwei Kammern. Es liegt »schräg« im Brustkorb – die Längsachse verläuft von rechts hinten nach links vorne. Die Herzspitze befindet sich circa in Höhe der fünften Rippe. Wenn das sehr kompliziert klingt, denken Sie an die Faust …

Eine Schutzhülle, der Herzbeutel (lateinisch: Perikard) umgibt den Herzmuskel. Das Perikard ist nach oben mit den großen Gefäßen Aorta und Lungenarterie und nach unten mit dem Zwerchfell verwachsen.

Während der Entwicklung wachsen die linke und rechte Herzhälfte aufeinander zu. Die Scheidewand stellt den Zusammenschluss dar und trennt gleichzeitig rechte und linke Herzhälfte voneinander. Jede dieser Hälften besteht aus einem Vorhof und einer Kammer.

Sowohl zwischen Vorhof und Kammern als auch zwischen Kammern und den großen vom Herzen abgehenden und zuführenden Gefäßen befinden sich Klappen. Sie wirken wie Ventile, öffnen und schließen sich bei jedem Herzschlag und regeln den Blutfluss, sodass das Blut nur in eine Richtung fließt und nicht zurückströmt.

Herzwand und Herzklappen

Die Herzwand wird aus drei Schichten gebildet: einer dünnen Herzinnenhaut (Endokard), einer dickeren Muskelschicht (Myokard) und einer dünnen, mit Flüssigkeit beschichteten Außenhaut (Epikard). Die Wand der linken Kammer ist dicker als die der rechten, weil aus dem linken Herzen das Blut mit einem hohen Druck in den ganzen Körper, also den großen Blutkreislauf, hinauskatapultiert werden muss. Der Druck ist notwendig, weil es anatomisch ein sehr weiter Weg ist bis hin zum kleinen Zeh. Von der rechten Kammer hingegen muss das Blut nur eine kurze Strecke zurücklegen bis in den Lungenkreislauf. Darum spricht man hier auch vom kleinen Kreislauf.

Alle Herzhöhlen sind mit Endokard ausgekleidet, aus dieser Schicht bestehen auch die Herzklappen. Sie befinden sich zwischen den Herzkammern und den Gefäßen, die zum Herzen führen und von ihm weggehen, sowie zwischen Vorhöfen und Herzkammern. Alle Klappen öffnen und schließen sich bei jedem Herzschlag, sie funktionieren wie ein Ventil, indem sie den Blutstrom lenken.

Zwischen den Vorhöfen und Kammern befinden sich die Segelklappen, die verhindern, dass das Blut aus den Kammern zurück in die Vorhöfe fließt. Die Klappe zwischen rechtem Vorhof und rechter Kammer heißt Trikuspidalklappe, zwischen linkem Vorhof und linker Kammer befindet sich die Mitralklappe.

Am Übergang von der rechten Kammer in die Pulmonalarterie (Lungenarterie) verhindert die Pulmonalklappe, dass das Blut zurück in die Kammer fließt, an der linken Kammer übernimmt diese Aufgabe die Aortenklappe. Pulmonal- und Aortenklappe sind Taschenklappen.

Ist das Endokard entzündet – das passiert vor allem infolge einer bakteriellen Infektion mit Erregern aus dem Nase-Rachen-Raum –, betrifft das die Herzklappen maßgeblich. Sie können durch die Entzündung nicht mehr schließen, degenerieren, ihre Elastizität verlieren oder verschmelzen. Das Blut fließt dann in die falsche Richtung: anstatt in die Blutbahn ausgeworfen zu werden, fließt es mehr oder weniger stark in die Vorhöfe oder Kammern zurück. In dem Fall hört man, wenn man das Herz mit dem Stethoskop untersucht, Herzgeräusche, die normalerweise nicht vorhanden sind.

Bei einer erkrankten Herzklappe, ob angeboren oder erworben, spricht man von einem Herzklappenfehler. Klappenerkrankungen, Klappeninsuffizienz und Klappenstenose und wie sie behandelt werden, beschreiben wir in Kapitel 5.

Die Versorgung des Herzmuskels

Der Herzmuskel selbst wird von den Herzkranzgefäßen oder Koronararterien, die außen dem Herzen aufliegen – und von Leonardo da Vinci so kräftig gezeichnet wurden –, mit Sauerstoff und Nährstoffen versorgt. Sie haben meist einen Durchmesser von ein bis zwei Millimetern. Sind eine oder mehrere Koronararterien krankhaft verändert, z. B. die Arterienwände verdickt und verkalkt (vor allem bei Frauen) oder das Kranzgefäß selbst aufgrund einer Arteriosklerose verengt (vorwiegend bei Männern), wird das Herz nicht ausreichend durchblutet. Man spricht dann von einer koronaren Herzkrankheit.

Verkrampft der Herzmuskel, weil er mit weniger Sauerstoff versorgt wird, können plötzliche, anfallartige Schmerzen als Angina pectoris auftreten. Sind eine oder mehrere Herzkranzgefäße durch ein Blutgerinnsel verstopft, z. B. wenn sich Thromben und Kalkspangen ablösen, kann es zu einem Herzinfarkt kommen. Die Herzkrankheiten und ihre Symptome beschreiben wir in Kapitel 4 und 5.

Blutkreislauf

Für die Versorgung der Organe und Zellen mit Sauerstoff und Nährstoffen sorgt der Blutkreislauf. Wenn wir vom Blutdruck sprechen, ist meist der arterielle Druck in den großen Blutgefäßen auf Herzhöhe gemeint – und zwar in Ruhe und unter Belastung. Von Herzschlag zu Herzschlag wird der Blutdruck neu justiert. Für die bedarfsgerechte Verteilung sorgen die kleinen Arterien, die Arteriolen. Beim Aufstehen aus dem Liegen erhöht sich der Blutdruck meist schlagartig, auch wenn er zunächst kurz abfällt. Das merken wir aber nicht oder selten, dann ist uns *leicht schwindelig.* Der Sinn des schnellen Ausgleichs liegt vor allem darin, dass unser Gehirn ausreichend mit Blut und Sauerstoff versorgt wird.

Der Druck kommt zustande durch die Schlagkraft des Herzens, d. h. die Menge an Blut in Liter pro Minute, die dabei aus dem Herzen in die Gefäße gepumpt wird, sowie dem Gefäßwiderstand. Bei einem hohen Gefäßwiderstand, z. B. im Rahmen einer Arterienverkalkung, sind die Blutgefäße eng. Dann muss das Herz gegen einen höheren Widerstand pumpen, der Blutdruck ist dementsprechend höher. Sind die Gefäße hingegen weit, dann ist der Blutdruck niedriger.

Auch andere Faktoren wie die weiblichen Hormone, das vegetative Nervensystem, Stress oder Entspannung sowie Gefühle beeinflussen direkt über das Herz oder über die Gefäße den Blutdruck. Quasi alles wirkt sich auf die Spannung der Blutgefäße aus, die sich dadurch erweitern oder verengen. Und mit steigendem Herzschlag wird mehr Blut in die Arterien gepumpt. Sind wir körperlich aktiv, benötigen bestimmte Muskeln mehr Blut, sodass auch hier die Herzarbeit und der Blutumlauf beschleunigt werden müssen. Der Blutdruck steigt, die Durchblutung in den Muskeln nimmt zu.

Der Blutdruck unterliegt tageszeitlichen Schwankungen. Wenn wir schlafen, sinkt er und erreicht gegen drei Uhr den tiefsten Wert, genauso wie Körpertemperatur und Verdauung. In den frühen Morgenstunden steigt der Blutdruck wieder. Morgens ist er auf einem stabil hohen Niveau. Nach dem Mittagessen fällt er durch den Verdauungsprozess ab. Am späten Nachmittag erreichen Blutdruck und Leistungsfähigkeit einen weiteren Höhepunkt. Danach war's das wieder, wir werden müde.

Studien zeigen, dass die Blutdruckwerte im Winter etwas höher sind als im Sommer. Schwankungen des Blutdrucks sind vollkommen normal.

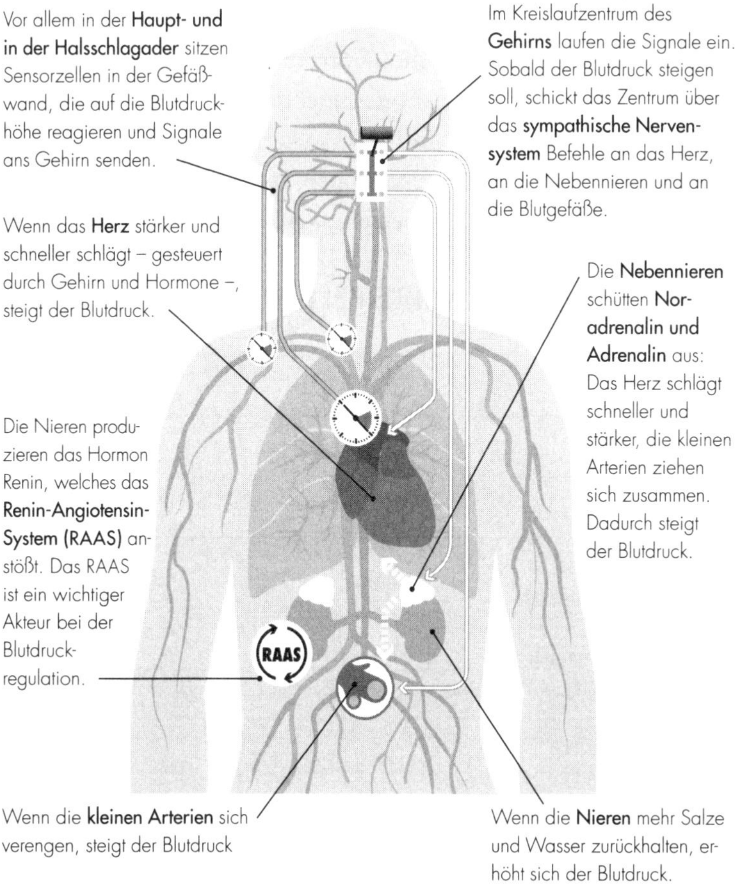

Abb. 5: Die Kontrolle des Blutdrucks ist eine der komplexesten Funktionen unseres Körpers. Nach: Stiftung Warentest: Bluthochdruck

Der Blutdruck hängt ab von der Herzfüllungsphase, dem Herzzeitvolumen, der Elastizität und dem Füllungszustand der großen Gefäße. An der Regulation des Blutvolumens und des Blutdrucks ist die Niere maßgeblich beteiligt. Ein wesentlicher Regelkreis hierbei ist das Renin-Angiotensin-Aldosteron-System, es reguliert den Volumen- und Salzhaushalt des Körpers. Auch andere Faktoren wie die weiblichen Hormone, Stress oder Entspannung beeinflussen direkt über das Herz oder über die Gefäße den Blutdruck. Weil die Regulation des Blutdrucks so kompliziert ist, gibt es viele verschiedene Medikamentengruppen gegen Bluthochdruck, die an verschiedenen Stellen ansetzen, siehe Kapitel 5.

GRENZWERTE BEI BLUTDRUCK

	SYSTOLISCH	DIASTOLISCH
OPTIMAL	unter 120	unter 80
NORMAL	120 bis 129	80 bis 84
HOCHNORMAL (D.H. NOCH NORMAL)	130 bis 139	85 bis 89
LEICHTE HYPERTONIE (GRAD 1)	140 bis 159	90 bis 99
MITTLERE HYPERTONIE (GRAD 2)	160 bis 179	100 bis 109
SCHWERE HYPERTONIE (GRAD 3)	über 179	über 109
ISOLIERTE SYSTOLISCHE HYPERTONIE	ab 140	unter 90

Tab. 5: Grenzwerte beim Blutdruck (mmHg). Ab einem Wert von 140/90 mmHg spricht man also von einer Hypertonie – das gilt allerdings nur für Messungen in der Arztpraxis. Bei der Selbstmessung liegt die Schwelle zum Bluthochdruck bei 135/85 mmHg. Weitere Informationen finden Sie bei der Deutschen Herzstiftung e.V. oder der Deutschen Hochdruckliga e.V.

Der Sinusknoten, der natürliche Herzschrittmacher

Das Herz ist das einzige Organ im Körper, das autonom arbeitet. Das heißt im Extremfall: Selbst wenn das Herz aus dem Körper herausgenommen wird, schlägt es weiter, vorausgesetzt, es bekommt genügend Sauerstoff. Das ist möglich, weil das Herz sein eigenes Reizleitungs- und Erregungsausbreitungssystem besitzt. Es muss normalerweise nicht von außen stimuliert werden, um zu schlagen.

Die Besonderheit besteht in einer Ansammlung von speziellen Herzmuskelzellen, den sogenannten Herzschrittmacherzellen. Sie können »feuern« und Impulse für einen regelmäßigen Herzschlag geben. Sie befinden sich am Übergang von der oberen Hohlvene zum rechten Vorhof. Man bezeichnet die Stelle als Sinusknoten; er ist das primäre Schrittmacherzentrum des Herzens.

Der Impuls verteilt sich 60- bis 80-mal pro Minute über ein Erregungsleitungssystem auf den Herzmuskel und bewirkt die Kontraktion. Als »elektromechanische Kopplung« bezeichnet man die Übersetzung der elektrischen Signale in die mechanische Aktion. Die Kontraktion ist der Herzschlag; durch ihn wird das Blut in den Kreislauf gepumpt.

Wir können den Herzschlag an unserem Handgelenk oder an der Halsschlagader als Puls fühlen.

Wenn der Sinusknoten als Schrittmacher ausfällt, springen andere, untergeordnete Schrittmacherzentren an. Das Herz schlägt dann auch effektiv, nur langsamer.

Viele Faktoren können den Herzschlag beeinflussen, das erleben wir selbst jeden Tag. Wenn wir dem Bus hinterherrennen oder dem Ordnungsdienst, weil er ein Knöllchen an der Windschutzscheibe des Autos befestigt hat, steigt der Puls dramatisch an. Wir sprechen dann von Herzrasen. Auch wenn wir emotional aufgeregt sind, ob aus Freude, Angst oder weil der Stress so groß ist, schlägt das Herz schneller. Nachts oder wenn wir tagsüber zur Ruhe kommen, beruhigen sich das Herz mit uns. Es schlägt langsamer, d. h. entspannter.

~

WAS ZEIGT EIN EKG?

Das EKG (Elektrokardiogramm) spiegelt die elektrische Erregung wider, die normalerweise vom Sinusknoten getaktet wird und sich über die Herzmuskelzellen ausbreitet. Dieses elektrische Signal kann beim EKG über Elektroden abgeleitet werden. Man untersucht hierbei den Herzschlag, den Rhythmus, Zeichen einer Minderdurchblutung oder Überlastung, im Extremfall Herzinfarkt oder Herzstillstand bzw. eine viel zu schnelle Herzfrequenz.

Beim *Ruhe-EKG* liegt die Patientin entspannt auf dem Rücken.

Bei einem *Belastungs-EKG* wird die Herzaktion bei Anstrengung, also unter Belastung (Fahrrad, Laufband) abgebildet. Dies ist besonders bei Frauen wichtig, da das Ruhe-EKG bei ihnen häufig unauffällig ausfällt.

Beim *Langzeit-EKG* erhält die Patientin ein tragbares EKG-Gerät mit einer Chipkarte, auf der die Herzschläge aufgezeichnet werden. Man kann es um den Hals tragen oder am Gürtel befestigen. Für gewöhnlich misst das Langzeit-EKG einen Tag und eine Nacht lang die Herzaktion während des Alltags. Darum heißt es auch 24-Stunden-EKG.

Im 24-Stunden-EKG lässt sich auch die Herzratenvariabilität (HRV) bestimmen. Das ist der zeitliche Abstand in Millisekunden zwischen zwei Herzschlägen, die aufeinander folgen. In Ruhe oder in entspanntem Zustand ist die Variabilität höher, bei Stress niedriger. Diese Messung kann u. a. den Erfolg von Entspannungsübungen wie Atmen, Yoga oder Meditation auf das Herz zeigen.

~

Pulsdiagnostik in der Traditionellen Chinesischen Medizin (TCM) und im Ayurveda

Herz, Blutkreislauf, Blutgefäße und Blut bilden eine Einheit. Sie stehen in Kontakt zu den inneren Organen. Für Diagnostik und Therapie in der Traditionellen Chinesischen Medizin (TCM) und im Ayurvedischen ist die Betrachtungsweise, dass alle Organe und Systeme zusammengehören, fundamental. Wir finden die systemische Betrachtung selbstverständlich in der Schulmedizin. In der spezialisierten Organmedizin wird dies oft anders gehandhabt.

Die Pulsdiagnostik als eine der wichtigsten Säulen der TCM arbeitet mit dieser Betrachtungsweise. In der TCM ist das Herz der »Kaiser« der Organe, also das wichtigste Organ als Instanz für Geist, Bewusstsein und Harmonie. Im Verständnis der TCM spiegelt sich darum in jedem Herzschlag die gesamte Verfassung des Menschen wider. Wie geht es ihm auf körperlicher, geistiger und seelischer Ebene?

Bei der Pulsdiagnostik wird getastet, wie an verschiedenen Stellen am Handgelenk das Blut an der Oberfläche und in der Tiefe fließt. Insgesamt ergibt das 12 Positionen, die den 12 Hauptmeridianen, den energetischen Leitungsbahnen im Körper entsprechen, siehe auch Kapitel 6.

Fließt hier viel Blut, wenig, zu viel, zu wenig oder fließt das Blut unregelmäßig, dann kann der Therapeut anhand dieser Beobachtung die Diagnose stellen und die Therapie abstimmen. In der TCM bedeutet das beispielsweise, dass bestimmte Meridiane mit Akupunktur behandelt werden.

Wir kennen die Pulsdiagnostik auch aus der Schulmedizin. Bei Fieber hat die Patientin einen schnelleren Herzschlag, bei Herzinsuffizienz ist der Puls schlaff, bei einem Sportlerherzen langsamer usw.

Das vegetative Nervensystem und das Herz

Das vegetative Nervensystem regelt viele lebensnotwendige Körperfunktionen quasi »automatisch«. Dazu gehören u. a. Atmung, Kreislauf, Pupillenreaktion, Verdauung usw. Wir müssen z. B. nicht darüber nachdenken, ob wir atmen oder verdauen oder ob wir die Pupillen eng stellen, wenn die Sonne scheint. Das macht der Körper alles von selbst. In diesem Sinne gibt es täglich viele Millionen Abläufe in den Zellen, Organen, Geweben usw., über die wir nicht nachdenken müssen. Sie funktionieren reibungslos »ohne unser Zutun«. Das vegetative Nervensystem wird darum auch als autonomes Nervensystem bezeichnet.

Man unterscheidet zwei große Anteile des autonomen Nervensystems, die als Gegenspieler im Körper agieren: den Sympathikus, der alle Körpervorgänge auf Aktivität schaltet, und den Parasympathikus, der diese Aktivitäten hemmt. Hinzu kommt als dritter Anteil das enterische Nervensystem, das vor allem für die autonome Versorgung des Magen-Darm-Traktes verantwortlich ist. Man spricht auch vom Darmhirn.

Der Sympathikus sorgt dafür, dass alle Körperfunktionen im Bruchteil einer Sekunde für die Situation Angriff oder Flucht bereit sind. Heute ist das vielleicht ein laut bellender Hund, der aus dem Nichts auf uns zurennt. Das Herz rast, die Pupillen weiten sich, die Atmung hechelt, wir schwitzen, die Muskeln spannen sich an. Die Nebennieren schütten die Stresshormone Adrenalin und Noradrenalin aus. Diese Körpervorgänge passieren innerhalb einer Millisekunde. Die einzige Funktion besteht darin, dass wir bereit sind, vor dem Hund davonzulaufen und unser Leben zu retten. Aber Stopp, das ist ja Bennie, der Hund des Nachbarn, der uns viel früher erkannt oder gerochen hat als wir ihn und der darum freudig und schwanzwedelnd auf uns zugerannt kommt. Richtig, jetzt erkennen wir es: Sein Bellen ist ein freudiges Erkennungsbellen, Bennie will wie immer nur schmusen.

Kommando Sympathikus zurück, denn jetzt ist der Parasympathikus gefragt: Herzschlag beruhigen, Atmung verlangsamen, Muskeln wieder entspannen. Stresshormonausschüttung reduzieren.

Puh, alle Aufregung umsonst.

Wir sehen an diesem Beispiel etwas sehr Wichtiges: Das vegetative Nervensystem kann nicht unterscheiden, ob wir einer *tatsächlichen* Lebensgefahr ausgesetzt sind oder ob es nur ein *scheinbares* Ereignis ist und wir uns »nur« selbst unnötig Stress machen.

Dauerstress, auch wenn er »nur« emotional oder psychisch ist, sorgt dafür, dass das Herz ständig unter Strom steht. Sie ahnen es schon, das ist keine gesunde Sache, denn das hält unser Organismus und insbesondere unser Herz-Kreislauf-System nicht ewig durch. Darum ist Stressreduktion so wichtig für die Herzgesundheit.

Im Folgenden gehen wir auf wichtige, interessante und vor allem wenig bekannte Faktoren ein, die das Herz belasten können.

EINFLÜSSE AUF DAS HERZ – PSYCHE, UMWELT UND EPIGENETIK

Herz und Psyche

»Mir wird warm ums Herz« oder »Ich nehme mir das zu Herzen« – in unserem Sprachgebrauch existieren viele Redensarten, bei denen das Herz im Mittelpunkt steht. Zu Recht, denn gerade in Momenten, die mit starken Gefühlen wie unbändiger Freude, Glück, aber auch Panik, Hilflosigkeit und Angst einhergehen, spüren wir unser Herz. Oft schlägt es uns sogar bis zum Hals.

Es gilt auch: Wenn wir freudig aufgeregt sind, verliebt und glücklich, geht es unserem Herzen gut. Sind wir traurig oder ängstlich, geht es dem Herzen schlecht. Das ist keine Einbildung, denn es existiert parallel zur – allgemein schon bekannteren – Darm-Hirn-Achse eine Herz-Hirn-Achse. Das Herz ist über das vegetative Nervensystem mit dem Gehirn verbunden.

Ein stressiger oder traumatischer Moment hat aber nicht nur Auswirkungen auf den Herzschlag, sondern löst biochemische Prozesse im Körper wie Blutzuckerschwankungen oder -erhöhungen, eine stärkere Gerinnungsneigung und vermehrtes Auftreten von Entzündungen aus.

Stress, insbesondere psychischer Stress, kann akute und chronische Herzbeschwerden wie einen Herzinfarkt, Herzrhythmusstörungen und eine akute Herzinsuffizienz auslösen. Die bekannteste Erkrankung in diesem Sinne ist das Broken-Heart-Syndrom, das Syndrom des gebrochenen Herzens, das wir ausführlich in Kapitel 4 beschreiben.

Daneben gibt es sogenannte funktionelle Herzbeschwerden, bei denen die Patientin sichtbare Symptome wie Herzrasen oder Herzstolpern hat, doch es lässt sich organisch keine Erkrankung nachweisen.

Die Psyche muss aber nicht immer der auslösende Faktor sein, sondern sie kann ein zunächst rein körperliches Ereignis begleiten oder diesem nachfolgen.

Psychokardiologie

Ein Herzinfarkt kann mit einer starken psychischen Reaktion wie Todesangst einhergehen. Auch die Implantation eines Herzschrittmachers oder Defibrillators, also kleiner Geräte, die den Herzschlag initiieren oder überwachen bzw. korrigieren, können dauerhaft zu psychischen Problemen wie Depression, Angst- und Anpassungsstörungen führen. Besonders oft tritt dies nach Auslösen des Defibrillators auf. Oft wird damit ein Teufelskreis in Gang gesetzt, denn Angst, Traurigkeit und starke negative Gefühle wiederum können das Herz schwächen.

Hier setzt die Psychokardiologie an, ein junges Fachgebiet innerhalb der Medizin. Sie beschäftigt sich sowohl mit den psychischen Folgen von Herzerkrankungen als auch mit Herzerkrankungen, die aufgrund von psychischem Stress entstehen. Therapeutische Angebote existieren zwar seit rund 20 Jahren, doch die Relevanz der psychotherapeutischen Sitzungen, der psychologischen/psychotherapeutischen Begleitung durch Gespräche und das Erlernen von Entspannungsmethoden für Herzpatienten hat sich erst in den letzten Jahren durchgesetzt. Glücklicherweise!

Ein Fünftel aller Patienten und Patientinnen bekommt nach dem Herzinfarkt eine Depression. Dafür gibt es einen Fachbegriff: Postinfarktdepression. Wird sie nicht adäquat behandelt, dann ist das Risiko für einen Re-Infarkt drei- bis fünfmal so hoch.

Nicht nur nach einem Herzinfarkt, auch nach einer Herztransplantation oder anderen schweren Herzerkrankungen arbeiten darum Kardiologen und Psychosomatiker, Psychiater, Psychologen im Fach Psychokardiologie eng zusammen. Das ist wichtig, um den Kreislauf von Stress, Depression und Herzerkrankung zu unterbrechen und mit dem Herzpatienten an seiner bestmöglichen Heilung zu arbeiten. Geschult werden Stressbewältigungsstrategien und Verhaltensänderungen, und wenn nötig, wird gleichzeitig die Depression behandelt.

Methoden der Psychokardiologie sind Gesprächstherapien, Sport, Yoga, Atemtechniken, Musik- und Kunsttherapie, Meditation sowie das Erlernen von Entspannungstechniken. Darüber hinaus lernen diese Patienten Techniken und Methoden kennen, die sie befähigen, aus »Stress«-Situationen selbst herauszufinden.

Im Rahmen der Gesprächstherapie werden oft Missverständnisse aufgedeckt und angegangen, die Angst und Despression ausgelöst haben. Denn verständlicherweise macht eine Herzdiagnose Angst, nicht nur, aber vor allem, wenn eine Notfallbehandlung erforderlich war. Im Krankenhaus wird zunächst durch lebensrettende Maßnahmen die schlimmste Gefahr abgewendet. Und meistens wird dies auch so kommuniziert.

Als Begründung für Erstmaßnahmen, die den Patienten das Leben retten, wird in der Notaufnahme von einem »großen« oder »uneinschätzbaren« Risiko gesprochen. Das stimmt auch. Es ist richtig und wunderbar, dass der Patientin sofort geholfen wird. In der Erinnerung an den Schreckmoment kann das Ereignis, womöglich mit dem einen oder anderen dramatischen Wort versehen, noch Monate später als angstbesetzter Moment in jeder Zelle verankert sein.

Eine gute Kommunikation zwischen Ärztin oder Therapeut und Patientin ist darum immer ein wichtiger Schlüssel zur Heilung. Uns ist es wichtig, dass Sie als Betroffene nachfragen: »Was bedeutet der Laborwert für mich, die Krankheit und meinen Alltag? Welche Konsequenz hat die Herzuntersuchung? Welche Hilfe und Unterstützung können Sie mir noch anbieten? Gibt es Alternativen?«

Schon bei der Anamnese, wenn der Arzt oder Therapeut das erste Mal mit Ihnen spricht, kommt es insbesondere bei Patientinnen oft zu Missverständnissen mit weitreichenden Folgen. Auch hier möchten wir Sie in der guten Kommunikation unterstützen.

Sollten Sie sich einer Herzoperation unterzogen oder einen Herzinfarkt erlitten haben oder an einer anderen chronischen Herzerkrankung leiden, empfehlen wir Ihnen sehr, sich über die Möglichkeit einer begleitenden psychokardiologischen Therapie zu erkundigen.

Umwelteinflüsse auf das Herz

Umwelteinflüsse wirken auf unsere Gesundheit. Sehr häufig ist uns das Ausmaß nicht bewusst. Gerade die Auswirkungen von Umwelteinflüssen auf unser Herz sind nicht zu unterschätzen. Dazu gehören unter anderem Luftverschmutzung, Schwermetalle, Mikroplastik im Trinkwasser oder im Fisch, den wir essen, wie auch die Temperatur.

Wir können hier nur einige der Umweltthemen vorstellen, alle würden den Umfang dieses Buches sprengen.

Luftverschmutzung

Vor allem in Großstädten und Industriegebieten sind Luftverschmutzung und Feinstaubbelastung ein großes Gesundheitsrisiko. Laut einer Studie des Teams um den Kardiologen Thomas Münzel von der Johannes Gutenberg-Universität Mainz aus dem Jahr 2021 senkt Umweltverschmutzung die durchschnittliche Lebensdauer um knapp 3 Jahre. Das Forschungsteam konnte Feinstaub als Schuldigen ausmachen. Er gelangt ins Blut und begünstigt die Entstehung von Arteriosklerose. In der Folge steigt das Risiko für Herz-Kreislauf-Erkrankungen wie Bluthochdruck, Herzinfarkt und Herzinsuffizienz.

Schwermetalle

Schwermetalle in der Umwelt schädigen Herz und Kreislauf. Das Team um Rajiv Chowdhury von der Florida International University, Miami, hat dies nachgewiesen. In einer Metaanalyse von 37 großen Studien untersuchten die Forscher, wie sich die Exposition gegenüber Schwermetallen auf Herz-Kreislauf-Erkrankungen auswirkt. Wer Arsen, Blei, Cadmium oder Kupfer ausgesetzt ist, hat eine erhöhtes Risiko für Herz-Kreislauf-Erkrankungen und koronare Herzkrankheit. Arsen und Blei waren die Schwermetalle mit der schädlichsten Wirkung. Für Quecksilber ließ sich dieser Effekt nicht nachweisen.

Mikroplastik

Ein interdisziplinäres Forschungsteam um Ann-Kathrin Vlacil aus Marburg untersuchte, warum und wie Mikroplastik zu Gefäßentzündungen führen kann und was die Kleinstpartikel im Blutkreislauf anrichten. Man fand heraus, dass Mikroplastik Entzündungen auf der Zellebene, u. a. an Endothelzellen des Herzens, aktiv auslösen kann.

Es ist schwierig, die Aufnahme von Mikroplastik heutzutage zu vermeiden. Mikroplastik ist im Trinkwasser, in Lebensmitteln, in der Atemluft, in Kosmetikartikeln.

Temperatur

Wenn Sie regelmäßig in die Sauna gehen, dann wissen Sie, wie sich Wärme und Kälte auswirken können. Wärme weitet die Gefäße, sie werden besser durchblutet; nach dem Saunagang ist darum der Herzschlag viel höher, sie spüren ihn förmlich, die Haut ist gerötet. Springen Sie anschließend ins kalte Wasser, dann stellen Sie fest, dass die Haut blasser oder sogar bläulich wird. Die Gefäße haben sich unter dem Kälteschock zusammengezogen, die Haut wird weniger stark durchblutet – Ihnen ist kalt.

Kälte: Kalte Winter mit starken Minusgraden können das Herz belasten und schädigen, weil die Gefäße dauerhaft eng gestellt sind. Der Gefäßwiderstand erhöht sich, und das Herz muss gegen einen hohen Druck anarbeiten. Diese Arbeit kann zur Belastung und Überlastung des Herzmuskels führen. Das hat eine finnische Studie aus dem Jahr 2018 gezeigt.

Vor allem Frauen mit Bluthochdruck oder Angina pectoris und Patientinnen, die einen Herzinfarkt erlitten haben, sollten sich im Winter warm halten und körperlich nur leicht anstrengen. Eventuell ist eine Anpassung der Blutdruckmedikation notwendig.

Wärme: Aber nicht nur Kälte, sondern auch extreme Wärme kann das Herz schädigen. Es muss mehr Arbeit leisten, um den Körper abzukühlen. So können aufgrund des Wasser- und Salzverlustes durch übermäßiges Schwitzen Herzrhythmusstörungen hervorgerufen werden. Bei einer bereits bestehenden Herzinsuffizienz kann diese Arbeit zu anstrengend sein. Auch bei großer Hitze ist es darum eventuell notwendig, seine Herzmedikation anzugleichen.

Achten Sie im Sommer auf eine ausreichende Flüssigkeitsaufnahme, über den Tag verteilt mindestens drei Liter.

Für bestimmte Berufsgruppen, die unter den oben genannten Bedingungen wie Feinstaub- und Schwermetallbelastung, extremer Kälte oder Wärme arbeiten müssen, besteht grundsätzlich ein erhöhtes Risiko für Herz-Kreislauf-Erkrankungen. Ein besonderer Fokus sollte bei den arbeitsmedizinischen Untersuchungen darum auf Herz-Kreislauf-Erkrankungen gelegt werden.

Epigenetik

Epigenetik (aus *Epi*genese – Entwicklung eines Lebewesens und *Genetik*) heißt die Wissenschaft, welche die Zusammenhänge zwischen Umwelt und Vererbung von Ereignissen, Belastungen/Risiken, eine Erkrankung zu entwickeln, und Erfahrungen innerhalb der Genetik untersucht.

Forscher des Max-Planck-Instituts für Immunologie und Epigenetik in Freiburg konnten 2017 zeigen, dass Krankheiten, Ernährung, Umwelteinflüsse und Erfahrungen der Eltern das Erbgut, das sie an ihre Kinder weitergeben, verändern können. Natürlich müssen die Eltern diese persönlichen, individuellen Erfahrungen *vor* der Zeugung des Kindes erlebt haben. Das Erlebte muss schließlich die Chance gehabt haben, in die DNA der Mutter oder des Vaters einzugehen.

Die Weitergabe des Erlebten und Erinnerten scheint kein Selbstzweck zu sein, sondern ist im Sinne der biologischen Evolution ein Überlebensvorteil. Die Forschungen im Labor von Nicolo Iovini konnten dies zeigen. Das epigenetische Gedächtnis der Mutter, d. h. das in den Genen abgespeicherte Gedächtnis für Erinnerungen, scheint für die Entwicklung und das Überleben ihrer Kinder von großer Bedeutung zu sein.

Ein typisches Beispiel ist die Entwicklung der Zuckerkrankheit in der Kriegsgeneration nach den Hungerphasen im Zweiten Weltkrieg oder die Umprogrammierung auf hohe Stresshormon-Spiegel mit all ihren Folgen.

Die Forschungen in der Epigenetik betrachten aber nicht nur die Vererbung von Erinnerung zwischen den Generationen, also die Eltern-Kind-Beziehung im Sinne der Vererbung.

Sie beschäftigen sich auch damit, warum zwei nicht miteinander verwandte Menschen unterschiedlich von der Wirkung des gleichen Medikamentes profitieren oder ein Patient zu unterschiedlichen

Zeiten anders auf ein Medikament reagiert. Das wird als *intraindividueller Unterschied* bezeichnet. Neben der Medikamentenverstoffwechslung und -wirkung tritt die Epigenetik bei allen physiologischen und pathologischen Prozessen individuell in Erscheinung.

Die Epigenetiker sprechen davon, dass wir mehr sind als nur die Summe unserer Gene. Was heißt das? Es bedeutet, dass körperliche Merkmale oder die Veranlagung für genetisch bedingte Krankheiten in der DNA festgeschrieben sind. Ob aber ein Mensch, dem die Veranlagung z. B. für eine Erkrankung von seinen Eltern vererbt wurde, tatsächlich erkrankt, wird bis zu einem gewissen Grad durch den Lebensstil und viele weitere Umweltparameter bestimmt.

Zellerinnerung

Jede Körperzelle inklusive der Myozyten speichert also Informationen und besitzt eine Erinnerung. Darunter verstehen wir die individuelle Lebenserfahrung einschließlich der persönlichen emotionalen Geschichte und Weisheit sowie die der Vorfahren im Sinne von Familienkonstellationen, Traumata sowie kulturelle Gegebenheiten, möglicherweise von vielen Generationen. Zellen und Gewebe, die im Verbund Organe bilden, sind nicht nur reine anatomische bzw. funktionelle Strukturen.

In diesem Sinne ist auch das Herz nicht nur eine Pumpe, sondern ein lebendes und lebendiges Organ, dessen Zellen Energie speichern. Nur das Zusammenspiel aller Organe und der verschiedenen Anteile eines Menschen macht jedes Individuum zu dem, das es heute ist.

Vererbung: Das menschliche Erbgut

Der Zellkern jeder menschlichen Zelle – bis auf die roten Blutkörperchen – beherbergt 46 Chromosomen. Sie tragen unsere individuelle und einzigartige Erbinformation. Chemisch bestehen sie aus Nukleinsäuren, die als komplementäre Basenpaare organisiert sind. Sie bestehen aus Basen, Zucker und Phosphat. Diese Bestandteile sind in einem doppelten Strang, der Desoxyribonukleinsäure, DNS (oder englisch Deoxyribonucleic acid, DNA) spiralförmig angeordnet.

Die DNA aller Menschen ist zu 99 Prozent identisch. Unsere Individualität – ob äußerlich oder charakterlich – wird also nur von dem einen (!) Prozent geprägt, das uns chemisch voneinander unterscheidet.

Man bezeichnet die DNA auch als genetischen Code oder genetischen Fingerabdruck. Sie ist sozusagen das Alphabet, aus dem das Buch des Lebens geschrieben ist. In der Tat muss man sich das so vorstellen: Aus einem Abschnitt auf der DNA wird ein Wort bzw. eine Information – ein Gen – zusammengesetzt.

Das Gen kodiert Eiweiße aus Aminosäuren. Diese Proteine bestimmen die Aktionen, die im Körper stattfinden. Das sind u. a. die Herstellung von Botenstoffen, Hormonen, das An- oder Abschalten von Körpervorgängen, das Wachstum unserer Haare, die Sekretion aus Drüsen, dass Heranreifen von Zellen usw.

Jeder Mensch besitzt circa 25 000 Gene (das menschliche Genom = gesamtes Erbgut). Auf biochemischer Ebene ist ein Gen ein DNA-Abschnitt, der den Bauplan für ein bestimmtes Protein beinhaltet.

Wird das Gen aktiviert, dann wird die Information in ein Protein übersetzt oder abgelesen und über viele, viele Prozesse im Körper zu einem Merkmal. Wird das Gen nicht aktiviert, auch durch äußere Lebenseinflüsse, dann wird die Information nicht freigegeben. Praktisch gesprochen können Gene durch äußere Einflüsse an- und abgeschaltet und die Produktion von Eiweißstrukturen dementsprechend gefördert oder gestoppt werden.

Der Vorgang nennt sich Methylierung. Methylgruppen sind kleine Moleküle. Durch äußere Einflüsse können die Methylierungen dauerhaft ins Erbgut einfließen und weitervererbt werden. Die Epigenetiker sprechen von »Eigenschaften von Genen, die nicht durch die DNA selbst, sondern durch deren Ablesebereitschaft in Erscheinung treten«.

So ist die Erblichkeit für ein Merkmal wie die Körpergröße (Vererbung zu 86 Prozent, Umwelteinflüsse 14 Prozent) immer ein Durchschnittswert. Jede Erblichkeit über 45 Prozent gilt als hoch.

Tatsächlich prägt der Genpool, mit dem ein Baby auf die Welt kommt, seine körperlichen und psychischen Eigenschaften und seine Gesundheit wahrscheinlich viel weniger stark, als man immer dachte. Das Erbmaterial ist also in großem Maße durch Lebensumstände, Kultur, Ernährung, Umwelt, Erfahrungen, Klima, Erziehung usw. beeinflussbar.

Wir können also schlanker sein, auch wenn unsere Eltern uns die Veranlagung für Übergewicht vererbt haben. Wir können einen ausgeglichenen, freundlichen Charakter entwickeln und festigen, auch wenn unsere Eltern Choleriker sind usw. Durch jede Lebensveränderung kann sich die Übersetzung von der Erbinformation auf das Merkmal verändern und damit auch tiefgreifenden Einfluss auf Persönlichkeitsmerkmale nehmen.

My take

Sandra Eifert: »In meiner Zeit als Oberärztin in der Herzchirurgie an der LMU fiel auf, dass Frauen mit einem Herzinfarkt doppelt so häufig starben wie Männer. In den 80er-Jahren gab es zwar erste Beobachtungen, dass der Herzinfarkt bei

Frauen andere Symptome als bei Männern auslöste, doch das galt als Ausnahme. Im Medizinverständnis war der Frauenkörper alles in allem ein (kleinerer) Männerkörper, da war es nur logisch, Frauenherzen wie kleinere Männerherzen zu behandeln.

Mir war allerdings schon sehr früh bewusst, dass das Herz nicht ein Organ ist, das bei allen Menschen gleich funktioniert und behandelt werden kann. Glücklicherweise war mein damaliger Chef, Bruno Reichart, einer der bekanntesten deutschen Herzchirurgen, für das Thema offen. Er hielt mich an, klinisch und wissenschaftlich die Geschlechterunterschiede bei Herz-Kreislauf-Erkrankungen zu erforschen.

Wir untersuchten in einer unserer Studien an über 3000 Patienten, davon ein Drittel Frauen, den Effekt der Herz-Lungen-Maschine auf Männer und Frauen und verglichen die Befunde am schlagenden und stillgelegten Herzen. Wir erwarteten, dass bei einer Operation ohne Herz-Lungen-Maschine bei beiden Geschlechtern eine bessere Überlebensrate zu erreichen war. Doch das Ergebnis war ein anderes: Wurde die Operation am schlagenden Herzen, also ohne Zuhilfenahme der Herz-Lungen-Maschine durchgeführt, so verbesserte sich bei den Frauen die Überlebensrate deutlich!

Das war für uns sehr überraschend und führte in der Fachgesellschaft zu vielfältigen Diskussionen.

Der geschlechtsspezifische Aspekt im Hinblick auf die Genetik ließ sich nicht ohne Weiteres klären und ist bei jeder Herzerkrankung unterschiedlich einzuordnen. In jedem Fall aber haben die großen und manchmal durchaus auch sehr feinen Unterschiede zwischen Männern und Frauen eine unter Umständen riesige individuelle Auswirkung auf die Herzgesundheit.

Grundsätzlich gibt es Gene, die besonders stark an der Entstehung von bestimmten Erkrankungen beteiligt sind. Das ist auch bei einigen Herzerkrankungen der Fall. Meistens ist aber nicht nur ein Faktor, sondern es sind viele Einflüsse verantwortlich für die Entstehung und vor allem für den Ausbruch einer Erkrankung. Dazu gehören insbesondere Erfahrungen, die wir im Laufe des Lebens machen, unsere Lebensumstände, Traumata, die wir davontragen usw. In jeder Zelle unseres Körpers wird diese Erinnerung gespeichert, wie wir seit einigen Jahren wissenschaftlich nachweisen können. Alle Erfahrungen, die wir machen, beeinflussen also nicht nur unsere Psyche, sondern auch die Arbeitsweise der Organe und Gewebe auf der körperlichen Ebene. In diesem Sinne können Erinnerungen auch in den Zellen des Herzens gespeichert sein.«

Wenn Sie, liebe Leserin, uns fragen: »Fühlt unser Herz?«, antworten wir als Autorinnen deshalb beide mit einem klaren »Ja!«. Das Herz kann unbändige Freude empfinden, aber auch Herzschmerz, Leid und Trauer. Es verbindet uns mit anderen Menschen über Liebe, Zuneigung, Mitgefühl und Empathie. Wie Sie Ihr Herz öffnen und mehr fühlen, zeigen wir Ihnen in Kapitel 6.

Zunächst aber zurück zum Frausein. Biologisch triggern die weiblichen Hormone unsere wichtigsten Lebensphasen und sind auch für die weibliche Herz-Kreislauf-Gesundheit entscheidend. Warum, erfahren Sie im nächsten Kapitel.

3

DAS HERZ IM LAUF EINES FRAUENLEBENS – DER EINFLUSS DER HORMONE

Ich schließe dich in mein Herz.
Ich liebe dich von ganzem Herzen.
Frauenherzen sind viele Jahrzehnte durch die weiblichen Geschlechtshormone geschützt. Das macht Sinn, denn sowohl in einer Schwangerschaft als auch danach als Mutter mit kleinen (und großen) Kindern braucht es ein Herz für zwei.

Leben ist Wandel. Veränderungen betreffen persönliche Entscheidungen, ob Berufs- und Ortswechsel, Familiengründung, Ankommen in einem Zuhause und bei sich selbst, Karriere ja oder nein. Und dann wäre da noch das Älterwerden, das keine persönliche Entscheidung ist, sondern ein natürlicher Prozess. Beide Geschlechter, Frauen und Männer, verändern sich mit den Jahren nicht nur äußerlich. Einstellungen und Vorlieben passen sich körperlichen und geistigen Fähigkeiten oder äußeren Einflüssen an.

Frauen werden ihr ganzes Leben über in stärkerem Maße als Männer mit biologischen, natürlichen Veränderungen konfrontiert. Der Grund dafür sind die weiblichen Geschlechtshormone, die zyklisch schwanken oder in den großen Lebens- und Umbruchsphasen aus der Balance geraten. In der Pubertät, während einer Schwangerschaft und in den Wechseljahren verändert sich das Gleichgewicht der Hormone Östrogen, Progesteron und Testosteron. Das hat Folgen für Körper, Geist und Seele.

Welche Hormone die großen Player im Leben der Frau sind und wie sie auf das Herz wirken, lesen Sie in diesem Kapitel.

DIE GESCHLECHTSHORMONE

Östrogen, Progesteron und auch Testosteron – das sind die Geschlechtshormone, die alle wichtigen Vorgänge im weiblichen Körper steuern (und in geringem Maße auch bei den Männern).

Weiblichkeit pur: Östrogen

Das maßgebliche weibliche Hormon, das neben Progesteron und Testosteron alle wichtigen Vorgänge im weiblichen Körper auslöst, ist das Östrogen. Es existieren circa dreißig verschiedene Östrogene. Wir sprechen hier der Einfachheit halber im Singular von *dem* Östrogen. Östrogen wird vor allem aus Cholesterin synthetisiert. Es ist selbst fettlöslich und kann direkt durch die Zellmembran in die Zellen gelangen. Östrogen wird außer in den Eierstöcken und in der Plazenta in geringer Menge in den Nebennieren und im männlichen Hoden gebildet.

Die Östrogen-Ausschüttung unterliegt einem hormonellen Steuerungssystem. Zwei Zentren im Gehirn, der Hypothalamus und die Hypophyse, sind daran beteiligt. Der Hypothalamus schüttet Hormone aus, die andere Hormondrüsen im Körper zur Produktion anregen wie unter anderem die Hypophyse. Diese setzt das follikelstimulierende Hormon (FSH) frei für die monatliche Heranreifung der Eizellen in den Eierstöcken und damit indirekt die

Produktion von Östrogen. Auch das luteinisierende Hormon (LH) für den Eisprung stammt aus der Hypophyse.

Östrogen sorgt in der ersten Zyklushälfte für die Reifung des Follikels, für den Eisprung, den Transport der Eizelle und für das Wachstum der Gebärmutterschleimhaut. Aber Östrogen wirkt auch systemisch, d. h. im ganzen Körper. Es stärkt das Immunsystem, schützt die Darmschleimhaut und die Knochen, fördert die Durchblutung und die Produktion von Eiweißen.

Von diesen Wirkungen des Östrogens profitieren übrigens auch die Männer.

Östrogen als Gefäßschutz

Östrogenspiegel, die der Zyklus- bzw. Lebensphase normalerweise entsprechen, haben also umfassende, insbesondere für uns Frauen sehr wichtige Funktionen. Das betrifft auch das Herz-Kreislauf-System. Hier wirkt Östrogen protektiv. Die Gefäße sowie das Herz besitzen Hormonrezeptoren, sodass Östrogen hier andocken und wirken kann.

Blutgefäße und Endothel: Östrogen hilft, die Blutgefäße intakt zu halten. Dadurch wird die Anhaftung von Plaques verhindert, in der Konsequenz sinkt das Risiko von Schlaganfall und Herzinfarkt. Östrogen schützt Frauen also viele Jahre vor Gefäßerkrankungen.

Blutdruck: Östrogen hält die Blutgefäße elastisch, dadurch können sie sich an unterschiedliche Konditionen z. B. hohen Blutdruck unter Stress oder eine Gefahrensituation anpassen. Östrogen interagiert ferner mit dem Renin-Angiotensin-Aldosteron-System (RAAS), einem der wichtigen Regulationssysteme für den Blutdruck. Das System gleicht Flüssigkeitsmangel im Blut und niedrigen Blutdruck aus. Östrogen reguliert den Blutdruck über seine Wirkung auf den Wasserhaushalt. Es stimuliert die Bildung von Angiotensinogen, einem am Wasserhaushalt beteiligten Eiweiß. Auf diesem Zusammenhang beruht die Wirkung eines blutdrucksenkenden Wirkstoffs.

Gerinnung: Östrogen verhindert die Ausschüttung von thrombosefördernden, blutverdickenden, immunologischen Stoffen durch weiße Blutkörperchen. Dadurch bleibt eine Überreaktion des Immunsystems, die Aggregation von Blutzellen an Gefäßen, folgenlos, und ein Herzinfarkt wird verhindert. Auch die Fließeigenschaft der Blutbestandteile wird durch Östrogen positiv beeinflusst.

Immunsystem: Östrogen besitzt eine wichtige Funktion für das Immunsystem. Frauen sind durch Östrogen und durch ihr zweifaches X-Chromosom genetisch grundsätzlich stärker vor Entzündungen geschützt als Männer. Das könnte auch ein Grund dafür sein, dass weniger Frauen schwerer an Covid erkrankten.

Die Rolle des Östrogens für das Immunsystem ist vor allem für eine Schwangerschaft entscheidend. Östrogen schützt die Schwangere vor einer möglichen Infektion durch Bakterien oder Viren und damit auch den Fötus. Es sinkt das Risiko einer Fehlgeburt.

Schlaf-Wach-Rhythmus: Östrogen reguliert den Schlaf-Wach-Rhythmus. Besitzt man einen regelmäßigen Tag-Nacht-Rhythmus, schläft man tief und lang genug. Davon profitiert das Herz, vor allem der Herzrhythmus. Gehen Sie einer Schichtarbeit nach, insbesondere mit häufig wechselnden Schlaf-Wach-Zeiten, raten wir zur regelmäßigen kardiologischen Kontrolle des Herzens.

Östrogen, wenn es im Normbereich ist, hat also viele schützende, positive Effekte auf Herz und Herzkreislauf. Zu hohe Östrogenspiegel, wie sie unter anderem durch die Einnahme der Anti-Baby-Pille oder eine Hormonersatztherapie in den Wechseljahren bedingt sind, können negative Nebenwirkungen nach sich ziehen.

Da Östrogen hauptsächlich aus Cholesterin synthetisiert und in der Leber abgebaut wird, entstehen dort als Abbauprodukte vermehrt Gerinnungsfaktoren. Diese erhöhen die Gefahr von Blutgerinnseln, Thrombosen und Embolien. Zu viel Östrogen sorgt auch für Wassereinlagerungen z. B. in den Unterschenkeln als Ödeme, erhöht die Blutfettspiegel, steigert die Thrombose-Gefahr und kann die Leber schädigen. Außerdem fördert Östrogen das Zellwachstum, d. h. das Krebswachstum, unter anderem von Brustkrebszellen.

Trotzdem werden Hormone von vielen Frauen zur Empfängnisverhütung, als Hormonersatztherapie (HRT), im Rahmen einer Fertilitätsbehandlung oder einer Tumortherapie eingenommen. Wir gehen auf den folgenden Seiten darauf ein, welche Risiken für Herz-Kreislauf-Erkrankungen mit den jeweiligen Anwendungen verbunden sind.

Progesteron – das unterschätzte Hormon

Progesteron ist das andere wichtige weibliche Hormon. Wie Östrogen ist auch Progesteron vielfältig wirksam. Es lenkt den weiblichen Zyklus und ist wesentlich für das Zustandekommen und den Erhalt der Schwangerschaft. Kommt es nicht zu einer Befruchtung, sinkt der Progesteronspiegel, und die Menstruation setzt ein. Progesteron wirkt darüber hinaus in fast allen Körpergeweben, u. a. als Feel-good-Hormon.

Progesteron wird in den Follikelzellen ebenfalls aus Cholesterin synthetisiert. Während der Schwangerschaft wird es in Plazenta und Nebenniere produziert. Auch Männer besitzen Progesteron, es entsteht als Zwischenprodukt bei der Testosteronherstellung in den Hoden und den Nebennieren.

Während der zweiten Zyklushälfte steigt der Progesteronspiegel bei Frauen. Progesteron steigert die Libido und lockt möglicherweise die Spermien zur befruchtungsfähigen Eizelle. Progesteron ist das Hormon, das die Gebärmutterschleimhaut auf die Einnistung der befruchteten Eizelle vorbereitet. Da passiert allerhand an Auf- und Umbau und vermehrter Durchblutung unter Einbeziehung von Zellen, Gefäßen und Drüsen. Wird eine Eizelle befruchtet und nistet sich ein, wird Progesteron vorwiegend in der Plazenta gebildet und unterstützt die Schwangerschaft. Es sorgt auch für das Wachstum der Milchdrüsen in der Brust.

Wird die Eizelle nicht befruchtet, dann hat Progesteron sein Soll erfüllt, der Spiegel fällt ab, und die aufgebaute Gebärmutterschleimhaut wird im Rahmen der Monatsblutung abgestoßen.

Systemisch wirkt Progesteron auf sämtliche Gewebe, physiologische Vorgänge im Gehirn, periphere Nerven, Immunsystem, Wärme- und Wasserhaushalt, Knochen- und Fettstoffwechsel sowie Energiehaushalt. Die Wirkungen sind unter anderem entzündungshemmend, immunmodulierend und harntreibend. Mehr Flüssigkeit wird ausgeschwemmt, das Bindegewebe wird fester.

Progesteron unterstützt den Knochenaufbau und schützt dadurch gemeinsam mit Östrogen, das den Knochenabbau verhindert, vor Osteoporose. Als Gegenspieler des Testosterons sorgt es für eine glatte Haut und kräftige, volle Haare.

Progesteron wirkt auch auf das zentrale Nervensystem. Indem es an Rezeptoren für Nervenbotenstoffe (GABA-Rezeptoren) andockt, wirkt es beruhigend, angstlösend und schlaffördernd, sorgt also rundum für Wohlbefinden. In bestimmten Gehirnzellen ist die Progesteron-Konzentration sehr viel höher als im Blut. Das vor allem im Zentralnervensystem aus Progesteron gebildete Allopregnanolon hat als Neurosteroid eine schützende Funktion; es verhindert den Verlust von Nervenzellen und kann möglicherweise Gedächtnisfunktionen positiv beeinflussen.

Progesteron besitzt auch schützende Funktionen, es unterdrückt die Bildung von Östrogenrezeptoren und fördert darüber die Östrogenausscheidung. Daher senkt Progesteron das Risiko für Gebärmutterschleimhautwucherungen durch Östrogen und schützt vor Gebärmutterkrebs. Auch in der Brust kann Progesteron schützend wirken.

Neben diesen beiden »typisch« weiblichen Hormonen Östrogen und Progesteron werden bei der Frau auch »typisch« männliche Hormone gebildet. Das bekannteste ist das Testosteron.

Testosteron für Durchsetzungskraft – auch bei Frauen

Wir möchten sagen »glücklicherweise« besitzen auch Frauen männliche Geschlechtshormone, sogenannte Androgene, wie Testosteron, Androstendion und Dehydroepiandrosteron (DHEA). Sie werden bei der Frau in den Eierstöcken, der Nebennierenrinde und im peripheren Gewebe produziert.

Durch Testosteron verfügen Männer über mehr Muskelmasse, auch am Herzen, und können auch leichter Muskeln aufbauen.

Im weiblichen Körper gibt es Androgenrezeptoren in vielen Organen: Brust, Gehirn, Knochen, Muskeln, Fettgewebe, Leber und Haut. Dementsprechend sorgt Testosteron auch bei Frauen für Muskel- und Knochenaufbau sowie für die Blutbildung und Eisenaufnahme durch die roten Blutkörperchen. Darüber hinaus wird der Haarwuchs beeinflusst. Testosteron steigert die weibliche Libido und das Durchsetzungsvermögen.

Androgene wirken nur zu einem geringeren Teil direkt, der größte Teil wird mithilfe des Enzyms Aromatase in Östrogen umgewandelt. Eine hohe Aromatase-Aktivität findet in den Eierstöcken, im Brustgewebe, der Leber und im subkutanen Fettgewebe statt.

In der Tumortherapie, z. B. bei Brustkrebs, werden Aromatasehemmer eingesetzt, Medikamente, die die Tätigkeit der Aromatase ausschalten. Man möchte aktiv verhindern, dass Östrogen weiterhin gebildet und dadurch möglichweise ein Tumorrezidiv gefördert wird.

DHEA dient als Prohormon (Vorläufer) für männliche Geschlechtshormone und wirkt positiv auf das Herz-Kreislauf-System.

In den USA ist DHEA als Anti-Aging-Hormon weit verbreitet. Es beschleunigt die Verbrennung von Fettzellen, unterstützt den Muskelaufbau, stärkt das Immunsystem und erhöht die Stressresilienz.

DAS MENSTRUIERENDE HERZ

Das Zusammenspiel vor allem von Östrogen und dem Sexualhormon Gestagen ist für die großen biologischen Veränderungen vom Mädchen zur Frau entscheidend. Die Anlage unserer Keimzellen, der Eizellen, die bereits im Mutterleib vorhanden ist, wird weiterentwickelt. Mit circa 10 Jahren beginnt bei Mädchen das Wachstum der Brüste, später das der Gebärmutter, Eierstöcke, Vulva und der Schambehaarung.

Die erste Regel, die Menarche, ist für ein Mädchen lebensverändernd. Ab jetzt hat es einen monatlichen Zyklus und kann schwanger werden. Dafür reifen jeden Monat eine oder mehrere Eizellen in den Eierstöcken heran. Die Reifung geschieht in einer säckchenartigen Struktur, dem Follikel, in der sich die Eizelle und hormonbildende Zellen befinden. Mit zunehmender Größe setzt der Follikel immer mehr Östrogen frei. Wie wir oben beschrieben haben, sorgt Östrogen in der ersten Zyklushälfte dafür, dass die Gebärmutterschleimhaut dicker wird, damit sich eine eventuell befruchtete Eizelle hier einnisten kann.

Am 14. Tag des Zyklus platzt der Follikel, und die Eizelle gelangt in die Gebärmutter. Die zurückbleibende Hülle des Follikels wird zum Gelbkörper, dieser produziert in der zweiten Zyklushälfte große Mengen Progesteron. Die Gebärmutterschleimhaut verdickt sich weiter.

Kommt es nicht zu einer Schwangerschaft, verkümmert der Gelbkörper, Progesteron- und Östrogenspiegel sinken. Die Gebärmutterschleimhaut wird abgestoßen. Die Monatsblutung setzt ein. Der Körper verliert Blut und Eisen.

Nach dem Eisprung bis zum Einsetzen der Periode schlägt das Herz bei menstruierenden Frauen schneller. Puls und Blutdruck steigen. Herzrhythmusstörungen treten häufiger auf. Bei Frauen, die die Pille nehmen, schlägt das Herz allerdings gleichmäßiger.

Prämenstruelles Syndrom (PMS)

Viele Frauen auf der ganzen Welt haben Monat für Monat mit Beschwerden an den Tagen rund um die Periode zu tun, dazu gehören u. a. Bauchschmerzen und -krämpfe, Kopfschmerzen, Kreislaufprobleme, Konzentrationsstörungen, Spannungsgefühl in den Brüsten, Leistungsabfall. Im extremen Fall spricht man vom Prämenstruellen Syndrom (PMS), einer Kombination aus starken körperlichen und psychischen Symptomen, die bis 14 Tage vor der Periode auftreten. PMS ist seit dem Jahr 2000 als eigenständiges Krankheitsbild anerkannt. Unter PMS kann es zu Kreislaufproblemen kommen.

Die Pille und kardiovaskuläre Risikofaktoren

Die »Pille« als orale Verhütungsmethode ist ein Hormonpräparat mit künstlichen (synthetischen) Wirkstoffen. Durch sie wird der Rückkopplungsmechanismus zum Hypothalamus aktiviert. Dieser erhält die Nachricht, dass genug Hormon vorhanden ist und darum follikelstimulierendes Hormon (FH) und luteinisierendes Hormon (LH) nicht ausgeschüttet werden müssen. Ohne FH und LH reift das Ei nicht heran, und es gibt folglich keinen Eisprung. Die Hormone in der Pille unterdrücken auch den Aufbau der Gebärmutterschleimhaut.

Die positiven Wirkungen der oralen Kontrazeptiva auf das Herz-Kreislauf-System bestehen darin, dass sie über die künstlich erzeugten hohen Hormonspiegel das »gute« HDL-Cholesterin steigern und das »schlechte« LDL-Cholesterin senken. Dadurch schützen die Hormone in der Pille vor Arteriosklerose und koronarer Herzkrankheit.

Aber Vorsicht: In Kombination mit Zigarettenkonsum und/oder bei bestehendem Bluthochdruck sowie Rauchen plus Stress und erhöhtem Alter (> 35 Jahre) kann die zusätzliche Einnahme der Anti-Baby-Pille das Risiko für Herzinfarkt und Schlaganfall erhöhen. Auch das Risiko für Thrombose und Thromboembolien ist unter der Pille erhöht. Entzündungen in den Beinvenen können auftreten und bei nicht frühzeitiger adäquater Behandlung Lungenembolien auslösen.

Eine der häufigsten Nebenwirkungen der Pille ist ein Anstieg des Blutdrucks über das RAAS-System, der bei 1 bis 5 Prozent der Frauen auftritt. Die Blutdruckerhöhung kann je nach Zusammensetzung der Pille durch den Östrogen- oder Gestagen-Gehalt bedingt sein. Je nach Östrogen-Gehalt des Präparates steigt der Blutdruck. Möglicherweise haben Sie, falls Sie die Pille einnehmen, erlebt, dass dieser Effekt durch die Coronainfektion bzw. durch die Schutzimpfung gegen Covid-19 noch einmal verstärkt wurde.

Bei der Abwägung, die Pille einzunehmen, sollten unbedingt mit dem Frauenarzt alle Risikofaktoren wie Bluthochdruck in einer vorangegangenen Schwangerschaft, Hypertonie in der Familienanamnese sowie kardiovaskuläre Risikofaktoren und Nierenerkrankungen besprochen werden.

Alle diese Faktoren erhöhen bei Einnahme oraler Kontrazeptiva das kardiovaskuläre Risiko.

Polyzystisches Ovarsyndrom

Beim Polyzystischen Ovarsyndrom (PCOS) sind bei den betroffenen Frauen die Eierstöcke durch Zystenbildung vergrößert. Das PCOS tritt bei 5 bis 10 Prozent der Frauen auf und ist damit die häufigste endokrine (von einer Hormondrüse ausgehende) Erkrankung bei Frauen vor den Wechseljahren. Die Ursache des PCOS sind Stoffwechselstörungen; durch PCOS oder bei PCOS kann sich eine Insulinresistenz entwickeln. Zuckermedikamente können darum zur Behandlung dieser Erkrankung sinnvoll sein bzw. erfolgreich eingesetzt werden.

PCOS geht häufig mit einer Erhöhung der Blutfettwerte, Übergewicht, Bluthochdruck, veränderten Schilddrüsenhormonen und einer vermehrten Testosteronausschüttung einher. Alle diese Veränderungen führen zu Zysten an den Eierstöcken. Diese Zysten produzieren selbst verschiedene Hormone, die zu einem hormonellen Ungleichgewicht bei den Patientinnen und zu belastenden Symptomen wie Zyklusunregelmäßigkeiten und Unfruchtbarkeit führen. Zusätzlich treten ein übermäßiger Haar- und Bartwuchs auf. Der Fachbegriff ist Hirsutismus.

Gefährlich ist das PCOS für Herz und Kreislauf. Das Diabetesrisiko steigt auf das 5- bis 10-Fache, das Risiko für einen Herzinfarkt unter 50 Jahren auf das 7,4-Fache.

Endometriose

Wie wir oben beschrieben haben, sorgen Östrogen und Progesteron dafür, dass die Gebärmutterschleimhaut im Rahmen des monatlichen Zyklus und natürlich bei einer Schwangerschaft aufgebaut wird. Unter Endometriose versteht man das Wachstum von Gebärmutterschleimhautgewebe außerhalb der Gebärmutter.

Gebärmutterschleimhautzellen können genetisch bedingt seit der Geburt an anderen Körperstellen vorhanden sein. Sie können auch bei der Monatsblutung ausgeschieden werden, in seltenen Fällen über die Eileiter bis in das kleine Becken hochwandern oder über die Blut- und Lymphbahn in andere Organe gelangen, z. B. in die Lunge. Der Auf- und Abbau der Gebärmutterschleimhaut während des weiblichen Zyklus betrifft auch das versprengte Gewebe und kann zu Symptomen wie Schmerzen und Blutungen führen.

Endometriose kann die Ursache für einen unerfüllten Kinderwunsch sein. Das trifft bei 2 bis 10 Prozent der Frauen mit unerfülltem Kinderwunsch zu. Zur Sicherung der Diagnose wird neben der gynäkologischen Untersuchung in den meisten Fällen eine Bauchspiegelung der betreffenden Organe vorgenommen. Eine Endometriose kann medikamentös und operativ therapiert werden.

Frauen, die unter unbehandelter Endometriose leiden, haben laut einer amerikanischen Studie von 2016 ein um 60 Prozent erhöhtes Risiko für Herzerkrankungen, vor allem, wenn sie jünger als 40 Jahre sind. Ursächlich ist häufig der Umstand, dass diesen Frauen aus therapeutischen Gründen Gebärmutter und Eierstöcke operativ entfernt werden. Die Frauen kommen dadurch früher in die Wechseljahre, die grundsätzlich mit einem erhöhten Risiko für Herz-Kreislauf-Erkrankungen einhergehen.

Für alle Frauen mit Endometriose empfiehlt es sich, auf ihr Herz zu achten und herzgesund zu leben. In einer amerikanischen Studie konnte auch gezeigt werden, dass Frauen mit Endometriose an chronischen Entzündungen leiden. In einer Studie aus dem Jahr 2022, die in der medizinischen Fachzeitschrift *Stroke* veröffentlicht wurde, waren die Blutfette der Endometriose-Patientinnen zugunsten des schlechten Cholesterins verschoben. Generell besitzen sie ein um 34 Prozent erhöhtes Schlaganfallrisiko.

DAS MUTTERHERZ – EIN HERZ FÜR ZWEI

Eine Schwangerschaft ist ein Wunder an sich. Dass sich aus einem winzigen stecknadelkopfgroßen Zellhaufen innerhalb von neun Monaten ein gesundes Baby entwickelt und auf die Welt kommt, ist schon unvorstellbar genug. Doch die wahre Glanzleistung vollbringt der weibliche Körper: Er muss über neun Monate zwei Lebewesen nähren und mit Blut, Sauerstoff und vielem mehr versorgen.

Natürlicher Schwangerschaftsverlauf und Herz-Kreislauf-System

Eine Schwangerschaft ist ein natürlicher Zustand. Allerdings mit einer großen Reihe physiologischer, anatomischer, psychischer und sozialer Veränderungen. Man spricht von Anpassungsvorgängen des weiblichen Körpers mit dem Zweck, für das Gedeihen des Fötus optimale Voraussetzungen zu schaffen.

Alle Organe und Systeme sind betroffen: Nieren, Lungen, Stoffwechsel, Hormonregulation, Geschlechtsorgane; auch das Herz und die Blutgefäße und damit Blutfluss und Fließverhalten.

Die Herzfrequenz steigt bei Schwangeren um etwa 10 bis 30 Schläge pro Minute an. Das Herzzeitvolumen erhöht sich bis zur 32. Woche um 30 bis 50 Prozent. Es kommt zu einer Erweiterung der Blutgefäße und zu einer Größenzunahme des Herzens von bis zu 30 Prozent.

Der systolische Blutdruck fällt bis zur Mitte der normalen Schwangerschaft und erreicht gegen Schwangerschaftsende wieder die Ausgangswerte.

Bei natürlicher Entbindung steigt unter der Wehentätigkeit der Sauerstoffverbrauch der Mutter bis auf das Dreifache an. Blutdruckspitzen bis 200 mmHg in der Austreibungsphase unter der Geburt sind möglich. Es kommt zu einer erhöhten Gerinnungsneigung und einem Anstieg der Blutfette.

Interessanterweise beeinflusst die Körperhaltung das Herzminutenvolumen. Ab circa der 20. Schwangerschaftswoche ist die Gebärmutter sehr stark vergrößert. Liegt die Schwangere auf dem Rücken, dann drückt die Gebärmutter auf eine der größten Venen, die Vena cava inferior. Man spricht vom Vena-Cava-Kompressionssyndrom. Die Blutzufuhr aus der unteren Körperhälfte zurück zum Herzen wird gedrosselt, das Herzminutenvolumen nimmt ab, und der Blutdruck sinkt. Gleichzeitig steigt die Herzfrequenz, also der Puls. Auch wenn viele Schwangere das gar nicht merken, so ist es sinnvoll, statt auf dem Rücken eher auf der linken Seite zu liegen, um zu vermeiden, dass dadurch Gebärmutter und Plazenta akut minderdurchblutet werden. Das passiert allerdings ohnehin nur sehr, sehr selten.

Weil das Blutvolumen zunimmt, gelangt gerade zu Beginn der Schwangerschaft mit jedem Herzschlag mehr Blut in das Kreislaufsystem. Später wird die Verteilung des Blutes insbesondere über die zunehmende Herzfrequenz von circa fünf bis zehn Herzschlägen mehr pro Minute reguliert. Für gewöhnlich bleibt bei der Schwangeren die Pumpfunktion des eigenen Herzens mehr oder weniger gleich.

Besonders anstrengend ist die Schwangerschaft für die rechte Herzhälfte bis zur 23. Schwangerschaftswoche wegen der Volumenbe- und -überlastung. Dies kann sich im Anstieg des Herzschwächemarkers BNP (B-natriuretisches Peptid, das im rechten Vorhof gebildet wird) äußern.

Bei Schwangeren mit bekannter Herzschwäche ist es deshalb wichtig, dass diese Patientinnen während der Schwangerschaft kardiologisch einmal im Monat vorstellig werden und eine Ultraschalluntersuchung des Herzens durchgeführt wird.

Man kann sich vorstellen, dass durch das erhöhte Blutvolumen die Blutgefäße, hier insbesondere die Aorta, die Hauptschlagader, einer großen Veränderung ausgesetzt sind. Sie passt sich in Durchmesser und Volumen an, beides vergrößert sich während der Schwangerschaftsmonate. Die Fähigkeit der Blutgefäße (und der Herzwand), sich an mehr Blutvolumen und den dadurch erzeugten Druck durch Elastizität und Dehnbarkeit anzupassen, bezeichnet man in der Medizin als Compliance.

Blutversorgung der Gebärmutter

Das mütterliche Herz erbringt in den neun Monaten der Schwangerschaft Höchstleistung, und zwar von Monat zu Monat zunehmend, sodass über die Nabelschnur ausreichend Blut für die Durchblutung der stetig wachsenden Gebärmutter und Plazenta zur Verfügung steht. Nur dadurch ist die Versorgung des Fötus gewährleistet.

Die Gebärmutter wird über vier Arterien mit Blut versorgt: über die beiden Arteriae uterinae (Gebärmutterarterien) und über die beiden Arteriae ovaricae (Eierstocksarterien). Der Blutfluss in die Gebärmutter steigt kontinuierlich: von 50–60 ml/min im ersten Trimenon auf 185 ml/min in der 28. Schwangerschaftswoche bis auf 450–750 ml/min zum Zeitpunkt der Geburt. Die Steigerung der Durchblutung wird durch eine Erhöhung des Herzminutenvolumens, eine Durchmesservergrößerung der Gebärmutterarterien und Spiralarterien sowie durch eine Umverteilung des Blutflusses erreicht.

In der fünften Schwangerschaftswoche beginnt übrigens das Herz des Fötus selbstständig zu schlagen, in der sechsten Woche kann man den kindlichen Herzschlag im Ultraschall sehen.

Wehen und Geburt

Wenn die Wehen einsetzen und insbesondere unter der Geburt verändert sich die Hämodynamik, der Blutfluss in den Gefäßen. Die Gründe dafür sind die körperliche Anstrengung, Gebärmutterkontraktionen, eine eventuelle Rückenmarksnarkose (Spinal- oder Periduralanästhesie), die Schmerzen, vielleicht die Angst und der Blutverlust. Nach der Geburt können eine mögliche Infektion oder ein weiterer Blutverlust die Hämodynamik verändern.

Auch das Herzminutenvolumen, also das Blutvolumen, das vom Herzen pro Minute in den Körper gepumpt wird, verändert sich unter der Geburt. Mit jeder Wehe werden bis zu 500 ml Blut aus dem Uterus in die Zirkulation abgegeben. Das führt zu einem Anstieg des Herzminutenvolumens von circa 15 Prozent in der frühen Phase der Geburt zu 25 Prozent, wenn der Muttermund geöffnet ist, zu bis zu 50 Prozent während der Presswehen. Nach der Geburt zieht sich der Uterus zusammen. Dadurch gelangt Blut wieder zurück in den Kreislauf, man spricht von Autotransfusion.

Für Frauen, die kardial vorbelastet sind, bedeutet dies eine große Anstrengung für das Herz. Nach der Geburt besteht bei ihnen ein erhöhtes, ernst zu nehmendes Risiko für ein Lungenödem.

Natürlich steigen auch Puls und Blutdruck während der Wehen und unter der Geburt an, der Blutdruck systolisch um 15 bis 25 Prozent, diastolisch um 10 bis 15 Prozent. Der Anstieg ist individuell und vom Stresslevel, Angst, Geburtsstellung und Verlauf der Geburt abhängig. Zudem steigt der Druck im Fruchtwasser, in den Venen im Brustraum (intrathorakaler venöser Druck), im Gehirnwasser (Liquordruck) und von außen auf die Hirnhäute (extraduraler Druck).

Beim Pressen werden Herzfrequenz und Blutdruck erhöht. In Linksseitenlage oder wenn die Mutter eine Stellung einnimmt, bei der sie sich auf den Händen und Knien befindet (Vierfüßlerstand), ist dieser Einfluss geringer. Nach der Geburt braucht der mütterliche Körper normalerweise etwa neun Monate, also so lange, wie die Schwangerschaft gedauert hat, um wieder in den »Normalzustand« zu gelangen. Veränderte Herzparameter sind bei vielen Müttern noch bis zu 24 Wochen nach der Geburt messbar.

Schwangerschaftskomplikationen

Heutzutage entscheiden sich viele Frauen erst mit Mitte bis Ende dreißig für das Kinderkriegen. Ab diesem Alter steigt das Risiko für Herz-Kreislauf-Erkrankungen, das durch die hohen Anforderungen an ein schwangeres Herz noch einmal verstärkt werden kann. Andererseits ist die Geburtshilfe hierzulande durch engmaschige Kontrollen und Therapiemöglichkeiten für ältere Erstgebärende sicherer geworden.

Auch für eine andere Frauengruppe ist eine Mutterschaft heute keine Ausnahme mehr: Durch die heute verfügbaren Therapien steigt die Lebenserwartung und -qualität von Patientinnen mit angeborenen Herzfehlern, sodass sie sich für eine Schwangerschaft entscheiden können.

Es ist wichtig, die Anforderungen an ein schwangeres Herz zu kennen und über die Vorgänge Bescheid zu wissen. Bei Schwangerschaftskomplikationen besteht ein circa doppelt so hohes Risiko für Schlaganfall und Herzinfarkt im Laufe des Lebens im Vergleich zu Frauen, die diese Komplikationen nicht erleiden. Frauen mit Schwangerschaftskomplikationen sollten mit einem Fettsenker und Aspirin behandelt werden.

Auch Frauen, die sich einer Fertilitätsbehandlung unterzogen haben, sind gefährdet, denn sie bekommen im Rahmen der Behandlung hohe Hormongaben. Auch sie können ein Risiko für das kardiovaskuläre System mit seinen Hormonrezeptoren darstellen, auch hier später, nach der Menopause.

Hatten Sie in der Schwangerschaft Komplikationen wie Bluthochdruck, einen Schwangerschaftsdiabetes (Gestationsdiabetes) oder eine Schwangerschaftsvergiftung? Wurde Ihr Kind zu früh oder zu klein geboren? Das sind wichtige anamnestische Fragen, die präventive Maßnahmen nach sich ziehen können, um zu verhindern, dass Sie in späteren Jahren Herz-Kreislauf-Probleme entwickeln. Schauen wir uns an, warum diese Fragen so wichtig sind:

Schwangerschaftsdiabetes (Gestationsdiabetes, GDM)

Schwer übergewichtige Frauen (Adipositas) haben ein signifikant erhöhtes Risiko (6 bis 12 Prozent, durchschnittlich: 2 bis 4 Prozent) für einen Schwangerschaftsdiabetes aufgrund einer erhöhten Insulinresistenz. Bei adipösen Schwangeren sollte darum bereits in den ersten drei Monaten ein oraler Glukosebelastungstest durchgeführt werden.

International werden unterschiedliche Kriterien zur Diagnostik des GDM eingesetzt. In Abhängigkeit davon variieren die Prävalenzschätzungen stark. Darunter versteht man die Anzahl der Krankheitsfälle in der Bevölkerung zu einem bestimmten Zeitpunkt oder Zeitraum. Weltweit wird die Prävalenz der Hyperglykämie in der Schwangerschaft auf circa 15 Prozent geschätzt, für Europa liegt die Prävalenz bei 12,6 Prozent. Die Prävalenz des GDM liegt in Deutschland bei 13,2 Prozent. Sie steigt mit zunehmendem Alter von 8 Prozent auf 26 Prozent (≥ 45 Jahre) an.

In den arabischen Ländern (Golfregion) ist die Prävalenz außerordentlich hoch, variiert von 5,1 bis 37,7 Prozent und steigt weiter an. In Qatar liegt die Prävalenz des GDM bei 24,25 Prozent. Der Diabetes mellitus wird generell aus diesem Grund in der genannten Region als Epidemie bezeichnet.

Meistens normalisieren sich die Blutzuckerwerte nach der Geburt. Trotzdem ist bei diesen Frauen das Risiko, in späteren Jahren einen Typ-2-Diabetes zu entwickeln, mehrfach erhöht.

Wer an einem Schwangerschaftsdiabetes gelitten hat, besitzt später ein deutlich höheres Risiko, an Typ-2-Diabetes zu erkranken. Studien zeigen, dass bei vielen Frauen, die einen Schwangerschaftsdiabetes hatten, eine Glukosetoleranzstörung nicht durch Messung des Nüchternblutzuckerwertes – was bei Männern die Regel ist – erkannt werden kann, sondern nur durch einen oralen Glukosetoleranztest. Hier zeigen sich erhöhte Blutzuckerwerte nach zwei Stunden. Dieser Test ist allerdings aufwendiger. Zur höheren Rate an gestörter Glukosetoleranz (IGT) von Frauen könnten deren geringere Körpergröße und fettfreie Masse sowie eine verlängerte Darmglukoseaufnahme beitragen.

Das ist darum so dramatisch, weil Diabetes speziell für Frauen ein großer Risikofaktor für Herz-Kreislauf-Erkrankungen ist: für Herzinfarkt, für Herzinsuffizienz und Schlaganfall.

Schwangerschaftsbluthochdruck

Verändert sich der Blutdruck bei der Schwangeren auch nur minimal, hat das Folgen für die Durchblutung der Gebärmutter und für den Fötus. Die Gebärmutter wird nicht wie das Gehirn oder das Herz bevorzugt durchblutet und vor Blutdruckabfällen geschützt, wie sie z. B. bei einem Schock auftreten können.

Die Durchblutung der Gebärmutter wird durch die Spannung der Gebärmutterwand bestimmt. Bei Kontraktionen der Gebärmutter, vorzeitigen Wehen oder Wehen, ändern sich die Druckverhältnisse, und die Gebärmutter wird nicht mehr gut durchblutet. Wirklich jede Kontraktion wirkt sich also negativ auf die Durchblutung aus.

Risikofaktoren für einen Bluthochdruck in der Schwangerschaft – aufgelistet nach Häufigkeit und zunehmender Schwere der Erkrankung:

1. Schwangerschaftsbluthochdruck (Gestationshypertonie)
2. Präeklampsie
3. Eklampsie
4. HELLP-Syndrom
5. Bestehender chronischer Bluthochdruck
6. Überlagerte Präeklampsie bei bestehendem chronischem Bluthochdruck

Körperliche Symptome, die auf einen Schwangerschaftsbluthochdruck hinweisen können, sind u. a.:

hoher Blutdruck, Ödeme, gesteigerte Reflexe, Krämpfe, veränderter Augenhintergrund, veränderter Urinstreifentest (vermehrte Eiweißausscheidung), kardiovaskuläre Veränderungen, respiratorische Veränderungen, Bauchschmerzen.

Bei Frauen, die schon in der frühen Schwangerschaft einen Bluthochdruck entwickeln, ist die Gefahr um 15 bis 25 Prozent höher, dass es zu einer Präeklampsie kommt, als wenn sie den Bluthochdruck später entwickeln.

Schwangerschaftsvergiftung (Schwangerschaftsgestose, Präeklampsie, HELLP)

Der Begriff »Gestose« bedeutet Schwangerschaftsvergiftung. Bis zur 20. Schwangerschaftswoche (SSW) kann eine Frühgestose wie z. B. morgendliche Übelkeit und Erbrechen auftreten. Zu den Spätgestosen, die nach der 20. SSW auftreten können, gehören Präeklampsie, Eklampsie und HELLP-Syndrom.

In allen Fällen kommt es zu vermehrter Flüssigkeitseinlagerung im Gewebe (Ödeme), gesteigerter Ausscheidung von Eiweißen mit dem Urin (Proteinurie) und hohem Blutdruck (> 140/90 mmHg).

Bei der Präeklampsie nehmen die schwangeren Frauen mehr als ein Kilogramm pro Woche zu und können nur geringe Mengen Urin ausscheiden. Oberbauchschmerzen, Übelkeit, Kopfschmerzen und Sehstörungen sind typisch. Bei der Eklampsie kommt es zusätzlich zu Krämpfen. Unwillkürliche Muskelzuckungen können noch bis zu 48 Stunden nach der Geburt auftreten. Die Eklampsie kann ohne Therapie lebensbedrohlich sein. Beim HELLP-Syndrom sind Leberfunktion und Blutgerinnung gestört. Die roten Blutkörperchen zerfallen, Blutplättchen fehlen, die Leberwerte sind erhöht.

Bei allen Spätgestosen besteht die Gefahr von Frühgeburt und Reifungsstörungen beim Embryo. Auch eine Ablösung der Plazenta kann auftreten und den Fötus gefährden. Sie ist aber selten.

Der physiologische Hintergrund ist folgender: Bis zur 20. SSW wandern sogenannte Zytotrophoblastzellen in die Spiralarterien der Gebärmutterwand ein und bauen diese so um, dass der Gefäßwiderstand gesenkt wird. Das erleichtert die Versorgung der Plazenta und des Fötus mit Blut und Sauerstoff. Findet dieser Umbau nicht statt, bleibt der Gefäßwiderstand hoch, und dementsprechend ist die Versorgung schlecht. Die Plazenta kann minderdurchblutet sein, der Fötus nicht gedeihen, vasoaktive Substanzen (Stoffe, die die Spannung der Gefäße und damit die Gefäßweite beeinflussen) aus der Plazenta können die Präeklampsie auslösen.

Vor allem im zweiten Schwangerschaftsdrittel speichert der Körper der Schwangeren vermehrt Fett. Das ist evolutionsbiologisch sinnvoll, denn so ist die Versorgung des ungeborenen Kindes in den letzten Schwangerschaftsmonaten gut – auch wenn es ab jetzt zu einer Hungerphase kommen sollte –, und das steigert die Chance, dass das Kind gesund zur Welt kommt.

Im Fettgewebe werden sogenannte Adipokine wie das Leptin produziert. Sie spielen eine wichtige Rolle im Stoffwechsel, für das Entzündungsgeschehen, im Herz-Kreislauf-System und im endokrinen System. So wirkt Leptin appetitzügelnd. Es wird sowohl vom mütterlichen Fettgewebe als auch vom Fettgewebe des Fötus produziert. Leptin beeinflusst den Zucker- und Fettstoffwechsel, ersteren vor allem in den Geweben, die auf Insulin sensibel reagieren. Trotz steigenden Leptinspiegels bei der Mutter während der Schwangerschaft ist das Hungergefühl nicht herabgesetzt. Grund ist eine zentrale Leptinresistenz.

Ist dieser Mechanismus gestört, hat das Auswirkungen auf den

Zuckerstoffwechsel. Man vermutet hier einen Zusammenhang mit der Entstehung des Gestationsdiabetes, der Präeklampsie und einem verzögerten Wachstum des Fötus.

Peripartale Kardiomyopathie (PPCM)

Herzerkrankungen wie die peripartale Kardiomyopathie (PPCM) treten bei circa 300 schwangeren Frauen pro Jahr in Deutschland auf. Bei ungefähr 30 von ihnen entwickelt sich eine akute, unter Umständen lebensgefährliche Herzschwäche, die im letzten Trimenon und bis zu sechs Monate nach der Geburt auftreten kann.

Häufig klagen die Patientinnen über akute schwerste Luftnot. Weitere Symptome der akuten Herzschwäche sind Wassereinlagerung, Gewichtszunahme kurz nach der Geburt und Herzrhythmusstörungen.

Die PPCM wird möglicherweise durch einen Gendefekt ausgelöst; das Stillhormon (Prolaktin) ist in seiner chemischen Zusammensetzung so verändert, dass es das Herz angreift.

Die Wirkung des pathologisch veränderten Stillhormons kann sich grundsätzlich an verschiedenen Organen ausprägen, bei manchen Frauen ist es das Herz, bei anderen die Psyche, hier die Wochenbettdepression.

Neben der genetischen Ursache gelten als Risikofaktoren für die PPCM Präeklampsie, Hypertonie, Wehen hemmende (tokolytische) Medikamente, Rauchen, Teenager- sowie Zwillingsschwangerschaften und Schwangerschaften bei älteren Frauen. Ein Viertel bis ein Drittel der PPCM-Patientinnen sind allerdings jung, gesund und erstgebärend.

Wichtig sind eine frühzeitige Diagnosestellung und in der Folge die enge Zusammenarbeit zwischen Gynäkologen, Geburtshelfern und Kardiologen. Dann stehen die Chancen für die PPCM-Patientinnen sehr gut, dass ihre Kardiomyopathie folgenlos ausheilt.

> *My take*
> *Sandra Eifert: »Ich beschäftige mich seit 2010 mit PPCM.*
> *In unseren Breitengraden ist die Erkrankung selten. Weit verbreitet ist dieses Krankheitsbild in Südafrika (1:1000) und Haiti (1:299). Man vermutet in diesen Regionen genetische Faktoren, die das Risiko für eine PPCM erhöhen.*
> *Bei uns in der Klinik sehen wir fünf bis zehn Patientinnen pro Jahr. Zum Teil besteht eine Veranlagung zur Herzschwäche, zum Teil liegt eine genetische Veränderung des Stillhormons Prolaktin vor.*
> *Es fällt auf, dass diese Patientinnen schwerste Luftnot und weitere Zeichen der akuten Herzschwäche (Wassereinlagerung, Gewichtszunahme kurz nach der Geburt, Herzrhythmusstörungen) aufweisen.*
> *Der Pathomechanismus wurde von Hilfiker-Kleiner entdeckt. Zum Zeitpunkt der Entdeckung war sie an der Medizinischen Hochschule Hannover tätig. Die genetische Mutation führt dazu, dass das Stillhormon eine direkt schädliche Wirkung auf das Herz hat. Es kommt zu einer akuten Herzschwäche. Die Patientinnen sind zu schlapp und kurzatmig, um ihren Säugling zu tragen.«*

Fertilitätsbehandlung

Seit 50 Jahren ist künstliche Befruchtung technisch möglich. Seitdem sind weltweit mehr als 10 Millionen Kinder auf diesem Weg gezeugt worden und zur Welt gekommen.

Besonders im ersten Trimenon der Schwangerschaft nach künstlicher Befruchtung ist das Risiko für eine Lungenembolie siebenfach höher als bei Schwangerschaften auf natürlichem Weg. Der Grund: Frauen, die sich einer Fertilitätsbehandlung unterziehen, bekommen Hormone verabreicht, vor allem Östrogen zur Stimulation der Heranreifung der Eizellen. Dies führt im Körper der Frau zu einem Östrogenüberschuss, der bei einer natürlichen Schwangerschaft in dem Maße nicht besteht.

Die durch Östrogen herangereiften Eizellen werden aus den Eierstöcken entnommen und im Labor mit dem Sperma des Vaters befruchtet. Im Brutschrank wachsen sie heran. Man spricht jetzt von Embryonen. Diese werden zwei bis drei Tage nach der Punktion in die Gebärmutter eingesetzt. Kardiovaskuläre Risiken und Komplikationen könnten minimiert werden, wenn alle Embryonen erst eingefroren und der Frau mit ausreichendem zeitlichem Abstand wieder eingesetzt werden würden.

Denn vor allem wenn der Embryonentransfer zeitnah zur Entnahme der Eizelle erfolgt, ist das Lungenembolie-Risiko bis auf das Achtfache erhöht. Das Risiko für arterielle Thrombosen, Blutgerinnungsstörungen, Präeklampsie und Schwangerschaftsbluthochdruck scheint ebenfalls erhöht. Findet der Embryonentransfer mit zeitlicher Verzögerung statt, steigt das Risiko nicht weiter an.

DAS HERZ IN DEN WECHSELJAHREN

Bei Menopause und Wechseljahren denken wir Frauen selbst (und oft auch unsere Ärzte) nicht primär an Herz-Kreislauf-Veränderungen, allerhöchstens an Herzrasen in Verbindung mit Hitzewallungen und Stimmungsschwankungen.

Unter Hitzewallungen leiden 80 Prozent der Frauen in den Wechseljahren, es ist laut Deutscher Gesellschaft für Gynäkologie und Geburtshilfe das häufigste Symptom bei Hormonschwankungen in den Wechseljahren. Durch Hormonmangel kommt es zu einer Fehlsteuerung im zentralen Temperaturzentrum, dem Hypothalamus. Ist die Körpertemperatur zu niedrig, aktiviert der Hypothalamus die Wärmeregulation.

Hitzeschübe können nachts oder tagsüber auftreten, für wenige Sekunden oder bis zu vielen Minuten lang. Zudem können Konzentrationsstörungen, Antriebslosigkeit, Nervosität, Angst, Stimmungsschwankungen sind mentale und psychische Herausforderungen durch die Auswirkungen der Östrogenschwankungen auf Botenstoffe im Gehirn auftreten. Auch der Schlaf ist gestört, immerhin bei 30 Prozent der Frauen schon zu Beginn der Wechseljahre, der Perimenopause. Neben Einschlafstörungen sind es verkürzte Tiefschlafphasen, man wacht nachts mehrmals auf und kann oft nicht mehr richtig einschlafen. Haut und Schleimhäute werden dünner und trockener.

Östrogen hält prinzipiell den Blutdruck in gesunden Bereichen, verhindert Umbauprozesse an den Gefäßen und schützt vor Herz-Kreislauf-Erkrankungen. Der Östrogenabfall hat einen negativen Effekt auf den Blutdruck. Testosteron- und Östrogenmangel sind zudem verbunden mit einer verringerten Knochendichte, das Osteoporose-Risiko steigt.

Auch der Progesteronspiegel sinkt ganz natürlich in den Wechseljahren. Dadurch ausgelöste typische Beschwerden sind unter anderem Schlafstörungen und Stimmungsschwankungen.

Symptome und Beschwerden in den Wechseljahren auf körperlicher und psychischer Ebene sind ein buchfüllendes Thema. Auch wenn wir es für sehr wichtig und spannend für die persönliche Entwicklung halten, würden wir hier den Rahmen sprengen.

Darum möchten wir in diesem Buch den Fokus auf Herz und Kreislauf in den Wechseljahren legen.

Postmenopausaler Bluthochdruck

Ein neu auftretender Bluthochdruck in oder nach den Wechseljahren ist ein großes Thema: 77 Prozent der Frauen mit Bluthochdruck sind laut der BEFRI-Studie (Berliner Frauen Risikoevaluation) der Charité postmenopausal. Wenn allerdings 77 Prozent der Hochdruck-Patientinnen postmenopausal sind, dann bedeutet dies, dass bei immerhin 23 Prozent der betroffenen Frauen der Bluthochdruck schon in jüngeren Jahren besteht und sie schon früher durch die Folgen gefährdet sind.

Die Untersuchungsergebnisse der BEFRI-Studie an 1000 Frauen (25 bis 75 Jahre) zeigen, dass bei 45 Prozent die arterielle Gefäßfunktion gestört war oder/und die Gefäßwände steifer waren. Diese Veränderungen treten oft schon viele Jahre vor einem manifesten Bluthochdruck auf, oft unerkannt. Das ist eine wichtige Information und soll Sie, liebe Leserin, dazu motivieren, Ihren Blutdruck regelmäßig messen zu lassen. Denn: »Die Störungen sind oft noch reversibel, sodass gesundheitsfördernde Maßnahmen hier sehr gut greifen können«, so die Initiatorin der Studie Ute Seeland.

Bluthochdruck ist eine stille Krankheit und kann, wenn er über viele Jahre besteht, das Risiko für Schlaganfall, Herzerkrankungen, Demenz, Nierenfunktionsstörungen oder Sehstörungen, insbesondere in Verbindung mit Diabetes, erhöhen.

Kehren wir zurück zu den 77 Prozent der Frauen, bei denen in oder nach den Wechseljahren ein Bluthochdruck diagnostiziert wird. Dafür ist in erster Linie der absinkende Östrogenspiegel ursächlich, denn bis zur Menopause sind Frauen gegen Herz-

Kreislauf-Erkrankungen vor allem durch Östrogen geschützt. Aber auch Übergewicht, Ängste und Schlafstörungen erhöhen in den Wechseljahren das Risiko für hohe Blutdruckwerte. Außerdem lässt die Stressresistenz nach – wir werden stressanfälliger.

Bluthochdruck sollte immer konsequent behandelt werden, um die oben genannten Risiken zu senken. Das ist umso wichtiger, da Frauen älter werden als Männer und darum auch länger mit den Folgen eines eventuellen Geschehens (Herzinfarkt, Schlaganfall) leben müssen – und das oft allein und ohne Hilfe. Das wollen Sie als Leserin nicht hören – und wir als Autorinnen auch nicht –, doch leider ist es die Realität. Und wir finden, es ist besser, die Realität zu kennen, um rechtzeitig vorsorgen zu können.

Hormonabfall und koronare Herzkrankheit

In diesem Sinne hier leider noch ein paar harte Fakten:

Generell sind Frauen, bei denen die Diagnose der koronaren Herzkrankheit zum ersten Mal gestellt wird, ungefähr 10 Jahre älter als die Männer. Bei Männern wird die Diagnose oft um das 60. Lebensjahr gestellt, bei Frauen um das 70. Lebensjahr. Bei postmenopausalen Frauen steigt die Zahl der Todesfälle durch kardiovaskuläre Erkrankungen stark an. Frauen, die vor dem 60. Lebensjahr einen Myokardinfarkt erleiden, haben im Vergleich zu Männern ein höheres Risiko, daran zu sterben. Die Ursachen sind vielschichtig; wir gehen differenziert in Kapitel 3 darauf ein.

Frauen mit einer Krebserkrankung (Brust-, Gebärmutter-, Eierstockkrebs), die vor dem 38. Lebensjahr operationsbedingt oder aufgrund einer Hormontherapie frühzeitig in die Wechseljahre kommen, haben ein dreifach erhöhtes Risiko für Herz-Kreislauf-Erkrankungen.

Das gilt auch für Frauen mit einem Polyzystischen Ovarsyndrom oder Endometriose, wie zuvor beschrieben.

Für die Betroffenen ist es noch wichtiger als für alle anderen Frauen, auf einen gesunden Herz-Lebensstil zu achten, Sport zu treiben, Entzündungen am besten nicht ausbrechen zu lassen oder im Zaum zu halten sowie regelmäßig die Blutzucker- und -fettwerte sowie den Blutdruck bis ins hohe Alter kontrollieren zu lassen.

Hormonersatztherapie (HRT)

Die Einnahme von Hormonen in den Wechseljahren, um die absinkenden Östrogen- und Progesteronspiegel durch Hormonpräparate hochzuhalten, ist eine sehr emotional geführte Diskussion. Muss ich mich als Frau in dieser natürlichen Lebensphase mit Beschwerden abfinden? Muss ich das Älterwerden in all seinen Aspekten inklusive ästhetisch-körperlichen Schönheitsidealen annehmen? Wer bin ich als Frau, wenn ich nicht mehr fruchtbar bin, wie meistere ich die seelische Entwicklung in dieser Lebensphase?

Bei der Hormonersatztherapie erhält die Frau Hormone zur Behandlung der Wechseljahresbeschwerden. Das kann nach sorgfältiger Abwägung von Nutzen und Risiko sinnvoll sein, wenn die Beschwerden so stark sind, dass die Frau ihren Alltag nicht mehr bewältigen kann.

Als HRT gibt es verschiedene Präparate und Applikationsformen. Unter Letzterem versteht man die Aufnahme durch den Körper über den Mund (Tablette, Dragee, Kapsel), die Haut (Gel, Spray, Pflaster) oder vaginal (Creme oder Zäpfchen). Es gibt Monopräparate, die jeweils nur Östrogen oder Gestagene beinhalten oder Kombinationspräparate aus beiden

Hormonen. Es sind Präparate im Angebot, die man 21 Tage lang einnimmt und dann eine Pause macht, und solche, die ohne Unterbrechung kontinuierlich eingenommen werden.
Man unterscheidet synthetische von bioidentischen Hormonen. Bei den synthetischen Hormonen wird das Östrogen aus dem Urin trächtiger Stuten gewonnen (es heißt darum auch konjugiertes equines Östrogen von Equus = Pferd). Das Östrogen der Stuten wird im Labor mit weiteren künstlichen Substanzen aufbereitet. Es handelt sich darum um ein medizinisches Präparat mit hormonähnlicher Wirkung.
Bioidentische Hormone werden auch im Labor hergestellt, aber aus einem pflanzlichen Stoff, dem Diosgenin. Es stammt aus der Yamswurzel. Das Besondere: Die bioidentischen Hormone entsprechen von der molekularen Struktur her den natürlichen Hormonen. Sollten Sie eine Einnahme erwägen, lassen Sie sich von Ihrer Gynäkologin ausführlich über die Mittel beraten.

Das Thema spielt sich also auf sehr vielen Ebenen ab. Wir betrachten hier die Einnahme von Hormonpräparaten, die sogenannte Hormonersatztherapie (HRT) in den Wechseljahren, mit dem Fokus auf Herz-Kreislauf-Erkrankungen.

In experimentellen Studien konnte gezeigt werden, dass Östrogen die Arteriosklerose verlangsamen kann. Östrogen löst in den Gefäßen biochemische Veränderungen aus, die sowohl den Entstehungsprozess als auch das Fortschreiten der Arteriosklerose bremsen. Existieren schon arteriosklerotische Plaques, dann ist Östrogen kontraproduktiv, es fördert dann die Entstehung von Thromben und deren Ruptur. Aber nicht nur im Experiment, sondern auch in der Praxis fällt auf, dass viele Frauen, die früh in die Menopause kommen wie z. B. durch Östrogenentzug (POF – premature ovarian failure), früh unter kardiovaskulären Ereignissen leiden.

Window of Opportunity

Für die Einnahme der HRT existiert ein therapeutisches Fenster. Man spricht von der *Window of Opportunity*-Hypothese. Demnach ist es von Vorteil, wenn frühzeitig, also zum Zeitpunkt der einsetzenden Menopause, mit der HRT begonnen wird (bis spätestens innerhalb von 10 Jahren nach der Menopause). Dann haben die Hormone einen positiven Effekt auf das kardiovaskuläre System. Die *Window of Opportunity*-Hypothese wurde in zwei aktuellen Studien untersucht, der KEEPS- sowie der ELITE-Studie.

In der KEEPS-Studie (Kronos Early Estrogen Prevention Study) wurde die transdermale Anwendung von Stutenöstrogen über ein Pflaster mit der oralen Einnahme als Tablette verglichen. Als Gestagen wurde Progesteron verabreicht. Im Fokus stand die Frage, ob Arteriosklerose und andere kardiovaskuläre Risikofaktoren unter der HRT fortschreiten. Die Hormonersatztherapie wurde zeitlich kurz nach der Menopause begonnen. Gemessen wurde die Intima-Media-Dicke (IMD), also die innere und mittlere Gefäßschichtdicke als Faktor für Arteriosklerose. Bei Männern ist die IMD grundsätzlich größer, bei Frauen gilt sie als frühes Zeichen einer beginnenden generalisierten Arteriosklerose und als Parameter der Risikozunahme für die koronare Herzkrankheit. Bei den Frauen, die in die Studie eingeschlossen wurden, zeigten sich keine Unterschiede beim Fortschreiten von arteriosklerotischen Plaques – ganz egal, ob sie HRT oder Placebos einnahmen.

In die ELITE-Studie (Early versus Late Intervention Trial with Estradiol) wurden zusätzlich Frauen eingeschlossen, bei denen die Menopause mehr als zehn Jahre zurücklag. Insgesamt erhielten 643 Frauen Östrogen (Estradiol) oder Placebo. Frauen, bei denen die Gebärmutter nicht operativ entfernt wurde, bekamen zusätzlich Progesteron als Vaginalgel.

Bezüglich der Intima-Media-Dicke der Halsschlagader gab es im Gegensatz zur KEEPS-Studie Unterschiede in den Gruppen frühe oder späte Postmenopause. Bei den Frauen, die sich in der Zeit kurz nach der Menopause befanden, war die IMD im Vergleich zur Placebo-Gruppe signifikant verringert, jedoch nicht bei Frauen in der späten Postmenopause.

Timing-Hypothese

Die »Timing-Hypothese« besagt, dass jüngere wie ältere Frauen hinsichtlich des Herz-Kreislauf-Schutzes durch HRT profitieren. Je früher begonnen wird, desto höher ist der kardiovaskuläre Nutzen. Die Hormone schützen dann vor schweren Erkrankungen wie Herzkranzgefäßerkrankung, Schlaganfall, venösen Thromboembolien, Osteoporose sowie vor einigen Krebsarten wie Darmkrebs.

DIREKTE EFFEKTE	INDIREKTE EFFEKTE
Progression arteriosklerotischer Plaques ↓	Blutdruck ↓
Stickstoffproduktion und -freisetzung ↑	Kardiomyozyten: Ischämie/ Reperfusionsschäden ↓ kardiale Hypertrophie ↓
Prostacyclinproduktion und -freisetzung ↑	Insulinsensitivität ↑
Endothelin-1 ↓	Homocystein ↓
Zytokin-Freisetzung ↓	
Entzündungsreaktion ↓	

Tab. 6: Mögliche schützende Effekte von Östrogen auf das Herz-Kreislauf-System (modifiziert nach Mikkola et al.). Die Daten stammen aus verschiedenen Reviews: Mendelsohn et al., Dimitrova et al., Mendelsohn et al., Menazza et al.

Risiko für kardiovaskuläre Erkrankungen unter HRT

In diesem Kapitel beschreiben wir das kardiovaskuläre Risiko unter Hormontherapie. Dabei wird der statistische Wert der »Odds Ratio« (OR) verwendet. Ein Wert größer als 1 beschreibt ein erhöhtes Risiko, ein OR-Wert unter 1 beschreibt einen Schutz, also ein verringertes Risiko.

In den Leitlinien der Deutschen Gesellschaft für Gynäkologie und Geburtshilfe (DGGG) heißt es über bioidente Hormonersatztherapie (BHT): »Unter BHT verstehen die Autoren 17 β-Östradiol … BHT reduziert die Häufigkeit von Hitzewallungen unabhängig von der Dosis und Applikationsform effektiver als Placebo. Auch niedrigere Dosierungen waren wirksam. Höhere Dosierungen könnten die Wirksamkeit erhöhen, waren aber mit einer höheren Nebenwirkungsrate verbunden. BHT und konjugierte equine Östrogene (CEE) schienen gleich wirksam zu sein.«

Frauen mit einer manifesten Herzkranzgefäßerkrankung wird eine HRT nur in Ausnahmefällen und nach strenger Indikationsstellung empfohlen.

Schlaganfallrisiko

In der US-amerikanischen WHI-Studie (Women's Health Initiative) zeigte sich bei HRT-Kombinationspräparaten ein signifikant erhöhtes Schlaganfallrisiko. Es war umso höher, je weniger das *Window of Opportunity* berücksichtigt wurde, also wenn mit einer HRT erst ab 60 bis 69 Jahren begonnen wurde.

Eine weitere Studie hierzu ist die DOPS-Studie (Danish Osteoporosis Prevention Study), in die 1006 gesunde, früh postmenopausale Frauen eingeschlossen wurden (Alter 49,7 ± 2,8 Jahre). Eigentlich wurden HRT und Osteoporoseprävention untersucht, mit einem Follow-up nach 10,1 Jahren. Bezüglich Schlaganfallrisiko zwischen Kontroll- und Behandlungsgruppe zeigten sich keine Unterschiede.

Die Nurses' Health Study untersuchte den Zusammenhang zwischen Höhe der Östrogendosis und Schlaganfallrisiko. Bei geringer Dosis (0,3 mg Östrogen am Tag) war die Schlaganfallrate gleich wie bei den Frauen ohne Hormontherapie (adjustiertes OR 0,93). Bei höheren Dosen (0,6 mg, OR 1,54 bzw. 1,25 mg, OR 1,62) gab es hingegen eine signifikante Zunahme der Schlaganfallrate.

Eine dänische Kohortenstudie untersuchte verschiedene Applikationsformen. Die Forscher beobachteten ein erhöhtes Risiko für ischämischen Schlaganfall bei oraler HRT. Bei transdermaler Anwendung bestand kein erhöhtes Risiko. Bezüglich der Dosis, die nicht in Abhängigkeit von Pflaster oder Gel versus Tablette untersucht wurde, gab es nur bei mittlerer bis hoher Dosis ein erhöhtes Schlaganfallrisiko, bei niedriger Dosierung nicht. Das Risiko war am höchsten, wenn die Frauen ein Präparat aus Östrogen und Gestagen ununterbrochen einnahmen, also ohne Einnahmepause, im Vergleich zur Einnahme mit Pause oder wenn sie nur ein Monopräparat einnahmen.

Risiko für venöse Thromboembolien (VTE)

Wird Östrogen im Rahmen der HRT als Tablette eingenommen, also oral, wird es über die Leber verstoffwechselt. Das führt zu einer Aktivierung des Gerinnungssystems und einem erhöhten Risiko für venöse Thrombosen bzw. Thromboembolien (VTE). Randomisiert kontrollierte Studien zeigen, dass das VTE-Risiko im ersten und zweiten Jahr der Einnahme am höchsten ist und später abnimmt.

Für Beinvenenthrombose und Lungenembolie ist das Risiko

durch eine orale HRT in allen Altersstufen erhöht, obwohl in der WHI-Studie ein geringes absolutes Risiko bei Frauen unter 60 Jahren beobachtet wurde. Das Risiko steigt, je mehr Risikofaktoren dazukommen, und scheint im Laufe des Anwendungszeitraums wieder zu sinken.

Gesunde Frauen, die nicht die Pille einnehmen, nicht übergewichtig sind und nicht rauchen, haben ein geringes Risiko für venöse Thromboembolien. Das Risiko steigt mit zunehmendem Alter, kardiovaskulären Erkrankungen, Adipositas, Frakturen, Nierenerkrankungen und Thrombophilien. Diese Faktoren müssen in der Nutzen-Risiko-Abwägung für eine HRT berücksichtigt werden.

Eine transdermale Anwendung als Pflaster oder Gel löst weniger VTE aus. Für adipöse Frauen ist sie deshalb laut der Internationalen Menopausegesellschaft (International Menopause Society, IMS) die Therapie der ersten Wahl. Für Frauen mit einer VTE-Vorgeschichte ist eine HRT kontraindiziert.

Auch die Nordamerikanische Menopause-Gesellschaft (NAMS) empfiehlt eine Risiko-Nutzen-Abwägung (positive Effekte der HRT in Bezug zur Gesamtmortalität gegenüber seltenem Risiko VTE) für gesunde Frauen mit Beschwerden. Berücksichtigt werden sollten das Alter (jünger als 60 Jahre), persönliche und familiäre Risikofaktoren, und die Menopause sollte weniger als 10 Jahre zurückliegen. Das durch HRT ausgelöste Thromboserisiko ist zu Beginn der Therapie am höchsten, darum empfiehlt auch die NAMS eine transdermale Anwendung mit Östrogen (allein oder mit mikronisiertem Progesteron).

Laut ESTHER-Studie beeinflusst transdermales Östrogen auch bei übergewichtigen, adipösen Frauen und bei Frauen mit Thrombophilie das Grundrisiko für venöse Thrombosen – anders als die orale Einnahme – nicht negativ. Die orale Einnahme aktiviert die Blutgerinnung.

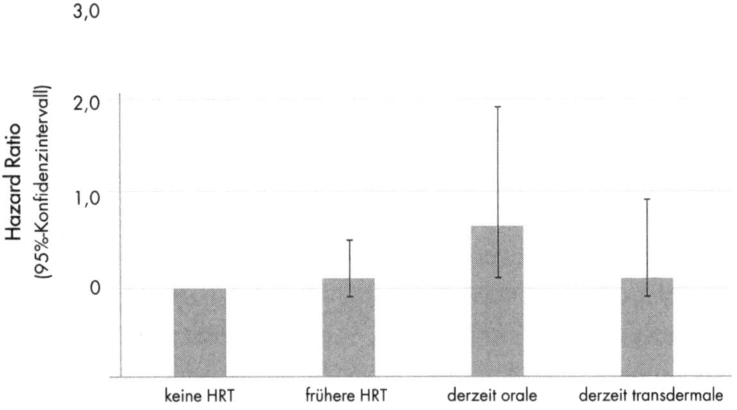

Abb. 6: Einfluss einer Hormontherapie auf das Risiko venöser Thromboembolien in Abhängigkeit von der Applikationsform der Östrogene; multi-adjustierte HR mit 95 Prozent-KI (Angaben nach Canonico et al. 2010; 64)

HRT: Gesamtmorbidität und -mortalität durch kardiovaskuläre Erkrankungen

Wenn frühzeitig mit der HRT begonnen wird, scheint der positive Effekt auf das Herz-Kreislauf-System zu überzeugen. Das Risiko für Herzinfarkt oder Herztod bei den Frauen, die im Rahmen der WHI-Studie im Alter zwischen 50 bis 59 Jahren Östrogene erhielten, sank um 37 Prozent. Bei älteren Frauen (im Alter über 60 Jahre) mit HRT besteht der Effekt nicht.

Bei Frauen mit bestehenden Herzerkrankungen wie Angina pectoris, Myokardinfarkt und/oder nach einem Eingriff wie einem Herzkatheter reduzierte sich laut Nurses Health Study das Risiko durch HRT. Die Voraussetzung auch hier: ein früher Beginn, innerhalb von 4 Jahren nach der Menopause (OR 0,62), oder eine kombinierte Hormontherapie (OR 0,71). Starteten die Frauen erst 10 Jahre nach der Menopause mit der HRT, dann war das Risiko genauso hoch wie bei Frauen, die keine Hormone einnahmen.

Eine Übersichtsarbeit (Cochrane-Review) aus dem Jahr 2015 bei Frauen, die früh mit der HRT begannen, d. h. weniger als 10 Jahre nach der Menopause, zeigt Folgendes:

- eine geringere Mortalität insgesamt (RR 0,70; 95-Prozent-KI 0,52–0,95, »moderate quality evidence«)
- weniger koronare Herzerkrankungen (umfasst Todesfälle mit kardiovaskulären Ursachen und nicht tödliche Myokardinfarkte) (RR 0,52; 95-Prozent-KI 0,29–0,96; »moderate quality evidence«)
- ein erhöhtes Risiko für venöse Thromboembolien (RR 1,74; 95-Prozent-KI 1,11–2,73, »high quality evidence«)
- kein erhöhtes Risiko für Schlaganfälle

Es geht, wie Sie bei diesem wichtigen, großen Thema sehen, um die Balance zwischen den verschiedenen Hormonen, den Einnahmemodus und vor allem darum, frühzeitig mit einer HRT zu beginnen.

Viele Autorinnen und Autoren bekannter Studien und auch die Fachgesellschaften empfehlen, dass das Hauptsymptom für die Verschreibung einer HRT schwere Hitzewallungen sein sollten. Für einen Schutz des Herz-Kreislauf-Systems und zur Minderung schwerer Nebenwirkungen wie einem erhöhten möglichen Krebsrisiko für einige Krebsarten sollte die Hormontherapie möglichst direkt mit Eintritt der Menopause begonnen werden.

Hormonersatztherapie (HRT) unter kardiologischen Gesichtspunkten

- transdermale HRT-Anwendung: kein erhöhtes Risiko
- Tabletteneinnahme: dosisabhängige Risikoerhöhung

Wenn die Einnahme einer HRT erwogen wird, sollten Frauen ohne Herz-Kreislauf-Erkrankungen aus kardiologischer Sicht frühzeitig, in der Prämenopause mit Anfang 50, mit der HRT anfangen.
Bei Frauen mit Herzkranzgefäßerkrankung, Zustand nach Thrombosen und Embolien sollte auf die HRT verzichtet werden.
Weisen Sie unbedingt Ihren Frauenarzt darauf hin, wenn Sie bereits an einem kardiovaskulären Ereignis wie Herzinfarkt, Schlaganfall, Thrombose, Thromboembolie erkrankt waren.

DAS WEISE HERZ

Mit der Zeit bilden sich Lachfältchen um die Augen und auch die eine oder andere tiefere Falte auf der Stirn und im Gesicht. Wir finden, das sind wunderbare Zeichen für ein intensives Leben. In diesem Sinne können wir auf unsere Falten eher stolz sein, als dass wir uns ihrer schämen müssten.

Was wenigen bewusst ist: Wir altern auch innerlich. Ab dem 50. Lebensjahr kommt es zu tiefgreifenden Veränderungen auf der Zell- und Organebene. Freie Sauerstoffradikale sammeln sich in den Zellen, sie triggern Entzündungen, die Reparaturfähigkeit der Zellen nimmt ab. Der Alterungsprozess betrifft vor allem die Mitochondrien, die Energiekraftwerke der Zellen. Hinsichtlich der Gesundheit sind älter werdende Organe und Gefäße einer der Hauptrisikofaktoren für Herz-Kreislauf-Erkrankungen, insbesondere bei Frauen.

Wir möchten mit unseren medizinischen Fakten in diesem Kapitel kein Öl ins Feuer gießen, wenn das Älterwerden für Sie ohnehin schon ein wenig erfreuliches Thema ist. Im Gegenteil: Wir möchten Sie animieren, rechtzeitig Ihr Herz und Ihre Gefäße untersuchen zu lassen. Heutzutage unterstützen wertvolle Erkenntnisse über gesunde Lebensführung aus der Psychologie, Pharmakologie und Medizintherapie Ihr Herz und Ihre Gefäße, damit Sie möglichst lange gesund und fit bleiben!

Erwähnen möchten wir an dieser Stelle kurz die Beobachtungen aus den sogenannten Blue Zones. Das sind die Regionen auf der Welt, in denen besonders viele Menschen 100 Jahre alt und älter werden. Zu den Blue Zones gehören Ogliastra auf Sardinien, Loma Linda im Süden Kaliforniens, Okinawa in Japan, die Inseln Nicoya in Costa Rica und Ikaria in Griechenland. Was kennzeichnet das Leben der Menschen dort?

Zusammenfassen kann man das so: Sie ernähren sich vorwiegend vegetarisch, sie leben in Gemeinschaften, haben ein Sozialleben und bis ins hohe Alter einen Platz in der Familie oder Gesellschaft. Das Alter ist mit einem Wert verbunden, einem Ansehen. Viele Menschen sind gläubig (gläubige Menschen leben auf der ganzen Welt durchschnittlich etwas länger). Viele der sehr alten Menschen haben auch bis ins hohe Alter noch eine tägliche Aufgabe, die sie verrichten und die ihrem Leben einen Sinn gibt.

Der Alterungsprozess im Einzelnen

Epigenetik

Männer und Frauen altern aufgrund ihrer Genetik unterschiedlich. Gene und Genexpression beeinflussen Größe, Form und Funktion der Organe sowie molekulare, zelluläre und interstitielle Vorgänge, also Vorgänge in den Zellzwischenräumen. Auch wie lange Körperzellen leben, ist geschlechtsabhängig. Die Schutzkappen der Chromosomen, die sogenannten Telomere, haben

Einfluss auf den Alterungsprozess. Ihre Länge ist entscheidend. Für diese Erkenntnis erhielt die australisch-amerikanische Forscherin Elizabeth Blackburn 2009 den Medizinnobelpreis. Männer besitzen kürzere Telomere als Frauen, ihre Mitochondrien sind anfälliger, die Wahrscheinlichkeit für schädliche Mutationen der Körperzellen höher. Eventuell ist das einer der Gründe, warum Frauen länger leben. Forscher der Goethe-Universität Frankfurt am Main untersuchen zurzeit, ob sogenannte nicht kodierende RNAs, die wichtige Funktionen in der Zelle übernehmen, für die Alterung der Gefäße eine entscheidende Rolle spielen.

Makromolekulare Schädigung

Prozesse auf molekularer Ebene verlaufen bei Männern und Frauen unterschiedlich. Diese Prozesse halten vor allem die wichtigen Vorgänge an der Herzmuskelwand aufrecht, man spricht von myokardialer Integrität. Mit dem Älterwerden entwickelt sich am Frauenherzen eine sogenannte konzentrische Hypertrophie, eine Zunahme der Wanddicke nach innen, bei Männern eine exzentrische linksventrikuläre Hypertrophie.

Proteostase

Fast alle Körperprozesse werden über Proteine gesteuert. Befindet sich der Proteinstoffwechsel im Gleichgewicht, spricht man von Proteostase. Kann die Proteostase über die Jahre aufrechterhalten werden, verläuft der Alterungsprozess der Zellen in einer gesunden Weise. Der Organismus bleibt dann z. B. gegenüber Stress in großem Maße resistent, Krankheitserreger können gut abgewehrt werden. Nach einer Erkrankung erholt sich der Körper schnell und umfassend, er ist resilient. Gerät der Proteinstoffwechsel dauerhaft aus der Balance, sind wir empfänglicher für Krankheiten und schnellere Alterung.

Stoffwechsel

Umbauprozesse durch äußere Einflüsse, das mikrovaskuläre Remodeling, beginnen bei Frauen früher. Für Herz und Gefäße bedeutet der Alterungsprozess eine Zunahme des Gewebes, vor allem durch Bindegewebe. Am Herzen entsteht die myokardiale Fibrose. Frauen leiden unter einer stärkeren altersbedingten Wandverdickung der Herzkrankgefäße. Die Elastizität des Herzmuskels nimmt ab.

Inflammation

Die Blutgefäße und ihre Innenwände sind wie Leitungen in einem Haus, die nach 70 oder 80 Jahren nicht mehr so durchlässig sind wie 40 Jahre zuvor, als das Haus gebaut wurde. Sie verkalken und werden starrer. Die Wasserrohre in einem Haus lassen das Wasser nicht mehr im Strahl fließen, sondern vielleicht nur noch als Rinnsal. Wenn das Blut bei einer 70-jährigen Frau nicht mehr so ungehindert durch die Blutgefäße fließt wie bei einer 20-Jährigen, spricht man von Arteriosklerose. Verfolgte man lange den Ansatz, dass es sich um ein »Verstopfungsgeschehen« handelt, so weiß man heute, dass der Arteriosklerose eine Entzündung (Inflammation) zugrunde liegt.

Zellregeneration

Der Körper regeneriert sich über viele Jahre u. a. durch adulte Stammzellen. Sie sind gewebe- und organspezifisch – anders als embryonale Stammzellen, aus denen sich alle Gewebe entwickeln können. Die Hautzellen erneuern sich alle vier Wochen, die Darmschleimhautzellen wöchentlich, Blutzellen erneuern sich regelmäßig usw. Stammzellen sind besondere Zellen, die sich schnell teilen. Im Alter wird ein bestimmtes Protein, das p53, gebildet, das ein Schutzmechanismus des Körpers vor Tumorzellen ist. Es verhindert die Zellteilung und kommt im Alter auch in den Stammzellen vor. Dadurch teilen sie sich weniger.

Adaptationsfähigkeit an Stress

Im Alter brauchen Körper und Psyche mehr Zeit im Umgang mit Stress. Das allgemeine Reaktionsvermögen und die Kraft werden weniger. Auch auf der Gewebe- und Zellebene verändert sich der Umgang mit Stress. Die weiblichen Gefäße sind sensitiver gegenüber mechanischen Stressoren.

Alle diese Veränderungen bedingen den Alterungsprozess. Hinzu kommt eine größere Gefäßsensitivität bei Frauen und damit ein erhöhtes Risiko für Herz-Kreislauf-Erkrankungen und Arteriosklerose im Vergleich zu gleichaltrigen Männern.

Geschlechtsspezifische Alterung von Herz und Gefäßen

Bestimmte Alterungserscheinungen am Herzmuskel und an Gefäßen treten vor allem bei Frauen auf:

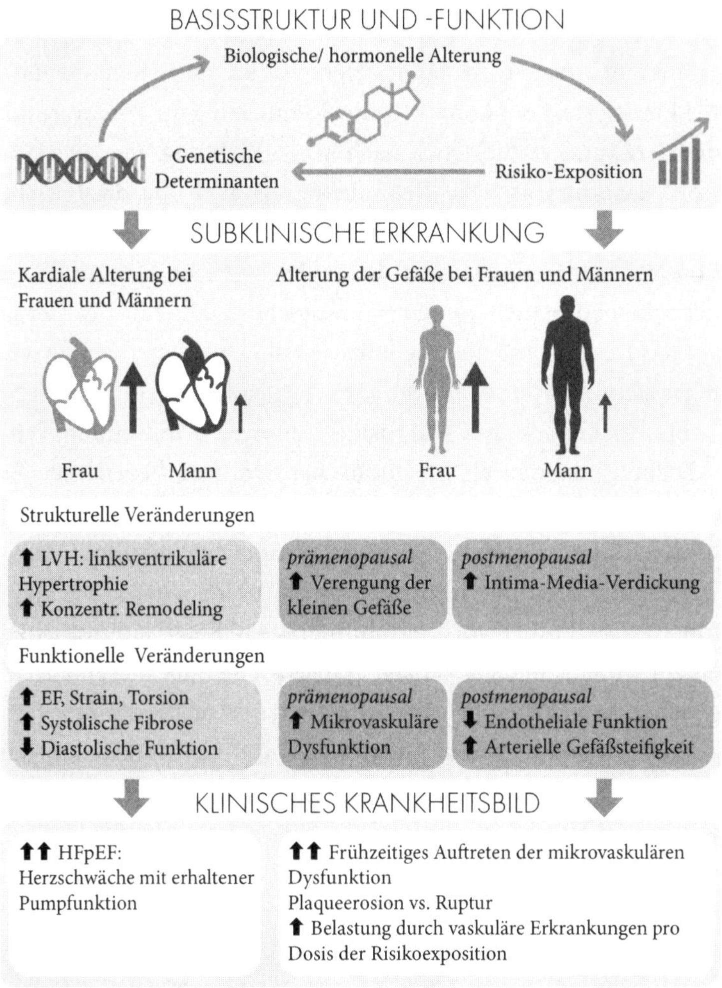

EF: Ejektionsfraktion, myokardialer Strain: Ausdruck der Verkürzung bzw. Verdickung eines Muskelsegments zwischen Enddiastole und Endsystole.

Abb. 7: Geschlechterunterschiede der kardiovaskulären Alterung. Mechanismen und Ausprägungsform bei Mann und Frau

Frauenherzen ab 50 Jahren entwickeln eine Wandverdickung des Herzmuskels. Die Herzmuskelwand wird steifer, es kommt zu größeren Umbauprozessen des Herzens (kardiales Remodeling). Bei Frauen steht das konzentrische Remodeling im Vordergrund, die Herzwand verdickt sich nach innen Richtung Ventrikel. Sowohl das konzentrische Remodeling als auch die diastolische Dysfunktion führen bei älteren Frauen bei normaler Pumpfunktion öfter zur Herzschwäche als bei gleichaltrigen Männern. Leider scheinen Frauen von einer Bluthochdrucktherapie in Bezug auf das Remodeling und die linksventrikuläre Hypertrophie weniger zu profitieren.

Bluthochdruck und Adipositas zusammen mit einem Typ-2-Diabetes werden als metabolisches Syndrom bezeichnet. Es entwickelt sich bei älteren Frauen häufiger als bei Männern und führt häufiger zu Herzschwäche bei erhaltener Pumpfunktion.

Weibliche und männliche Herzmuskelzellen altern. Der Zelltod ist also immer vorprogrammiert. Als Folge kommt es zu einem Umbau, einer reaktiven Hypertrophie, um diesen auszugleichen. Wahrscheinlich altern dadurch die Gefäße bei älter werdenden Frauen schneller. Männer sind von Gefäßerkrankungen in jüngeren Jahren betroffen, später ist ihr Herz-Kreislauf-System weniger anfällig.

Ist das Doppel-X von Vorteil?

Eine in »Science« 2022 veröffentlichte tierexperimentelle Studie kam zu dem Ergebnis, dass es bei alternden Männern zum Verlust des Y-Chromosoms in den Stammzellen des Knochenmarks kommt. Als Folge entwickelt sich mitunter eine Herzmuskelfibrose, die mit einem Anstieg von Herz-Kreislauf-Erkrankungen und höherer Sterblichkeit einhergeht. Der Verlust des Y-Chromosoms wird als LOY-Phänomen (*loss of chromosome Y*) bezeichnet. Es betrifft vor allem Stammzellen für die Blutbildung, darum sind wahrscheinlich ältere Männer deutlich anfälliger für Erkrankungen der blutbildenden Organe, etwa für Leukämie. Als häufigste chromosomale Veränderung älterer Männer wird ein partielles Phänomen mit mosaikartigem »Befall« des Y-Chromosoms beobachtet: mLOY. Es verkürzt die Lebenserwartung deutlich. Forscher der Universität Uppsala zeigten, dass die Lebenserwartung von Männern mit mLOY um 5,5 Jahre verringert ist. Die Männer starben 3,48-fach häufiger an den Folgen von Bluthochdruck, 2,76-fach häufiger an einem Aortenaneurysma, 2,42-fach häufiger an einer chronischen Herzinsuffizienz, 1,76-fach häufiger an akutem Herzversagen.

4

DON'T BREAK MY HEART – HERZERKRANKUNGEN UND HERZSCHMERZ

Du bist in meinem Herzen. Es bricht mir das Herz. Nur wenn wir geliebt haben, wissen wir, wie sich Verlust und Trauer anfühlen. Das gebrochene Herz ist nicht für Liebesromane und Liebesfilme erfunden worden, es ist ein schweres medizinisches Krankheitsbild.

Wenn alles im Leben gut ist, wir ausgeglichen und fröhlich sind, keine Sorgen haben und auch sonst alles fein ist, bemerken wir unser Herz nicht. Es schlägt verlässlich, still und leise in unserer Brust. Es gibt wunderschöne Momente, die uns Herzklopfen bescheren: Verliebtsein, Mutterglück, der Antritt einer aufregenden Reise. Und es gibt stressige Momente, in denen das Herz bis zum Hals schlägt und auch abends nicht zur Ruhe kommen will. In beiden Fällen spüren wir den Herzschlag.

Das ist auch der Fall, wenn wir uns körperlich anstrengen, bei oder nach einer Total-Crunch-Fitness-Session oder beim Joggen merkt man sehr deutlich, wie das Herz pumpt.

Das Herz reagiert also auf körperliche Anstrengung, z. B. sportliche Betätigung, genauso wie auf psychische Herausforderungen wie Freude, Angst, Wut oder Stress. Das ist normal, solange das Herz sich nach einer kurzen Phase der Aufregung wieder beruhigt und wieder in seinen Rhythmus zurückkehrt, je nach Trainingszustand 60 bis 90 Schläge in der Minute. Auch Extraschläge sind keine Seltenheit.

Es gibt allerdings Phasen, in denen das Herz unregelmäßig schlägt. Wir stellen sie hier vor und erklären auch, wann sie einen Krankheitswert haben.

HERZRHYTHMUSSTÖRUNGEN DER FRAU

Frauenherzen schlagen anders: Das fängt bereits damit an, dass sie pro Minute etwa 10 Schläge schneller schlagen als Männerherzen.

Besonders Frauenherzen sind in hormonellen Umstellungsphasen (Pubertät, Schwangerschaft und Wechseljahre) prädestiniert für Herzrhythmusstörungen. Auch in »normalen« Phasen können sie mitunter auftreten. Wir erklären Ihnen, was es damit auf sich haben kann.

Vorhofflimmern

Offiziell haben 1,8 Millionen Deutsche Vorhofflimmern. Damit ist es die häufigste Form der Herzrhythmusstörung. Die Vorhöfe bewegen sich nicht koordiniert, sie schlagen meist zu schnell und unkontrolliert. Vorhofflimmern kann den Herzmuskel direkt schwächen. Risikofaktoren für Vorhofflimmern sind Bluthochdruck, Diabetes, Adipositas, Schlafapnoe und eine chronische Niereninsuffizienz.

Zur Diagnostik eignen sich sowohl das Ruhe- als auch das Langzeit-EKG. Auch die neuen Fitnesstracker oder Sportuhren zeichnen den Herzschlag und oft auch ein EKG auf. Variiert die Pulsfrequenz ständig, kann dies ein Zeichen für Herzrhythmusstörungen sein.

Vorhofflimmern tritt mit zunehmendem Alter häufig auf, bei Frauen seltener als bei Männern. Wenn es die Frauen trifft, dann leiden sie allerdings stärker. Durch den ungenügenden Auswurf (Blutmenge, die vom Herzen in den Kreislauf ausgeworfen wird) staut sich das Blut, es können sich Mikrothromben oder große Gerinnsel bilden. Das Risiko, einen Schlaganfall (Apoplex) zu erleiden, ist bei unbehandeltem Vorhofflimmern fünffach erhöht. Ein Schlaganfall verläuft bei Frauen meistens schwerer als bei Männern, das Geschehen führt häufiger zu bleibenden Schäden. Das betrifft insbesondere Frauen im Alter von 65 bis 75 Jahren.

Darum ist es so wichtig, bei der Diagnose Vorhofflimmern gerinnungshemmende Mittel einzunehmen, um einem Schlaganfall oder anderer Gerinnselbildung vorzubeugen. Die Medikamente verringern das Risiko erheblich, wenn sie frühzeitig eingenommen werden. Früher wurden ausschließlich Gerinnungshemmer, wie Marcumar oder Falithrom verbreicht. Sie waren bei Frauen weniger wirksam: Trotz Einnahme erlitten Frauen häufiger einen Schlaganfall als Männer. Medikamente der neuen Generation sind inzwischen für Frauen und Männer gleich sicher und wirken auch gleich gut.

Bei einer ersten Episode von Vorhofflimmern kann die elektrische Kardioversion zum Einsatz kommen. Der Herzrhythmus wird dabei in Kurznarkose durch einen von außen durchgeführten elektrischen Schlag wieder normalisiert.

Tritt das Vorhofflimmern wiederholt auf oder ist permanent vorhanden, erwägt man eine sogenannte Ablation. Das ist auch der Fall, wenn durch Vorhofflimmern Symptome wie Luftnot,

Schwindel oder Blutdruckinstabilität auftreten. Bei der Ablation werden die betreffenden Reizleitungsbahnen, die das Vorhofflimmern auslösen, über Radiofrequenzwellen oder Kälte bzw. Hitze verödet.

Das »Kompetenznetz Vorhofflimmern« konnte zeigen, dass sich durch die Ablation das Risiko für einen Schlaganfall oder andere schwere Folgen um 21 Prozent senken lässt. Diese Therapie gilt heutzutage als erste Wahl.

Tachykardie

Ein Puls über 100 Schläge pro Minute wird als Tachykardie bezeichnet. Physiologisch schlägt das Herz schneller, wenn wir es körperlich oder psychisch fordern. Ein schnellerer Puls ist also in den meisten Fällen normal. Zum Teil hat er Krankheitswert.

AV-Knoten-Reentry-Tachykardie (AVNRT)

Etwa in der Mitte des Herzens, wo Vorhöfe und Kammern zusammenstoßen, befindet sich der Atrio-Ventrikular-Knoten, kurz AV-Knoten. Der AV-Knoten hat die Aufgabe, die Impulse vom Sinusknoten aufzunehmen und rasch in die Herzkammern weiterzuleiten. Die AV-Knoten-Reentry-Tachykardie ist eine vom AV-Knoten ausgehende, schnelle Herzrhythmusstörung. Sie gilt als typisch weiblich, weil zwei Drittel der Betroffenen Frauen sind. Sie tritt häufig zwischen dem 30. und 50. Lebensjahr auf.

Eine Beruhigung des deutlich erhöhten Herzschlags kann durch das sogenannte Valsalva-Manöver versucht werden. Zum gewissen Teil gelingt es, man kann es selbst zu Hause anwenden. Durch diese Maßnahme erhöht man den Druck im Brustkorb. Das wiederum stimuliert den Vagusnerv, wodurch die

Weiterleitung der elektrischen Reize im Herzen verlangsamt werden.

Für dieses Manöver liegt man auf dem Rücken mit leicht erhobenem Oberkörper, spannt dabei die Bauchmuskeln an und presst in den Bauch. Oder man atmet – im Liegen oder Sitzen – mit geschlossenem Mund und zugehaltener Nase gegen diesen Widerstand mehrere Sekunden lang kräftig aus.

Auch Medikamente kommen bei einem akuten Geschehen zum Einsatz. Zu Hause können Sie eine Brausetablette Magnesium nehmen (wir empfehlen dies aber nur, wenn Sie bereits untersucht worden sind und eine Rhythmusstörung diagnostiziert wurde).

Hält die Tachykardie dauerhaft an, dann ist die Katheterablation die erste Wahl, s. u.

Kammertachykardien

Bei Frauen mit bestehenden Herzerkrankungen treten Kammertachykardien signifikant seltener auf als bei Männern. Hingegen sind rechtsventrikuläre Ausflusstrakt-Tachykardien (RVOT) bei Frauen häufiger. Für die RVOT kann oft keine Ursache eruiert werden, sie ist aber mit einer Ablation gut behandelbar.

Kammertachykardien sind eine Ursache für den plötzlichen Herztod. Die gute Nachricht: Der plötzliche Herztod tritt bei Frauen sehr selten auf, viermal seltener als bei Männern. Das ist wahrscheinlich den weiblichen Hormonen zu verdanken. Sie verändern die Eigenschaften der Herzmuskelzellen dahingehend, dass die Herzmuskulatur für Kammerrhythmusstörungen weniger anfällig ist. Auch reagiert das weibliche Nervensystem anders auf Stress.

Katheterablation: eine gute Behandlungsmethode

Wie die Deutsche Herzstiftung berichtet, lassen sich Frauen später behandeln als Männer.

Die Therapie der ersten Wahl ist die Katheterablation; sie ist für beide Geschlechter hocheffektiv und sicher. Das Verfahren hat eine Erfolgsquote von circa 96 Prozent und eine Komplikationsrate von unter einem Prozent.

Frauen stellen sich später zur Ablationsbehandlung vor als Männer, eventuell sind sie selbst eher abwartend, weil es sich um einen invasiven Eingriff handelt und sie zunächst schauen wollen, ob eine medikamentöse Behandlung auch anschlägt. Oder/und aufgrund der Einordnung der Tachykardie als psychosomatische Beschwerden wird bei Frauen die Diagnose verzögert.

Ventrikuläre Extrasystolen

Meist ohne dass wir es bemerken, schlägt unser Herz bis zu 500-mal am Tag extra. Das ist völlig normal. Man selbst bemerkt Extraschläge, die aus der Kammer hervorgehen, als Herzstolpern oder -aussetzer. Mediziner nennen sie Palpitationen. Der Puls fühlt sich dann unregelmäßig an, ist es aber nicht wirklich.

Extraschläge können psychisch und physisch ausgelöst werden. Dazu gehören Freude, Aufregung, Stress, Angst, Fieber, Anstrengung, Elektrolytverschiebungen wie Natrium- oder Magnesiummangel nach Sport oder starkem Schwitzen oder auch die Tasse Kaffee. Bei Frauen ist der Ausflusstrakt der rechten Herzkammer wesentlich häufiger Ursprungsort der Extrasystolen als bei Männern, und auch viel seltener als bei Männern ist die Ursache eine Erkrankung der Herzmuskulatur, wie z. B. eine Verengung der Herzkranzgefäße.

Eine kritische Grenze sind circa 10 000 Extraschläge am Tag. Hier sollte mittels Katheterablation der Herzschlag normalisiert werden.

Supraventrikuläre Extrasystolen

Extraschläge, die vom Vorhof ausgehen, heißen supraventrikuläre Extrasystolen. Sie haben nur dann einen Krankheitswert, wenn sie öfter auftreten und zu Herzstolpern, unangenehmem Herzklopfen oder Herzrasen mit Pausen oder Aussetzern führen.

Bei Schilddrüsenerkrankungen können vermehrt supraventrikuläre Extrasystolen auftreten, die Schilddrüse sollte dann immer mit untersucht werden.

Bradykardie: wenn Ihr Herzschlag der Geschwindigkeit Ihres Lebens nicht mehr standhält

Leben Sie gern auf der Überholspur? Vielleicht sagt Ihr Herz Ihnen, dass es diese Geschwindigkeit nicht (mehr) mitmacht … Man spricht von Bradykardie, wenn das Herz langsamer als 60-mal in der Minute schlägt. Bei sehr trainierten Herzen wie bei Sportlern ist das normal. Ansonsten kann eine Bradykardie als Nebenwirkung von Medikamenten (z. B. Betablocker, Blutdrucksenker, Antidepressiva, Schilddrüsenhormone) auftreten.

Schlägt das Herz dauerhaft oder gefährlich zu langsam, sodass ein Herzstillstand droht, kann die Implantation eines Herzschrittmachers nötig sein (< 40 Schläge pro Minute oder längere Pausen).

DIE HERZKRANZGEFÄSSERKRANKUNGEN DER FRAU

Im österreichischen Frauengesundheitsbericht von 2020 werden Untersuchungen von Gendermedizinerinnen aufgeführt. Eine Studie der Leiterin der Gendermedizin und Kardiologin an der Uniklinik Innsbruck, Margarethe Hochleitner, untersuchte, wie viele Frauen und Männer mit Verdacht auf einen Herzinfarkt in die Notaufnahme der Universitätsklinik Innsbruck/Tirolkliniken im Zeitraum von zwölf Monaten mit Herzbeschwerden eingeliefert, überwiesen oder vorstellig wurden. Das Ergebnis: keine einzige Frau!

Die Gesundheitswissenschaftlerin Petra Kolip hat beobachtet, dass Spitzen-Medizintechnik bei Männern schneller angewandt wird und Männer häufiger innovative und teurere Medikamente verschrieben bekommen.

Wir haben schon in Kapitel 1 berichtet, dass Herz-Kreislauf-Erkrankungen die Todesursache Nummer 1 bei Frauen sind. Ehe wir die unterschiedlichen Krankheitsbilder am Herzen vorstellen, möchten wir eine sehr wichtige Tatsache vorwegschicken:

Bitte, liebe Frauen, zögern Sie nicht, mit Herzbeschwerden eine Arztpraxis aufzusuchen oder den ärztlichen Notdienst anzurufen! Sie dürfen Hilfe in Anspruch nehmen oder holen. Ja, Sie müssen das sogar zu Ihrem eigenen Wohl!

Bei Frauen über 65 Jahre und nachweisbarem Infarkt dauert es mehr als viereinhalb Stunden, bis sie in der Notaufnahme sind.

Frauen sind einfach zu leidensfähig, und das muss aufhören. Denn die höhere Sterblichkeit von Frauen mit Herzkranzgefäßerkrankungen hat ihre Ursache vor allem auch darin, dass Frauen oft zu spät ins Krankenhaus gehen oder überwiesen werden. Nur sehr selten rufen Frauen den Notarzt oder lassen ihn rufen, selbst bei starker Atemnot schon bei geringster Belastung oder bei

Brustschmerzen, wie das Institut für Geschlechterforschung in der Medizin an der Charité untersucht hat. »Das kann ich doch nicht machen, das ist doch nicht nötig«, heißt es (zu) oft. Doch, es ist nötig, um ohne Verzögerung mit gezielter Diagnostik einen möglichen Infarkt festzustellen und dann unverzüglich mit der Therapie beginnen zu können! Es ist im Zweifel nötig, um Ihr Leben zu retten!

Erschwerend kommt hinzu, auch das haben wir schon in Kapitel 1 angesprochen, dass Frauen bei Herzerkrankungen nicht die bei Männern üblichen Beschwerden zeigen. Dazu kommt, dass Frauen viel anfälliger für emotionalen Stress sind und darüber auch reden. Da ist die Diagnose einer psychischen Erkrankung dann schnell – mitunter vorschnell – zur Hand. Es ist aber wichtig, alles abzuklären: körperliche, emotionale und psychische Ursachen. Auch Letztere können schwerwiegende Folgen für das Herz haben: das Broken-Heart-Syndrom. In diesem Kapitel stellen wir deshalb alle Faktoren vor, die das Herz von Frauen beeinträchtigen, sowie die wichtigsten Herzerkrankungen und deren unterschiedliche Symptome.

Die Herzkranzgefäße versorgen den Herzmuskel. Es sind die außen auf dem Herzen aufliegenden Gefäße, die Leonardo da Vinci vor über 500 Jahren so präzise gezeichnet hat.

Das Herz benötigt bei allen Säugetieren mehr Sauerstoff bei körperlicher Anstrengung. Um diese Versorgung sicherzustellen, schlägt das Herz schneller (die Herzfrequenz steigt), und das Blut wird dementsprechend rascher durch die Herzkranzgefäße gepumpt. Sind die Herzkranzgefäße allerdings pathologisch verändert, d. h. verengt, dann kann das Blut nicht ungehindert fließen, und der Herzmuskel wird nicht ausreichend mit Sauerstoff versorgt.

Eine verminderte Durchblutung des Herzens kann verursacht

sein durch Gerinnsel (lokale Koronarthrombosen) oder eine anhaltende Verkrampfung im Kranzgefäß (Koronarspasmen), die zur Verengung oder einem Verschluss führen.

Bei Männern liegt – im Unterschied zu Frauen – häufig eine lokalisierte Engstelle im Herzkranzgefäß vor. Bis zur Engstelle fließt das Blut normal; im nachgeschalteten Gefäßanteil kommt es zur Minderdurchblutung. Je nachdem, wie stark die Engstelle ausgeprägt oder wie ihre Beschaffenheit ist, kann mehr oder weniger bis gar kein Blut mehr durchfließen. Das führt dann zur Brustenge, der Angina pectoris, dem typischen anfallartigen Brustschmerz.

Bei Frauen ist die Pathogenese häufig eine andere als bei Männern. Die Ergebnisse der WISE-Studie (Women's Ischemic Syndrome Evaluation) haben wesentlich zum Verständnis der Kranzgefäßerkrankung bei Frauen beigetragen. Bei Frauen besteht oft

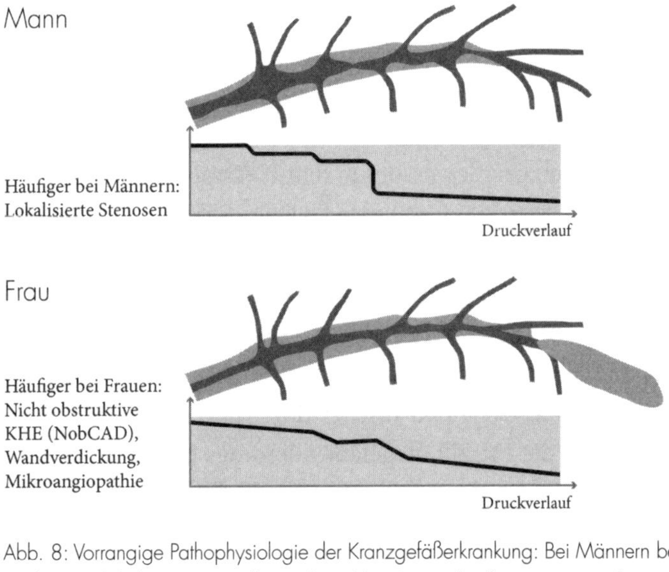

Abb. 8: Vorrangige Pathophysiologie der Kranzgefäßerkrankung: Bei Männern besteht häufig eine lokalisierte Engstelle, während bei Frauen häufig eine generalisierte Wandverdickung vorliegt. Nach: Von Mering et al. und Bugiardini et al., a.a.O.

auch eine mikrovaskuläre koronare Dysfunktion (MCD, microvascular coronary dysfunction), durch die der Blutfluss im Kranzgefäß eingeschränkt ist. Dabei sind die kleineren Blutgefäße, die von den großen Herzkranzgefäßen abgehen, verengt oder verändert. Die Herzkranzgefäße selbst sind oft normal durchgängig bzw. gesund.

Auch Entzündungsprozesse können eine Ursache für Herzgefäßerkrankungen sein und kommen an verschiedenen Stellen in diesem Buch vor.

Die Herzkranzgefäßerkrankung der Frau kann sich in den folgenden Krankheitsbildern zeigen:

Der weibliche Herzinfarkt

Der Herzinfarkt bei Frauen äußert sich leiser und weniger dramatisch als bei Männern. Männer haben den typischen Schmerz, der bis in den linken Arm ausstrahlen kann. Kommt ein Mann mit Brustschmerzen in die Notaufnahme, dann glaubt man ihm sofort. Generell lässt sich sagen, dass unterschiedliche Phänotypen und Risikoprädiktoren bei beiden Geschlechtern vorliegen.

Daten des MONICA-Registers, einer Plattform, die Daten von Herzinfarktpatientinnen sammelt, bestätigen diesen Unterschied: Fast 80 Prozent der Männer mit einem akuten Herzinfarkt geben die typischen Schmerzen im linken Brustkorb an. In 50 bis 60 Prozent der Fälle strahlen die Schmerzen in den linken Arm aus. Frauen hingegen berichten über eher untypische Symptome wie ein Druckgefühl auf der Brust ohne große Schmerzen oder isoliert über Schmerzen im Kieferbereich, im Rücken oder in der Magengegend. Auch über Übelkeit und Erbrechen klagen eher Frauen. Als Vorboten, auch »Prodromi« genannt, treten speziell bei Frauen eine ungewöhnliche Müdigkeit und eine starke Einschränkung der körperlichen Leistungsfähigkeit auf.

Die Frauen selbst und auch die Ärzte denken deshalb oft zunächst an eine Magen-Darm-Verstimmung. Selbst wenn dies eine Ursache sein kann, im Hinterkopf sollte man trotzdem immer den möglichen Herzinfarkt haben. Bestehen zusätzlich Müdigkeit, Schwindel oder Atemnot, dann sollte *immer* an einen Herzinfarkt gedacht werden. Vorbote eines »echten« Infarktes kann auch Angina pectoris sein.

Wenn Sie als Frau mit solchen Beschwerden zum Arzt oder in die Notaufnahme gehen, beschreiben Sie bitte Ihre Symptome so ruhig wie möglich, auch wenn das schwerfällt.

	FRAUEN	MÄNNER
WARNZEICHEN	ungewöhnliche Müdigkeit	Angst
AUSLÖSENDES EREIGNIS FÜR EINE AKUTE MYOKARDISCHÄMIE	psychosozialer Stress	schwere körperliche Arbeit
SYMPTOME	Rücken-, Nacken-, Kiefer-, Hals-, Gesichts-, Oberbauchschmerzen Atemnot mit oder ohne Druckgefühl/Schmerzen im Thorax	Schmerzen und Enge in der linken Brustseite, evtl. mit Ausstrahlung in Arme, Rücken, Oberbauch
VEGETATIVES NERVENSYSTEM	Übelkeit, Erbrechen, Schwitzen, Schwindel	Blässe und kalter Schweiß
KOMPLIKATIONEN	kardiogener Schock	ventrikuläre Arrhythmien
BEI EINSATZ VON NITROGLYCERIN	Beschwerden bleiben häufig bestehen, auch in Ruhe	Besserung der Symptome

Tab. 7: Herzinfarkt unter Geschlechteraspekt

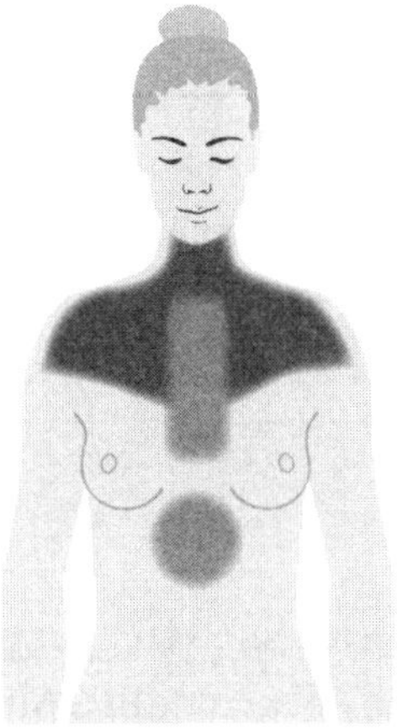

Schmerzen im Nacken-Schulter-Bereich

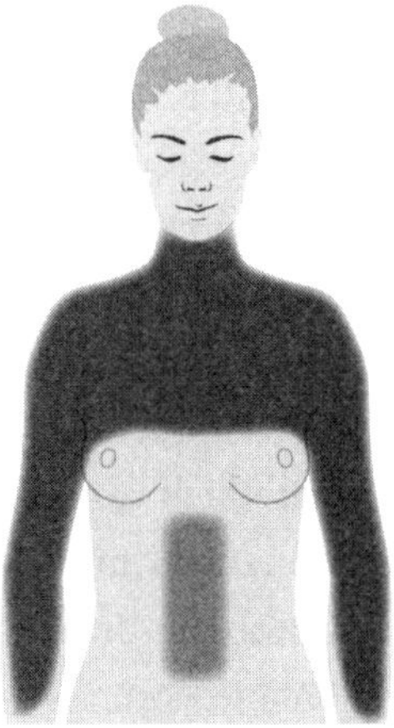

Schmerzen im Brustkorb und in beiden (!) Armen möglich

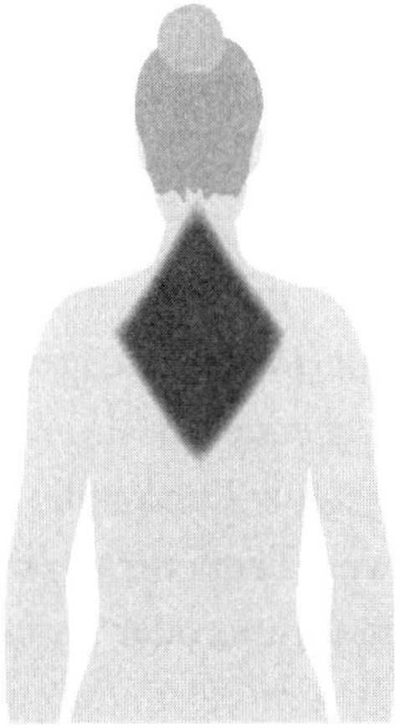

Schmerzen im Rücken (zwischen den Schulterblättern)
Typische Schmerzlokalisation beim Herzinfarkt der Frau, Quelle: Deutsche Herzstiftung

Insbesondere bei Verdacht auf einen Herzinfarkt möchten wir noch einmal unseren Appell wiederholen: Verdrängen Sie die körperlichen Warnsignale nicht. Rufen Sie den Notarzt! Hören Sie auf Ihr Herz und fordern Sie gegebenenfalls von Ihrem Arzt, dass er gezielt Ihr Herz untersuchen! Wenn es nötig ist, werden Sie auch laut. Treten Sie selbstbewusst auf!

MINOCA

Bei unter 10 Prozent der Herzinfarkte werden keine Verengungen der Kranzgefäße gefunden. MINOCA ist die Abkürzung für »Myocardial Infarction with Non-Obstructive Coronary Arteries«. Es ist der Infarkt *ohne* obstruktive Koronarerkrankung. Für einen MINOCA gibt es verschiedene Ursachen:

- Plaqueruptur oder -ulzeration (Platzen einer fleckförmigen, entzündlich veränderten Stelle)
- Koronarspasmus (Krampf)
- Thrombophilie (erhöhte Thromboseneigung)
- spontane Koronardissektion, also ein Einreißen der Wand einer Koronararterie

Die Plaqueruptur wurde bei circa 40 Prozent der Patienten mit MINOCA durch intravaskulären Ultraschall (IVUS) nachgewiesen. Würde man bei allen Patientinnen bildgebende Verfahren mit hoher Auflösung wie z. B. die optische Kohärenz-Tomografie anwenden, wäre eine noch höhere Prävalenz von Plaquerupturen zu erwarten. Sehr wahrscheinlich sind Thrombose und/oder Thromboembolien an der Pathogenese von MINOCA mit Plaquestörung beteiligt.

Bei 27 Prozent der Patientinnen fand sich ein auslösbarer Koronarspasmus. Bei Frauen ist dieser häufiger als bei Männern durch eine Überaktivität bzw. Überempfindlichkeit der glatten Muskelzellen gegenüber Stresshormonen bedingt. Auch Drogenkonsum wie Kokain kommt als Auslöser des MINOCA infrage.

Als medikamentöse Therapie empfehlen sich aufgrund der häufigsten zugrunde liegenden Mechanismen Aspirin, Statine und bei Vasospasmen Calciumkanalblocker. Sympathomimetika sollten nicht verabreicht werden.

Trotz anderer Ursache sind bei dieser ernsthaften Herzerkrankung, die bei Frauen häufiger auftritt, die Symptome dieselben wie beim »echten« Herzinfarkt.

~

AUS DER SPRECHSTUNDE VON SANDRA EIFERT

»Nach vielen vorangegangenen Arztbesuchen kam eine 71-jährige Patientin in die Frauenherzsprechstunde. Schon lange litt sie unter pektanginösen Beschwerden mit Schmerzen hinter dem Brustbein und Ausstrahlung in den linken Arm, den Hals und bis zum Ohr. Die Patientin beschrieb diese Schmerzen als krampfartig und stechend.

Zweimal wäre sie davon nachts in Ruhe aufgewacht, ansonsten träten die Beschwerden immer nur unter Belastung auf. Dann immer in Verbindung mit Atemnot und Muskelkrämpfen bis in die Fingerspitzen. Auf Nachfrage berichtete die Patientin, dass sie diese Beschwerden seit ihrem 27. Lebensjahr hätte, d. h. seit 44 Jahren!

Seit einem halben Jahr würden sich die Beschwerden nun verschlimmern, sodass sie auf einer ebenen Strecke nur noch ein bis zu zwei Kilometer gehen könne, allerdings käme es auch vor, dass sie gerade einmal 20 bis 30 Meter schaffe. Treppensteigen wäre bis zu einer Etage möglich. Sie hatte das Gefühl, dass das Herz gelegentlich dabei raste oder unregelmäßig schlug. In der Medizin spricht man von Palpitationen.

Bislang benutzte die Patientin kein Nitroglycerin, ein Medikament, das als Spray oder Kapsel eingenommen diese akute Symptomatik bei bestehender Herzerkrankung meist lindern kann. In letzter Zeit zunehmend beobachtete sie, dass ihre Unterschenkel abends angeschwollen waren. Man spricht hier von Unterschenkelödemen. Ein bis zweimal musste sie in der Nacht aufstehen, um Wasser zu lassen (Nykturie).

Ich fragte die Patientin nach Luftnot im Liegen (Orthopnoe), plötzlich auftretender nächtlicher Luftnot (paroxysmale nächtliche Dyspnoe), Schwindel, Kreislaufkollaps (Synkopen). Doch das alles verneinte sie. Auch ihr Gewicht war stabil.

Bei der Anamnese bezüglich der zurückliegenden Schwangerschaft wurde ich fündig: Es gab eine Schwangerschaftsvergiftung mit ausgeprägtem Bluthochdruck, erhöhten Blutzuckerwerten und starken Ödemen. Außerdem hatte die Patientin 18 Jahre lang mit der Pille verhütet.

Mit Blutdruckwerten um 160 mmHg lag bei der Patientin eine Hypertonie vor, zudem eine Fettstoffwechselstörung. Eine familiäre Disposition bestand bei der Patientin ebenfalls. Zusätzlich litt sie an einer rheumatischen Erkrankung, der Psoriasis-Arthritis.

Bei der Patientin wurde schon zweimal im Abstand von 12 Jahren eine Herzkatheteruntersuchung durchgeführt. Die letzte war 7 Jahre zuvor erfolgt. Dabei wurde jeweils keine relevante Herzkranzgefäßerkrankung diagnostiziert. Wir haben die Patientin ausführlich untersucht. Wie bereits erwähnt, ist es wichtig, bei Frauen nicht nur eine Untersuchung in Ruhe durchzuführen, sondern vor allem funktionelle Untersuchungen. Hierfür werden die wichtigen Herzparameter unter körperlicher Belastung oder auch unter absichtlicher Medikamentengabe gemessen.

Bei der Patientin zeigte sich in der Stressechokardiografie bereits in Ruhe eine leichtgradig eingeschränkte Funktion der linken Herzkammer. Diese war neu, denn in einer wenige Wochen zuvor durchgeführten Ultraschalluntersuchung des Herzens zeigte sich noch eine normale, gute Funktion des linken Ventrikels. Die Laboruntersuchung zeigte einen erhöhten

Troponinwert. Das ist ein bestimmter Eiweißwert im Blut, der u. a. bei einem Herzinfarkt erhöht ist. Daraufhin führten wir noch einmal eine Herzkatheteruntersuchung durch. Wieder zeigten sich keine Stenosen in den Koronararterien. Diese verliefen geschlängelt – ein Hinweis auf einen lange bestehenden Hochdruck.

Die Patientin hatte also einen MINOCA erlitten, einen Herzinfarkt ohne die typischen Symptome und ohne Verschluss der Herzkranzgefäße.«

~

Wie Sie sehen, liebe Leserin, kommen im Fall eines schweren Ereignisses mehrere Faktoren zusammen, und die Diagnostik, vor allem bei herzkranken Frauen, ist oft komplizierter als bei Männern.

Andere Diagnostik des Herzinfarkts bei Frauen

Gerade weil sich der Herzinfarkt bei Frauen weniger dramatisch und eindeutig äußert als bei Männern, braucht es eine andere Diagnostik.

Wenn bei Frauen eine Herzkatheteruntersuchung durchgeführt wird, wird oft ein unauffälliger Befund diagnostiziert. Das ist tückisch, denn häufig sind bei Frauen nicht die großen Kranzgefäße betroffen.

Die aktuellen Leitlinien der European Society of Cardiology (ESC) empfehlen als nichtinvasive Diagnostik bildgebende Verfahren wie Emissionstomografie, *single photon emission computed tomography* (SPECT) oder Stressechokardiografie. Zur Vermeidung unnötiger Strahlenbelastung sollten insbesondere bei jungen Frauen nichtradiologische Untersuchungen durchgeführt werden. Bei SPECT ist die Strahlenbelastung höher als bei Herzkatheteruntersuchungen oder Computertomografie. Auch eine

Magnetresonanztomografie (MRT) ist sinnvoll und wird vor allem von amerikanischen Autoren empfohlen. Kleinere Narben sind im MRT gut sichtbar.

Stabile und instabile Angina pectoris

Angina pectoris ist der lateinische Begriff für Brustschmerz. Angina pectoris tritt typischerweise bei Männern auf, wenn die Herzkranzgefäße sich verengen und der Herzmuskel dadurch mit weniger Blut und Sauerstoff versorgt wird. Folge der Minderdurchblutung sind Schmerzen, zunächst nur bei starker körperlicher Anstrengung, später auch bei leichter Belastung.

Beschwerden vor allem bei Belastung lassen sich durch Medikamente wie Nitroglycerin (Nitrospray) vorübergehend unterbrechen. Ist das der Fall, spricht man von der stabilen Angina pectoris. Bei der instabilen Angina pectoris treten die Beschwerden schon in Ruhe oder bei kleinster Belastung auf und halten länger an.

Die Aussagekraft der Diagnostik ist vor allem bei Frauen unter 60 Jahren weniger zuverlässig als bei Männern, weil die Erkrankungshäufigkeit für obstruktive Koronarerkrankungen bei ihnen noch relativ niedrig ist.

Bei der stabilen Angina pectoris, d. h. wenn die Schmerzen immer gleich bleiben (sich nicht verstärken), ist die Aussagekraft nichtinvasiver Diagnostik, also Ruhe-EKG, Belastungs-EKG, 24-Stunden-EKG und Herzultraschall, bei Frauen nicht so deutlich wie bei Männern. Die EKG-Veränderungen sind, insbesondere in Ruhe, unspezifisch; die nichtinvasiven Untersuchungen und Belastungstests sind zu wenig sensitiv und unspezifisch. Erschwerend kommt der Einfluss der weiblichen Hormone hinzu. Viele Gründe also, warum die nichtbildgebende Diagnostik und nichtinvasive Belastungstests bei Frauen keine hohe Aussagekraft haben.

Wir sind schon in Kapitel 1 darauf eingegangen, dass bei Frauen seltener als bei Männern Verschlüsse der epikardialen Gefäße in der Herzkatheteruntersuchung nachweisbar sind. Darum empfiehlt sich das MRT, weil hier eine Minderdurchblutung als Ursache der Durchblutungsstörung nachzuweisen ist, auch wenn die Kranzarterien nicht verstopft sind.

Bei Patientinnen mit Angina pectoris sollten extrakardiale, also außerhalb des Herzens liegende Ursachen wie ein Tumor im Brustbereich von einer mikrovaskulären Funktionsstörung des Herzens unterschieden werden. Es ist von Bedeutung, Letztere rechtzeitig zu diagnostizieren, weil bei Frauen mit mikrovaskulärer Koronarerkrankung das Risiko für Herzinfarkt, Tod, Schlaganfall oder notfallmäßige Krankenhausaufnahme deutlich erhöht ist. Differenzialdiagnostisch kommen vor allem Ursachen aus dem Magen-Darm-Kanal infrage wie die Refluxkrankheit, die häufig den Verdacht auf eine Herzerkrankung vermuten lassen, oder entzündliche Erkrankungen. Ein Tumor im Brustbereich steht nur sehr, sehr selten mit diesen Beschwerden im Zusammenhang.

Die Gendermedizinerin Ute Seeland von der Charité Berlin und ihre Kollegen untersuchten, ob geschlechtsspezifische Symptome in den ersten 5 Jahren nach einer unauffälligen Angiografie bei Frauen und Männern das Auftreten eines Herzkreislaufereignisses voraussagen können. Sie untersuchte Daten von 441 Männern und 379 Frauen aus der Studie des Leipziger Forschungszentrums für Zivilisationserkrankungen (LIFE). 362 Patienten hatten kardiovaskuläre Ereignisse oder mussten ins Krankenhaus. Typische Prädiktoren, also Voraussage-Hinweise für wiederholte Ereignisse bei Frauen waren eine Angina pectoris nach dem Rose Questionnaire, ein Weiterbestehen von Symptomen, entzündliche Darmerkrankungen und Rheumatoide Arthritis. Bei Männern waren es nur zwei

Parameter: das Weiterbestehen von Symptomen und Angst (erhöhte Angstscores auf der Hospital Anxiety and Depression Scale, HADS).

Wenn die Symptome sich u. a. bei Ruhe oder durch ein Nitropräparat nicht bessern, aber der Verdacht auf eine Myokardischämie besteht, sind weiterführende bildgebende Verfahren sinnvoll. Dazu gehören Stressechokardiografie, Myokardszintigrafie und MRT. Die Funktionsstörung des Herzmuskels zeigt sich durch eine Wandbewegungsstörung oder Veränderungen in der Bilddarstellung. Um dies nachweisen zu können, sollten bei Frauen funktionelle Tests oder ergänzende Untersuchungen unter Anstrengung bzw. Belastung und nicht in Ruhe durchgeführt werden.

Denken Sie unbedingt bei seltsamen, untypischen Symptomen auch an das Herz!

Spontane Koronardissektion (SCAD)

Eine weitere bei Frauen auftretende Herzerkrankung ist die spontane Koronardissektion (*spontaneous coronary artery dissection,* SCAD). Dabei kommt es zu einem Riss der inneren Gefäßwand oder zu einer Spontanruptur der die Wand versorgenden Gefäße. In der Folge bildet sich ein Bluterguss in der Wand, der den Blutfluss unterbricht und zu einer Unterversorgung des Herzgewebes führt. Man spricht von Myokardischämie oder Infarkt.

Die spontane Koronardissektion betrifft 1 bis 4 Prozent aller akuten Koronarsyndrome. Frauen zwischen 45 und 60 Jahren sind betroffen, nur selten Frauen über 60 Jahren oder Männer. Mehr als 90 Prozent sind Frauen, die keine oder nur geringe kardiovaskuläre Risikofaktoren haben.

Früher trat die SCAD besonders häufig während oder nach einer Schwangerschaft auf, mittlerweile aber auch unabhängig von einer Schwangerschaft.

Akutes Koronarsyndrom

Das akute Koronarsyndrom ist ein lebensbedrohliches Ereignis. Unter 70 Jahren sind vorwiegend Männer betroffen, über 75 Jahren vor allem Frauen.

Die Zahl der akuten Koronarsyndrome nimmt vor allem bei jüngeren Frauen signifikant zu, Statistiken aus Deutschland und Frankreich gehen in die gleiche Richtung.

GESCHLECHTERUNTERSCHIEDE IN DER BEHANDLUNG DER KORONAREN HERZKRANKHEIT

Die medikamentöse Therapie der Herzkranzgefäßerkrankung ist bei Frauen und Männern im Prinzip bislang die gleiche. Wir beschreiben die Medikamente in Kapitel 5.

Invasive Maßnahmen (Herzkatheter)

Pathologisch veränderte Herzgefäße können mittels Herzkatheter behandelt werden. Man spricht von invasiver Maßnahme, da der Katheter in den Körper eingebracht wird; meistens wird er über die Leiste bis ins Herz vorgeschoben.

Bei einer Koronardilatation werden verengte Gefäße mittels Stents wieder eröffnet. Ein Stent ist ein winziges Röhrchen aus Metall, meist Nitinol, das in das Gefäßlumen eingesetzt wird und dieses offen hält. Bei der Implantation eines *drug-eluting stents* ist der Stent mit einem Medikament beschichtet, das langfristig die Bildung von überschießendem Gewebe verhindert und damit einer Re-Stenose entgegenwirkt. Für Frauen und Männer eignet sich dieses Verfahren gleich gut.

Die Komplikationsrate bei invasiven Maßnahmen ist bei Frauen geringfügig höher, vor allem durch die Verletzung der Gefäße; der häufigste Grund ist, dass die weiblichen Gefäße kleiner sind. Es ist wichtig, die Menge an blutverdünnenden Medikamenten, die Antikoagulantien und die Substanzen zur Plättchenaggregationshemmung, bei Frauen nach dem Eingriff an ihr individuelles Körpergewicht und die weibliche Nierenfunktion anzupassen. Postoperative Blutungen bei Frauen sind häufig auf eine relative Überdosierung der »Blutverdünner« und Thrombozytenaggregationshemmer zurückzuführen.

Die Bypassoperation am Herzen

Bei Patienten mit einer schweren koronaren Herzerkrankung – vor allem dann, wenn mehrere Herzkranzgefäße oder der sogenannte Hauptstamm der linken Kranzarterie (der aus der Hauptschlagader entspringende Anfangsteil der linken Kranzarterie) betroffen sind – kann eine aortokoronare Bypassoperation (ACVB) notwendig sein. Sie zählt zu den häufigsten chirurgischen Eingriffen weltweit. Zwei Drittel der Patienten, die einen Bypass erhalten, sind Männer. Frauen sind viele Jahrzehnte durch Östrogen gegen Herzkranzgefäßerkrankung und Herzinfarkt geschützt. Eine Frau kommt deshalb durchschnittlich circa 10 Jahre später als ein Mann zur Bypassoperation.

Die Sterblichkeitsrate von Frauen ist dementsprechend nach einer ACVB höher (7,1 Prozent) als bei Männern (3,3 Prozent). Deshalb wird in allen wichtigen »Scoring«-Systemen (Bewertungen, mit denen das präoperative Risiko für eine ACVB eingeschätzt wird) der Punkt »weibliches Geschlecht« als unabhängiger Risikofaktor aufgeführt.

Auch wenn Bypassoperationen heute Routineeingriffe sind und

vielen Patienten helfen können, so sind die Komplikationsrate und Mortalität insbesondere auch bei jüngeren Frauen konstant erhöht im Vergleich zu gleichaltrigen Männern. Frauen weisen generell mehr Nebenerkrankungen auf, sind schlechter belastbar und älter zum Zeitpunkt der OP als Männer.

Daten einer Studie aus dem Deutschen Herzzentrum zeigen: Je größer die körperliche Einschränkung vor der OP ist, desto stärker ist das Ausmaß einer postoperativen Komplikation. 71 Prozent der Genderunterschiede lassen sich durch die Kombination der identifizierten Faktoren erklären, allein 61 Prozent resultieren aus Frühsterblichkeit, Alter und klinischer Konstitution. Nach Risikoadjustierung betrug die Odd's Ratio (statistisch prädiktiver Wert; OR > 1) für das weibliche Geschlecht 1,36. Wie bei der Hazard Ratio ist das Risiko der Frauen damit erhöht.

Doch auch die Operationstechnik beeinflusst das unterschiedliche Ergebnis bei Männern und Frauen. Grundsätzlich kann die Bypassoperation mit oder ohne Herz-Lungen-Maschine (HLM) durchgeführt werden. In Deutschland werden in den letzten Jahren etwa 18 bis 20 Prozent der Operationen am schlagenden Herzen, also ohne Herz-Lungen-Maschine, durchgeführt. Sie erinnern sich – diese Beobachtung führte zu Sandra Eiferts Engagement für die Gendermedizin: Wir haben an über 3400 Patienten (davon 28 Prozent Frauen), gezeigt, dass sich bei der schonenderen Methode, nämlich am schlagenden Herzen zu operieren, die Sterblichkeit umdreht. D. h. die Sterblichkeit der Frauen sank auf ein Viertel, während die der Männer fast gleich blieb.

Frauen erhalten durchschnittlich weniger Bypässe. Das liegt vor allem an den anatomisch kleineren Verhältnissen der weiblichen Gefäße, die sich deshalb für einen Bypass einfach nicht eignen, und weniger an der unter Umständen damit verbundenen technisch höheren Anforderung an die Operation. Das Team um

Sabine Oertelt-Prigione von der Universität Bielefeld untersuchte die Diskrepanz zwischen OP-Planung im Vorfeld und tatsächlich operativ angelegten Bypässen. Männer haben öfter eine im Vorfeld diagnostizierte Dreigefäßerkrankung. Unter der OP können für gewöhnlich alle Gefäße operiert werden (85 Prozent). Bei Frauen ist das nicht der Fall (77 Prozent). Frauen erhalten durchschnittlich weniger koronare Bypässe, insbesondere weniger arterielle Grafts, das sind Überbrückungen durch ein arterielles Gefäß.

Während der OP brauchen Frauen mehr kreislaufunterstützende Medikamente. Die Beatmungszeiten nach Bypassoperation sind bei Frauen länger und somit auch der Aufenthalt auf der Intensivstation mit den damit verbundenen Risiken.

~

AUS DER SPRECHSTUNDE VON SUZANN KIRSCHNER-BROUNS

»In meiner Zeit in der orthopädischen Praxis erhielt ein 58-jähriger Patient eine Hüft-TEP (Totalendoprothese, künstliches Hüftgelenk). An die Operation schloss sich ein vierwöchiger Aufenthalt in einer Rehaklinik an. Ich sah den Patienten nach seiner Reha. Ich fragte ihn, ob alles gut gegangen wäre, ob er schmerzfrei sei und wie es ihm gehe. Der Patient war sehr zufrieden mit seiner Hüftprothese, er hatte keine Schmerzen mehr. Allerdings müsse er nach circa 100 Metern stehen bleiben. Ich untersuchte seine Narbe, Hüfte und Bein – alles war in Ordnung.

Ich bat ihn, seine Beschwerden noch einmal zu beschreiben. Er meinte, es wäre, als wenn sich etwas um seine Brust lege und er schlecht Luft bekäme. Ich fragte ihn, seit wann er diese Symptome hätte – diese wären in der Reha aufgetreten. In der Reha wäre auch ein EKG gemacht worden, das Herz wäre okay. Ich befand, dass diese Beschwerden noch einmal kardiologisch überprüft werden müssten, und schickte den Patienten mit einer Überweisung zum Kardiologen. Ich sagte ihm noch: ›Lassen Sie sich auf keinen Fall abwimmeln, Sie haben Beschwerden, die unbedingt abgeklärt werden müssen.‹ Sandra Eifert und ich hatten gerade das Kapitel über den weiblichen Herzinfarkt besprochen. Mir klang noch in den Ohren, wie sehr wir den Frauen ans Herz legten, dass Beschwerden in der Brust oder/und einhergehend mit Atemnot unbedingt abgeklärt werden müssen, dass Sie sich, liebe Leserin, als Frau auf keinen Fall ohne weiterführende Diagnostik, nach Hause schicken lassen sollen.

Fünf Wochen später kam der Patient wieder in meine Praxis, und ich fragte ihn, was der Kardiologe gesagt hätte. Erst einmal wäre das EKG wieder in Ordnung gewesen und der Arzt hätte ihn nach Hause schicken wollen. Aber da hätte er an meine Worte gedacht und auf einer weiteren Diagnostik bestanden. Daraufhin zog der Patient seinen linken Hemdsärmel hoch und zeigte mir seine große Narbe am Unterarm, dann öffnete er die Knöpfe über seiner Brust und zeigte mir die große Narbe: ›Ich habe eine Dreigefäßerkrankung gehabt und Bypässe bekommen. Der Kardiologe sagte, danken Sie Ihrer Ärztin, drei Wochen später wären Sie tot umgekippt. Und hier bin ich.‹

Ich erzählte ihm von dem Zusammenhang mit unserem Buch und dass es manchmal die richtigen Zufälle gibt im Leben. Ich freute mich sehr für den Patienten und war erleichtert, dass er insistiert hatte.

So kam unser Buch schon, während wir noch am Schreiben waren, in der Sprechstunde einem Patienten zugute.«

STRESSKARDIOMYOPATHIE – DAS BROKEN-HEART-SYNDROM

Das Syndrom des gebrochenen Herzens ist keine Erfindung der romantischen Literatur, sondern ein dramatisches medizinisches Krankheitsbild.

Zum ersten Mal beobachteten in den 1990er-Jahren japanische Ärzte bei Patientinnen mit Herzschmerzen und einer akuten Störung der Pumpfunktion im Ultraschall einen Herzmuskel, der in seinem Pumpverhalten deutlich eingeschränkt wirkte. Die linke Herzkammer war aufgebläht. In Japan werden zum Fangen von Tintenfischen spezielle Gefäße benutzt, die Takotsubo heißen. An diese Fallen dachten die Forscher, als sie die Bilder der linken Herzkammer im Ultraschall sahen, die im Bereich der Herzspitze ballonartig aufgetrieben und in der Pumpfunktion stark eingeschränkt war. Daher wählten sie als wissenschaftlichen Namen »Takotsubo« für das Broken-Heart-Syndrom.

95 Prozent der Patienten mit Takotsubo-Syndrom sind Frauen. 90 Prozent dieser Frauen sind älter als 50 Jahre. Bei etwa 8 Prozent der Herzinfarkte unter Frauen handelt es sich um das Broken-Heart-Syndrom. Die Sterblichkeit ist mit circa 5 Prozent beschrieben. Wer schon einmal ein Takotsubo-Syndrom hatte, bei dem liegt die Rezidivrate bei circa 8 Prozent.

Das Broken-Heart-Syndrom kann bei bzw. nach Trauer und Verlust, also extremen psychischen und emotionalen Ereignissen wie Tod des Partners, einer Scheidung, aber auch Mobbing am Arbeitsplatz oder finanziellen Sorgen auftreten. Auch starker Stress kann bei Männern wie Frauen ein Takotsubo-Syndrom auslösen. Darum wird vermutet, dass das Herz stressbedingt überstimuliert wird, d. h. die große oder über einen langen Zeitraum ausgeschüttete Menge des Stresshormons Adrenalin führt zu Pumpversagen des Herzens. Die Kranzarterien des Herzens sind bei den Patientinnen nicht geschädigt, sondern es liegt eine Überempfindlichkeit gegenüber Stress vor.

Das Ereignis am Herzen ist hochdramatisch, die Symptome ähneln denen eines Herzinfarktes: starke Schmerzen in der Brust, Atemnot und Todesangst. In der ersten Phase des Geschehens sind beide Erkrankungen – der »echte« Herzinfarkt und das Broken-Heart-Syndrom – dementsprechend lebensgefährlich. Der Unterschied besteht darin, dass sich der Herzmuskel beim Broken-Heart-Syndrom vollständig erholen kann.

Wissenschaftler der Hochschule Hannover um das Team von Liam Couch veröffentlichten im Januar 2021 eine Studie zum Broken-Heart-Syndrom. Demnach leiden 2,5 Prozent aller Patienten, hier vor allem Patientinnen, die mit Verdacht auf einen Herzinfarkt ins Krankenhaus kommen, in Wahrheit am Broken-Heart-Syndrom.

Die Symptome, der EKG-Befund und die Laborwerte können denen des Herzinfarktes bis aufs Haar gleichen. Zu Beginn des Geschehens können auch bei Takotsubo-Patientinnen Laborwerte wie Herzenzyme und der sogenannte Troponinwert, der den Herzmuskelschaden anzeigt, erhöht sein, wenn auch weniger stark. Nur eine Herzkatheteruntersuchung zeigt frühzeitig den Unterschied.

Eine Forschungsgruppe des Universitätsklinikums Schleswig-Holstein hat darum das GEIST-Register (*German Italian Spanish Takotsubo*) ins Leben gerufen. Dort werden aus 25 kardiologischen Zentren Daten von rund 2000 Patienten gesammelt, um vor allem die Prognose besser einschätzen zu können.

Langfristig lässt sich beobachten, dass die Patientinnen oft zusätzlich an lebensbedrohlichen Erkrankungen wie Hautkrebs leiden.

Das »Beziehungsherz«

Weil positive Gefühle so bedeutend für unsere Gesundheit sind und negative Gefühle so große Auswirkungen haben können, hier ein kleiner Exkurs:

Liebe

Es ist einem warm ums Herz. Das Herz hüpft vor Freude. Das Herz schlägt bis zum Hals. Es zerspringt. Wenn wir verliebt sind, fühlen wir die Freude und Aufregung ganz unmittelbar in der Brust, vielleicht noch ein bisschen im Kopf, wenn uns schwindelig ist vor lauter Glück. Aber vor allem spüren wir unser Herz. Jede Minute bei dem anderen sein wollen, ihn teilhaben lassen an unserem Leben, miteinander verbunden sein auch über Ozeane hinweg, ein zärtliches Gefühl spüren, wenn wir den anderen betrachten, ihm in die Augen sehen. Ihn berühren, ihm nah sein, in ihm und um ihn herum sein wollen, immer wieder.
Später dann, wenn die verrückte Phase der ersten Verliebtheit sich etwas abgekühlt hat: tiefe Verbundenheit spüren, wir gegen den Rest der Welt. Sich austauschen, sich unterstützen, sich verzeihen, in guten wie in schlechten Zeiten zusammenstehen. Große Pläne schmieden, gemeinsam ein Leben aufbauen und miteinander verbringen. Wünschen wir uns nicht alle ein Happy End? Ach, was wäre das Leben ohne Liebe!

Trennung und Trauer

Das Buch *Die Luftgängerin* des Bestsellerautors Robert Schneider beginnt mit Liebeskummer. Wohl selten hat ein Autor dieses Gefühl so treffend beschrieben und wie sich das Herz dabei fühlt: »Mein Engel ist fortgegangen … Da ging eine große Hand über mein Gesicht, und ich wurde müde, müde, so herzensmüde; meine Gedanken verdunkelten, mein Leben verdämmerte. Die Sehnsucht fraß mir meinen Tag.«
Es gibt wohl niemanden, der nicht unter einer Trennung und vor allem unter dem Verlust oder gar dem Tod des geliebten Menschen leidet.

Wer das nicht tut, dem sagt man nach, dass er ein Herz aus Stein habe. Aber das Herz ist ein fühlendes Organ, kein kaltes. Es kann müde werden, trauern. Wie sollte es also nicht leiden, wenn die Liebe abhandenkommt. Die Traurigkeit ist nicht »nur« seelisch, sie manifestiert sich auch körperlich. Schwere, traurige Gefühle sind dann angemessen, sie sind normal, auch wenn wir sie nicht mögen. Wir nehmen sie uns zu Herzen.

Das »Beziehungsherz« reagiert aber nicht nur bei Trauer oder Verlust, sondern auch dann, wenn es sich respektlos behandelt, herabgesetzt oder übersehen fühlt. Blutdruck, Puls und Entzündungsmarker (C-reaktives Protein) sind bei Menschen, die in ihrer Partnerschaft oder Ehe unglücklich sind, nachweislich erhöht.

Das Risiko für einen Herz- oder Schlaganfall innerhalb der ersten vier Wochen nach dem Tod eines geliebten Menschen ist bei dem zurückgebliebenen Partner deutlich erhöht. Das Herzinfarktrisiko verdoppelt sich von 8 auf 16 pro 10 000 Personen.

Vor allem Frauen nehmen sich viel mehr zu Herzen als ihre Partner. Für Männer ist ein Streit oft nicht so dramatisch und vor allem auch schnell wieder vergessen. Wir möchten nicht behaupten, dass Frauen nachtragend wären, aber emotionale Verletzungen graben sich tiefer ein und machen den Frauen länger noch zu schaffen. Probleme in der Partnerschaft wirken sich bei Frauen darum wahrscheinlich auch viel negativer auf das Herz aus, als es die vielen (hoffentlich) liebevollen Momente, Worte und Zuwendungen vermögen.

Für Frauen wäre es gesünder, wenn sie eine Meinungsverschiedenheit, eine vermeintliche oder echte Lieblosigkeit so »neutral« hinnehmen könnten, wie viele männliche Partner das – testosteronbedingt – tun (können). Oder sich genauso schnell mit Sport, durch den Job oder Treffen mit Freunden ablenken könnten. Das klingt leider wieder nach Klischee, hat sich in der Praxis für das Herz der Herren aber sehr bewährt.

Die liebevolle Zuwendung zum eigenen Herzen kann gesünder sein, als dies vom Partner zu erwarten. Nähern Sie sich Ihrem Herzen mit folgenden Fragen:

Fragen an Ihr Herz

Habe ich etwas verloren, das für mich mein Territorium darstellte oder für mich von großer Bedeutung war?
Habe ich mich in letzter Zeit oder sogar über einen sehr langen Zeitraum noch mehr als sonst anstrengen müssen, um meine Firma, meinen Ehemann oder mein Haus zu »behalten«?
Musste ich hart kämpfen, um etwas, an dem mein Herz hängt, zu bewahren oder zurückzugewinnen? War die Zeit so anstrengend, dass ich dabei meine Gesundheit vernachlässigt habe?
Bin ich möglicherweise erschöpft von all den Kämpfen, die ich kämpfen musste?

Depressionen

In Deutschland erkranken Frauen doppelt so häufig an einer Depression wie Männer. Die Hormonschwankungen tragen ihren Teil dazu bei. Herzkranke Frauen (Herzinsuffizienz) sind drei- bis fünfmal häufiger depressiv im Vergleich zur Allgemeinbevölkerung.

Eine Depression kann sowohl Ursache einer Herz-Kreislauf-Erkrankung als auch deren Folge sein. Nach schweren Ereignissen sind Frauen länger niedergeschlagen und depressiv verstimmt, sodass diese Belastung das Herz schädigen kann. Leiden Männer unter einer Depression, dann fällt oft ein verstärkt aggressives Verhalten auf. Bei Herz-Kreislauf-Patientinnen treten in 20 bis 45 Prozent der Fälle Depressionen auf.

Nach einem Herzinfarkt bekommen 30 Prozent der Betroffenen eine Depression. Dadurch verschlechtert sich die Prognose der Herzerkrankung dramatisch. Aber auch wer depressiv ist, besitzt ein doppelt so hohes Risiko für einen Herzinfarkt.

Symptome einer schweren Depression sollten immer auch in Hinblick auf Herzerkrankungen ernst genommen werden. Sie sind ein großer Risikofaktor für kardiovaskuläre Erkrankungen und Komplikationen nach einem Herzinfarkt.

Oft gehen psychosoziale und neurobiologische Ursachen Hand in Hand. Durch frühere Ereignisse wie Traumata u. a. im Rahmen sexuellen Missbrauchs kann die Anfälligkeit für eine Depression erhöht sein.

Weitere mögliche Auslöser sind u. a. der Verlust eines geliebten Menschen, ein Unfall oder ein anderes schweres Krankheitserlebnis, eine lebensrettende Operation oder eine Krebserkrankung. Neurobiologisch kann eine Depression genetisch vererbt sein, oder es kann sich ein Ungleichgewicht von Transmittern in einer bestimmten Gehirnregion entwickeln, Stresshormone können dauerhaft erhöht sein, oder die Depression kann im Rahmen einer medikamentösen Therapie auftreten.

Andere Krankheiten können mit einer Depression verwechselt werden wie Fatigue, Schilddrüsenerkrankungen, Tumorerkrankungen, Nebenwirkungen bei Medikamenteneinnahme, Demenz.

Darum ist die Diagnosestellung einer Depression durch einen Arzt, Psychotherapeuten oder Psychologen für die Therapie und Heilung so wichtig.

DAS MITFÜHLENDE HERZ BEI (BRUST-)KREBS

Die Diagnose Brustkrebs ereilt in der westlichen Welt jede siebte bis achte Frau im Laufe ihres Lebens. Die Überlebensrate hat sich aufgrund der Vorsorge und Diagnose in frühen Stadien der Erkrankung sowie durch die modernen Therapiemethoden in den letzten 30 Jahren drastisch verbessert. Die 5-Jahres-Überlebensrate liegt in Deutschland laut Krebsregister des Robert Koch-Instituts heute (aktuelle Zahlen aus 2017/18) bei 88 Prozent, die 10-Jahres-Überlebensrate bei 83 Prozent. Das ist großartig und soll Ihnen, falls Sie von dieser Diagnose betroffen sein sollten, Mut machen!

Gerade weil sich die Brustkrebsbehandlungen ständig verbessern und je nach Tumorart die Überlebensrate und -zeit glücklicherweise zunimmt, beobachten wir eine zunehmende Anzahl von Patientinnen mit kardiovaskulären Folgen aufgrund der Krebstherapie.

Heutzutage werden bei Krebserkrankungen multimodale Behandlungen durchgeführt. Das bedeutet, dass je nach Tumorart und Ursprungsgewebe wahlweise oder kombiniert Operation, Chemotherapie, Strahlentherapie, spezifische Immun- und Antikörpertherapie verordnet werden, um das Leben der Patientin zu retten. Aufgrund der gut und neu entwickelten Krebstherapien ist die Überlebensrate in den letzten 30 Jahren wunderbarerweise drastisch angestiegen.

Alles im Leben hat zwei Seiten, auch Tumortherapien. Leider können sie sofort und auch noch Jahre später das Herz schädigen. Man spricht in diesem Zusammenhang von Kardiotoxizität. Ein Fachbereich in der Medizin beschäftigt sich seit mehr als 20 Jahren mit der Behandlung des geschädigten Herzens durch Krebstherapien: die Kardioonkologie.

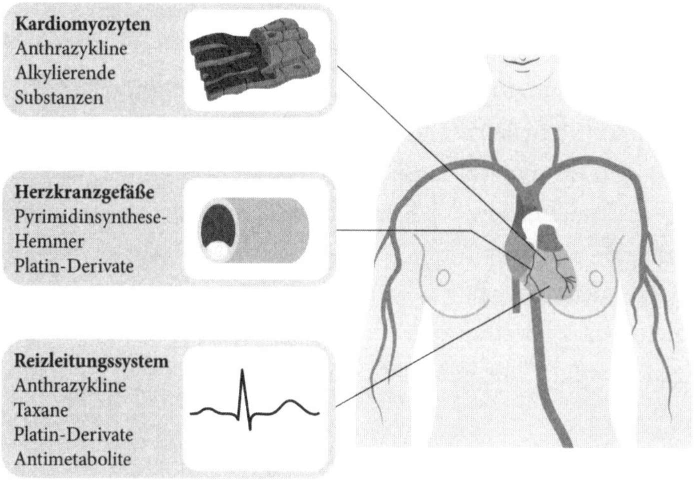

Abb. 9: Entstehung der Kardiotoxizität: Herzmuskelzellen, Kranzgefäße, das Reizleitungssystem können betroffen sein. Nach: Dario Trapani et al.: Management of Cardiac Toxicity Induced by Chemotherapy. J. Clin. Med. 2020, 9, 2885

Kardiotoxizität nach (Brust-)Krebs

Grundsätzlich können alle Strukturen des Herzens betroffen sein und durch die jeweilige Therapieform geschädigt werden. Dazu zählen der Herzmuskel, die Herzkranzgefäße, die Herzklappen und das Reizleitungssystem. Es können Herzrhythmusstörungen, Herzinsuffizienz, Klappenschädigungen oder Veränderungen der Herzkranzgefäße auftreten.

Darum werden seit vielen Jahren Tumorpatientinnen vor, während und nach der Therapie beim Kardiologen vorgestellt. Die einzelnen Vor- und Nachteile unterschiedlicher Therapien werden dann für die Patientin individuell abgewogen, und es wird die bestmögliche Therapie besprochen.

Die folgende Empfehlung ist aus den aktuellen Guidelines der Europäischen Gesellschaft für Kardiologie (ESC) von 2022.

Risikofaktoren für Kardiotoxizität (bei Frauen und Männern):

- vorbestehende Herzerkrankungen
- Fettstoffwechselstörung, Rauchen, Diabetes, Bluthochdruck
- Anthrazyklingabe; die Kardiotoxizität kann sich je nach Dosis erhöhen (Kumulativ-Dosis)
- Alter (Frauen über 65 Jahren, Jugendliche und Kinder unter 18 Jahren)
- Niereninsuffizienz
- gleichzeitige Bestrahlung
- gleichzeitige Gabe von Immunmodulatoren

Chemotherapie

Eine Chemotherapie kann als Nebenwirkung den Herzmuskel schädigen. Die häufigste und schwerwiegendste Folge der medikamentösen Tumortherapie, die das Herz betrifft, ist die Herzschwäche, siehe oben. Sie kann vorübergehend auftreten oder dauerhaft sein. Eine im Verlauf oder nach einer Krebstherapie entstehende Herzschwäche muss darum frühzeitig erkannt und behandelt werden. Das höchste Risiko für eine Herzmuskelschädigung besteht bei der Gabe von Anthrazyklinen.

Die Nebenwirkungen der Chemotherapie sind bei den Frauen generell stärker ausgeprägt als bei den Männern. Bislang wurde die Dosis bestenfalls ans Körpergewicht angepasst.

Bitten Sie Ihre behandelnden Ärzte, die Dosis entsprechend Ihrer Körperzusammensetzung zu berechnen, am besten anhand Ihres Gewichts nach Abzug des Fettanteils/Berechnung der fettfreien Muskelmasse. Damit können sowohl die Wirkung als auch die Nebenwirkungen individuell angepasst werden. Männer verfügen normalerweise über mehr Muskelmasse und benötigen daher eine höhere Dosis. Das ist nicht überall üblich.

Durch Chemotherapeutika kann es über eine Schädigung der Gefäßwand oder -verkrampfung auch zur Herzkranzgefäßerkrankung kommen. Zusätzlich kann das Risiko für venöse Thromboembolien und/oder arterielle Gerinnsel steigen. Herzrhythmusstörungen sind häufig.

Eine akute Schädigung des Herzens, eine akute Kardiotoxizität, tritt laut Deutschem Krebsforschungszentrum in der Helmholtz Gesellschaft bei circa der Hälfte aller Krebstherapien auf.

Viele Faktoren spielen für die Schwere einer Herzschädigung durch eine Krebsbehandlung eine Rolle. Auch die neuen Substanzen (Antikörper-basierte Medikamente, Tyrosinkinase-Inhibitoren und Immuntherapien) können einen Einfluss auf das Herz der behandelten Patienten haben.

Bestrahlung

Die Bestrahlung des Tumorgewebes kann die Überlebensrate nach der Tumorerkrankung maßgeblich beeinflussen. Heute lässt sich mit modernen Geräten die Bestrahlung des Krebsgewebes genauer durchführen als früher. Es wird weniger gesundes Gewebe mitgeschädigt als noch vor 10 Jahren.

Das Herz wird vor allem dann in Mitleidenschaft gezogen, wenn die Organe *im* Brustraum bestrahlt werden. Ist das der Fall, dann sind unter Umständen viele Jahre nach der Bestrahlung die Herzkranzgefäße oder die Herzklappen in Mitleidenschaft gezogen. Bei den Kranzgefäßen kann es zum Endothelschaden oder zur Plaqueruptur kommen.

Lassen Sie sich darum gut beraten! Besprechen Sie mit Ihrem Arzt alle möglichen Optionen. Eine Bestrahlung der Brust kann zum Teil in Bauchlage durchgeführt werden. Auf diese Weise wird das Herz gar nicht mitbestrahlt.

Bei anderen Tumoren ist dies nicht ohne Weiteres möglich. Darum sollte – wir können es nicht oft genug wiederholen – vor einer umfassenden Krebsbehandlung unbedingt das Herz untersucht werden. Vor allem deshalb, weil an Brustkrebs erkrankte Frauen ab dem 45. Lebensjahr häufiger an den auf die Tumortherapie folgenden Herz-Kreislauf-Erkrankungen sterben als an ihrer Krebserkrankung.

Die Kombination Bestrahlung und Chemotherapie, die notwendig sein kann, um den Krebs zu bekämpfen, erhöht noch einmal das Risiko.

Bei circa 20 Prozent aller Frauen mit (Brust-)Krebs ist der Tumor hormonsensibel. Bei hormonsensitiven Tumoren erhalten viele Patientinnen im Anschluss an eine Operation einen Hormonrezeptorblocker. Ein Beispiel ist Tamoxifen, ein selektiver Östrogenrezeptor-Modulator, d. h. das Medikament verhindert im Brustgewebe die Östrogenwirkung und senkt damit das Risiko für ein erneutes Wachstum von Brustkrebszellen und auch von Metastasen. Tamoxifen wird Frauen verordnet, die noch nicht in der Menopause sind, d. h. deren Eierstöcke Östrogen produzieren. Die Patientinnen werden aber durch das Medikament in die Menopause versetzt. Der dadurch ausgelöste (gewollte) Hormonmangel hat einen direkten Einfluss auf das Herz. Nebenwirkungen von Tamoxifen sind u. a. ein erhöhtes Thromboserisiko, Herzrhythmusstörungen sowie Hitzewallungen wie in den Wechseljahren.

Genauso kann dies bei anderen Medikamentengruppen wie Aromatasehemmern und Antikörpern der Fall sein.

Die Kombinationsbehandlung bestehend aus Chemotherapie und dem monoklonalen Antikörper Trastuzumab ist ebenfalls eine erfolgreiche Möglichkeit. Das Herz leidet allerdings unter dieser Kombination. Zumindest eine vorübergehende Verschlechterung der Pumpleistung des Herzens wird bei 30 Prozent der Patientinnen, die Trastuzumab erhalten, diagnostiziert. Lassen Sie sich nicht abschrecken! Ist das der Fall, dann wird die Therapie für einige Wochen unterbrochen, bis sich das Herz wieder erholt hat. Danach kann die Therapie weitergeführt werden.

Venöse Thromboembolien treten vermehrt bei diesen Krebsarten auf: Bauchspeicheldrüse, Hirntumoren, Lunge, Lymphom, Myelom. Die Gabe von Antikoagulantien, gerinnungshemmenden Medikamenten, ist hier in jedem Fall sinnvoll.

Tumortherapien, die das Herz schädigen können:

- Chemotherapie mit den Wirkstoffen Anthrazyklin, Alkylantien, Pyrimidinsynthese-Hemmer, Platin-Derivate, Fluoropyrimidine, Cisplatin
- HER2-Antikörper, Proteasom-Hemmer, BCR-ABL-Tyrosinkinase-Hemmer, VEGF-Hemmer
- Immuntherapie mit Checkpoint-Inhibitoren oder CAR-T-Zellen
- Bestrahlung der linken Brust mit hoher Strahlendosis (30 Gray oder mehr).

Mögliche Herzschädigungen durch onkologische Therapien:

- Herzinsuffizienz (vornehmlich durch Chemotherapie)
- Veränderung der Herzkranzgefäße (durch Chemotherapie, Bestrahlung, VEGF-Inhibitoren, Hormone)
- Herzrhythmusstörungen (durch Hormontherapie, Chemotherapie und Bestrahlung)
- Herzklappenschäden (durch Bestrahlung)
- Risikofaktoren wie Bluthochdruck, Fettstoffwechselstörung und Diabetes können verstärkt werden.

So beugen Sie unter Onkotherapie einer Schädigung des Herzens vor

Schon vor, während und nach einer Krebstherapie kann man einer möglichen Herzschädigung durch folgende Untersuchungen vorbeugen:

- Vor der Chemotherapie sollte eine kardiologische Basisdiagnostik durchgeführt werden. Dadurch lassen sich eventuelle Vorschädigungen am Herzen rechtzeitig erkennen, sodass die onkologische Therapie gegebenenfalls darauf abgestimmt werden kann.
- Wichtig sind insbesondere funktionelle Herzuntersuchungen. Dazu gehören die Echokardiografie (Beurteilung von Herzmuskel, Klappen, indirekt Herzkranzgefäße), MRT (Beurteilung von Pumpfunktion und Fibrosegrad).
- Zeigt sich in der Echokardiografie während oder nach der Krebstherapie eine Reduktion von 10 Prozent im Vergleich zum Ausgangswert vor der Therapie, muss man davon ausgehen, dass es zu einer Herzschädigung gekommen ist (Kardiotoxizität).
- Folgende Laboruntersuchungen des Herzens jährlich oder bei auftretenden kardiovaskulären Symptomen auch früher: CK, CK-MB, Troponin, NT-proBNP, D-Dimer.

Mit diesen Untersuchungen und Ergebnissen vermeidet man idealerweise Herzschädigungen, hat vorbestehende Herzerkrankungen im Blick und kann neu aufgetretene Beschwerden frühzeitig diagnostizieren und behandeln.

Wichtig: Wenn Sie (Brust-)Krebspatientin sind oder waren – auch wenn das Ereignis oder die Therapie schon 5 Jahre und länger zurückliegt – und Sie feststellen, dass Ihre Kräfte schwinden (Leistungsknick, Erschöpfung, Anstrengung beim Treppensteigen und bei alltäglichen Verrichtungen), suchen Sie bitte Ihren Hausarzt oder einen Kardiologen auf.

Wir möchten Sie auch motivieren, einmal jährlich zum Kardiologen, in eine Frauensprechstunde oder in eine Spezialsprechstunde für Kardioonkologie zu gehen. Denn bei 15 Prozent der Frauen, deren Behandlung 5 Jahre zurückliegt, ist die Pumpleistung des Herzens doppelt so häufig vermindert wie bei Frauen in der Vergleichsgruppe ohne Krebserkrankung.

Was können Sie selbst tun?

Neben den vielen, zum Teil langen und kräftezehrenden Therapien ist es für Sie, liebe Patientin, wirklich von großer Bedeutung, dass Sie körperlich aktiv bleiben oder werden. Sie werden davon ungemein profitieren, denn der gesamte Körper und speziell das Herz-Kreislauf-System bekommen dann wieder Energie. Gerade für onkologische Patientinnen gibt es viele Angebote, wie z. B. onkologische Sporttherapie. Informieren Sie sich und fragen Sie bei Ihrer Krankenkasse nach. Wir möchten Sie wirklich motivieren, sich diese Angebote anzuschauen und auszuprobieren! Die Kosten werden von vielen Krankenkassen übernommen.

Das Sport- und Bewegungsprogramm kann individuell angepasst werden. Dazu möchten wir auch raten, denn es gibt je nach Patientin und Krankengeschichte unterschiedliche Bedürfnisse: Gewichtsabnahme nach energieraubender Behandlung, Beweglichkeit im Alltag, allgemeine Fitness oder Verbesserung der Gedächtnisleistung. Viele Patientinnen profitieren von diesen Programmen auch in sozialer Hinsicht, sie lernen Menschen in einer ähnlichen Lebenssituation kennen und fühlen sich daher weniger einsam oder isoliert. Sie haben die Chance, Vertrauen in sich und den eigenen Körper wiederzuerlangen.

Es ist bekannt, dass durch die Teilnahme an Sport- und Bewegungsprogrammen (oder auch selbsttätige Bewegung) weniger Depressionen und Ängste auftreten sowie Lebensmotivation und Optimismus steigen.

Haben wir Sie überzeugt? Einen Versuch ist es wert!

~

AUS DER SPRECHSTUNDE VON SANDRA EIFERT

»Eine 63-jährige Patientin kam zu mir in die Frauensprechstunde. Bei ihr war ein östrogenrezeptorpositives Mammakarzinom diagnostiziert worden. Ihre Brustkrebserkrankung wurde daraufhin im Januar 2021 umfassend therapiert. Die Behandlung bestand aus einer präoperativen Chemotherapie, die angesetzt wurde, um schonender operieren zu können, der brusterhaltenden Operation sowie der Gabe eines Aromatasehemmers. Das ist ein Medikament, das die Östrogenproduktion in den Muskel- und Fettzellen hemmt.

Die Patientin litt zum Zeitpunkt der Untersuchung an einer Onkotherapie-induzierten Herzschwäche. Sie hatte eine Kardiomyopathie, d. h. eine krankhafte Vergrößerung des Herzmuskels als Folge der Chemotherapie entwickelt. Sie litt deutlich unter Luftnot, wenn sie sich anstrengte, hatte leichte Ödeme in den Beinen und musste nachts zwei- bis dreimal auf die Toilette, um Wasser zu lassen.

Die Herzschwäche der Patientin wurde daraufhin mit Medikamenten behandelt. Sie benötigte keine Operation.«

~

Im folgenden Kapitel gehen wir näher auf die Herzschwäche ein.

5

ATEMLOS – WENN DAS HERZ AUFGIBT UND WEITERE HERZTHEMEN

Ich habe ein großes Herz.
Mir wird das Herz so schwer.
Das Herz muss immer stark sein, doch manchmal kann es oder mag es nicht mehr. Die Schwäche des Herzens ist eine weitverbreitete Erkrankung und oft schleichend.

Herzschwäche ist eine der häufigsten Erkrankungen und Todesursachen in Deutschland: Fast vier Millionen Menschen haben hierzulande ein schwaches Herz, mehr als 40 000 Menschen sterben jährlich daran.

Eine Herzschwäche entwickelt sich meist schleichend und bleibt darum oft über lange Zeit unerkannt. Wenn sich eine Herzschwäche entwickelt, werden alle Organe nicht mehr ausreichend mit Blut und Sauerstoff versorgt. Nachlassende Leistungsfähigkeit oder Luftnot bei größerer Anstrengung wird oft auf das Älterwerden geschoben. Möglicherweise ist das ein Grund, aber vorrangig braucht Ihr Herz Aufmerksamkeit. Achten Sie als Frau darum bitte besonders auf Veränderungen, die auf ein schwächer werdendes Herz hinweisen können.

DAS SCHWACHE HERZ BEIM »STARKEN GESCHLECHT«

Wenn die Fähigkeit des Herzens zu pumpen nachlässt, wird der Körper inklusive Hirn, Leber und Nieren minderdurchblutet. Genau das ist der Fall bei der Herzschwäche, der Kardiomyopathie.

Man unterscheidet bei Erwachsenen

- die dilatative Herzmuskelerkrankung (auf Basis einer früheren Herzmuskelentzündung) inklusive Covid und der peripartalen Kardiomyopathie als Sonderform
- die ischämische Kardiomyopathie (auf Grundlage einer Herzkranzgefäßerkrankung)
- die valvuläre Kardiomyopathie (auf Basis von Klappenerkrankungen). Dazu mehr im nachfolgenden Unterkapitel.

Die Erkrankungen können die linke oder/und die rechte Herzhälfte betreffen, meist ist die linke führend.

Es gibt die Herzschwäche mit herabgesetzter Pumpfunktion, auch systolische Herzinsuffizienz genannt, sowie die Herzschwäche mit erhaltener Pumpfunktion, die diastolische Herzinsuffizienz.

Bei der systolischen Herzinsuffizienz, von der mehr Männer als Frauen unter 75 Jahren in den westlichen Industrienationen betroffen sind, schlägt das Herz nicht mehr stark genug. Bei der diastolischen Herzschwäche mit erhaltener Pumpfunktion ist das Herzgewebe nicht mehr elastisch genug, sodass das Herz zwar in seiner Pumpfunktion nicht eingeschränkt ist, sich aber in der Entspannungsphase nicht mehr ausreichend mit Blut füllt. Unter der diastolischen Herzschwäche leiden vor allem Frauen. Die Erkrankung ist altersabhängig und tritt häufig bei Diabetikerinnen auf.

Das Frauenherz ist im Allgemeinen etwas steifer als das Männerherz, d. h. der Herzmuskel ist weniger elastisch. Häufig ist das

Frauenherz auch kleiner als das Männerherz. Für eine ausreichende Blutversorgung des Körpers ist seine Pumpleistung höher. Der Östrogenmangel in den Wechseljahren führt zu Blutdruckanstieg und vermehrter Bindegewebsbildung im Herzen, die Elastizität nimmt noch mehr ab.

Dilatative Kardiomyopathie

Bei der dilatativen Kardiomyopathie ist der Herzmuskel, insbesondere der linken Herzkammer, pathologisch erweitert.

Eine dilatative Kardiomyopathie kann auf der Grundlage einer abgelaufenen Entzündung entstehen oder vererbt sein.

Myokarditis – das entzündete Herz

Eine Herzmuskelentzündung kann durch eine Infektion – meist durch Viren – verursacht werden. Auch ein Autoimmungeschehen – also eine Entzündung, die nicht von Erregern verursacht wird – kommt infrage, sie ist allerdings seltener. Die Viren dringen in die Herzmuskelzellen ein und zerstören Gewebe lokal oder am ganzen Herzmuskel. Es handelt sich um einen Entzündungsvorgang und eine Gewebeschädigung.

Man unterscheidet die

- subklinische Myokarditis, bei der keine oder nur leichte Symptome auftreten,
- die akute Myokarditis, bei der die Herzfunktion eingeschränkt ist, und
- die chronische Form, bei der die Entzündung bestehen bleibt.

Weil die Symptome eher unspezifisch sind – man fühlt sich schlapp und müde –, wird die Diagnose oft erst verzögert gestellt. Drei von vier Patienten mit Myokarditis haben Luftnot, jeder dritte hat Brustschmerzen und jeder fünfte Herzrhythmusstörungen (Herzstolpern, Herzrasen). Glücklicherweise sind wenige Herzmuskelentzündungen so schwerwiegend, dass sie im Krankenhaus stationär behandelt werden müssen.

Sollten Sie diese Symptome nach einem Virusinfekt wie Grippe oder Covid bei sich feststellen, lassen Sie bitte Ihr Herz untersuchen.

Coronainfektion mit Fokus Herz

Während der Coronainfektion werden durch die Viren in unserem Körper entzündliche Botenstoffe gebildet, die Immunreaktionen unter anderem am Herzen auslösen. SARS-CoV-2 ist eine Multiorganerkrankung, bei der das Endothel, also die Innenauskleidung der Blutgefäße, beschädigt wird. Von den Endothelzellen ausgehend findet eine Immunreaktion statt. Durch die lokal ausgelöste Entzündung am Herzen und in den Blutgefäßen kann es zu einer vermehrten Bildung von Mikrothromben kommen. Die Gefahr für Herzinfarkt und Schlaganfall steigt.

Im Zusammenhang mit der SARS CoV-2-Infektion wurden – wenn auch sehr selten – zum Teil sehr schwere Herzmuskelentzündungen beobachtet. Laut amerikanischen Kardiologen wird das Herz durch die Coronainfektion auf unterschiedliche Art angegriffen. Das kann sich akut oder längerfristig auswirken.

Die US-amerikanische Kardiologenvereinigung ACC hat deshalb eine Empfehlung erarbeitet. Danach ist die Myokarditis definiert durch:

- kardiale Symptome wie Brustschmerz, Atemnot, Herzklopfen, Synkope
- erhöhtes Troponin (cTN), ein Eiweiß, das bei Zelluntergang der Herzmuskelzellen gebildet wird

- abnorme Befunde im EKG, Ultraschall; linksventrikuläre Wandbewegungsstörungen im kardialen MRT; Entzündungszeichen mit Zellzerstörung in Gewebeproben, die dem Herzen entnommen wurden

Laut ACC handelt es sich um eine Myokarditis, wenn alle drei Punkte zutreffen. Eine Myokarditis kann aber auch wahrscheinlich gewesen sein, wenn alle Punkte zutreffen, aber erst in den folgenden sechs Monaten im MRT bzw. in einer Biopsie Hinweise auf eine zurückliegende Myokarditis nachweisbar sind.

Eine Myokardschädigung in Zusammenhang mit Covid-19 ist oft mit einer schlechteren Prognose verbunden, als wenn das Herz nicht in Mitleidenschaft gezogen worden ist. Eine Herzbeteiligung stellt zwar keine Myokarditis dar, ist aber aufgrund der oftmals diffuseren Symptomatik tückisch. Denn die Beschwerden sind nicht immer eindeutig dem Herzen zuzuordnen, obwohl Schäden am Herzmuskel vorliegen.

Ein erhöhter Troponinwert und Veränderungen im kMRT (kardialen MRT) können bei einigen Patienten schon früh nach der Coronainfektion beobachtet werden. Meistens jedoch treten Herzbeschwerden, veränderte Blutwerte und Auffälligkeiten in der Bildgebung erst später, nach Wochen oder Monaten, auf.

Die Empfehlungen der American College Cardiology (ACC) nach einer Covid-induzierten Myokarditis oder einer durch die Impfung ausgelösten Herzmuskelentzündung lauten: Die Behandlung hängt davon ab, ob kardiale und weitere Covid-Symptome vorhanden sind.

- Patienten ausschließlich mit Brustschmerzen, aber ohne Zeichen einer Herzschwäche (eingeschränkte linksventrikuläre Funktion) oder Rhythmusstörungen, können engmaschig ambulant behandelt werden mit einer Nachkontrolle nach drei bis sechs Monaten.

- Bei einer mild bis moderat ausgeprägten definitiven Myokarditis ist ein Klinikaufenthalt ratsam, idealerweise in einem Herzzentrum. Je nach Symptomatik könnten dort u. a. Sauerstoff, Kortikosteroide oder nichtsteroidale Entzündungshemmer (NSAID) gegeben werden.
- Patienten ohne Beschwerden oder Symptome mit dem Zufallsbefund einer Myokardbeteiligung brauchen keine Behandlung, sollten aber informiert werden, dass sie auf Warnsignale wie Brustschmerzen und Kurzatmigkeit achten.

Münchner Radiologen untersuchten bereits zu Beginn der Pandemie im MRT Covid-Patienten mit Troponinerhöhung im Vergleich mit Patienten ohne Covid, bei denen ein Verdacht auf Myokarditis bestand. Covid-Patienten wiesen in hohem Maß (89 Prozent) radiologische Auffälligkeiten auf.

SARS-CoV-2-Impfung und Herz

»Eine durch die Impfung ausgelöste Myokarditis oder Perikarditis ist sehr selten«, schreibt Thomas Meinertz, Wissenschaftlicher Beirat der Deutschen Herzstiftung. Zugleich gibt er zu bedenken: »Das gesundheitliche Risiko durch eine Covid-Infektion ist in jeder Altersklasse sehr viel höher einzuschätzen als das Risiko einer Myokarditis/Perikarditis durch Impfung mit einem mRNA-Impfstoff.«

Das Myokarditis-Risiko durch eine Covid-19-Erkrankung ist mindestens um das Vierfache höher als das einer impfbedingten Herzmuskelentzündung, wie Studien aus den USA, Großbritannien und Israel zeigen. Vor allem ist das Risiko für andere Herz-

Kreislauf-Erkrankungen wie Rhythmusstörungen, Herzinfarkt, Lungenembolie oder auch akute Nierenschäden bei Covid um ein Vielfaches höher als durch die Impfung.

Bei einer durch die Impfung bedingten Myokarditis ist eine Behandlung laut ACC nicht nötig, wenn diese wie in den meisten Fällen mild verläuft, d. h. sich die Beschwerden schnell bessern, der Troponinwert normal ist oder schnell absinkt und die Herzleistung ebenfalls normal ist. Bei anhaltenden Symptomen wird die Myokarditis, ob nach Infektion durch SARS-CoV-2 oder Impfung, u. a. mit Kortikosteroiden oder entzündungshemmenden Medikamenten behandelt.

Zurückhaltend äußern sich die Experten zu weiteren Impfungen nach einer impfassoziierten Myokarditis. Hier sollte das Risiko immer individuell abgewogen werden. Betont wird von allen Experten aber, dass der Nutzen der Impfung die seltene Impfkomplikation ganz eindeutig überwiegt.

Long Covid

Laut Daten einer im JAMA 2022 publizierten Studie zu Long Covid von weltweit 1,2 Millionen Covid-19-Erkrankten zählen u. a. Fatigue, anhaltende Probleme mit der Atmung und Konzentrationsschwierigkeiten oder andere kognitive Beeinträchtigungen zu den bleibenden Symptomen. Das Risiko für Herzschwäche, Herzinfarkt, Herzrhythmusstörungen und plötzlichen Herztod ist nach der Infektion noch mindestens für ein Jahr erhöht. Selbst bei einem milden Covid-Verlauf sollte darum das Herz in der Folge kontrolliert werden. Frauen scheinen mindestens doppelt so häufig an Long Covid zu erkranken wie Männer.

Peripartale Kardiomyopathie (PPCM):

Bei etwa einem Prozent der schwangeren Frauen kommt es zu Herzproblemen.

Dazu gehört u. a. die peripartale Kardiomyopathie, die in den letzten drei Monaten der Schwangerschaft und bis zu sechs Monate nach der Geburt auftreten kann. Es handelt sich um eine akute Herzschwäche, die u. U. lebensbedrohlich sein kann. Häufig beklagen die Patientinnen akute Luftnot und Husten, die oft auch für Anzeichen einer Lungenentzündung gehalten oder als physiologische Folge der Schwangerschaft und Entbindung gedeutet werden.

Ursache ist möglicherweise eine Störung im Erbgut, die zu einem veränderten Prolaktin, dem Stillhormon, führt. Es richtet sich in diesem Fall gegen das Herz (analog zur Wochenbettdepression, die seelisch angreift, trifft es hierbei das Herz).

Die Inzidenz der PPCM liegt bei 1:3500 bis 1:1400 Geburten. Das entspricht etwa 300 Patientinnen pro Jahr in Deutschland. Etwa 30 von ihnen leiden unter einer schweren Herzinsuffizienz. Die Häufigkeit in Südafrika liegt bei 1:1000 und in Haiti bei 1:299. Bei Schwarzafrikanerinnen wird ein erhöhtes Risiko beobachtet. Zusammen mit der hohen Inzidenz unter der Schwarzen Bevölkerung Haitis und Afrikas vermutet man zumindest in diesen Regionen genetische Faktoren, die das Risiko für eine PPCM erhöhen. Weitere potenzielle Risikofaktoren für PPCM sind Präeklampsie, Bluthochdruck, die Einnahme tokolytischer Medikamente, Rauchen, Zwillingsschwangerschaften, Teenagerschwangerschaften und Schwangerschaften bei älteren Frauen. Allerdings sind ein Viertel bis ein Drittel aller PPCM-Patientinnen junge, offensichtlich gesunde, erstgebärende Frauen. Bei frühzeitiger Diagnose und interdisziplinärer Betreuung kann oft eine weitgehende Erholung von Herzinsuffizienz und Kardiomyopathie erreicht werden.

Hypertrophe Kardiomyopathie

Die hypertrophe Kardiomyopathie ist eine erblich bedingte Verdickung des Herzmuskels.

Ischämische Kardiomyopathie

Hierunter versteht man die Herzschwäche auf Basis der Herzkranzgefäßerkrankung.

Valvuläre Kardiomyopathie

Damit ist die Herzschwäche gemeint, die sich auf dem Boden einer angeborenen oder erworbenen Herzklappenerkrankung entwickelt.

BEHANDLUNG DER HERZSCHWÄCHE DER FRAU

Der Anstieg der Atemfrequenz ist bei psychischer und physischer Anstrengung ein normaler Anpassungsmechanismus des Körpers, insbesondere wenn wir uns sportlich betätigen. Nach der Anstrengung sinkt die Atemfrequenz wieder ab.

Warum sich die Herzschwäche durch Atemnot zeigt

Vielen Menschen ist nicht bewusst, dass Atemnot ein Anzeichen einer Herzerkrankung sein kann. Eine plötzlich auftretende Luftnot kann auf akute Herzschwäche hinweisen, aber auch viele andere Gründe haben.

Anders verhält es sich bei der Atemnot, wenn man bei mehr

oder weniger großer Belastung wenig bzw. keine Luft bekommt. Diese Art der Atemnot tritt vor allem in Zusammenhang mit einer Herzerkrankung auf, hier mit einer Linksherzinsuffizienz, der Schwäche des linken Herzens. Als Folge gelangt nicht mehr genügend Blut in den Körperkreislauf. Dadurch fehlt den Muskeln Sauerstoff, das Blut staut sich in die Lunge zurück, man gerät schneller außer Atem. Kommt es zu einem Lungenödem, einer Wasseransammlung in der Lunge, erzeugt dies starke Atemnot und Husten. Bei fortgeschrittener Herzschwäche tritt Atemnot meist schon in Ruhe auf.

Symptome bei Herzschwäche

- Atemnot zunächst nur bei Anstrengung, später in Ruhe
- Wasser in den Beinen und Geweben (Ödeme)
- Herzrhythmusstörungen
- Herzschmerzen (Angina pectoris)
- Unerklärliche Müdigkeit und Abgeschlagenheit
- Neu aufgetretene Leistungsminderung; normale Alltagstätigkeiten wie Treppensteigen, Einkaufen oder Radfahren werden anstrengender (bis unmöglich)

Diagnostik der Herzschwäche

Je früher ein schwaches Herz erkannt wird, desto eher kann es behandelt und einer Verschlechterung vorgebeugt werden. Die leitlinienbasierte Diagnostik der Herzinsuffizienz gilt für beide Geschlechter. Allerdings haben große Statistiken gezeigt, dass die Echokardiografie bei Frauen seltener eingesetzt wird als bei Männern.

Viele diagnostische Methoden stehen zur Verfügung, um die

Pumpfunktion des Herzens zu beurteilen. Sie wird in Prozenten angegeben. Empfehlenswert ist als Richtwert für eine gute Auswurffraktion die (systolische) Pumpfunktion der linken Herzkammer von 55 Prozent bei Männern bzw. 60 Prozent bei Frauen. Eine Pumpfunktion unter 30 Prozent spricht für eine schwere Herzschwäche.

Echokardiografie

Die Ultraschalluntersuchung des Herzens kann von außen (über die Brustwand) oder von innen über die Speiseröhre durchgeführt werden. Sie wird meist als Erstes von außen durchgeführt. Heutzutage lassen sich über diese nichtinvasive Untersuchung sehr gut vielfältige Veränderungen am Herzen diagnostizieren, u. a. die Beurteilung der Pumpfunktion des Herzens oder der Herzklappen.

Magnetresonanztomografie/Kernspintomografie, MRT

Früher konnte nur durch eine Biopsie sicher festgestellt werden, ob Herzmuskelgewebe beschädigt oder zerstört war. Seit circa 20 Jahren kann bei Verdacht auf eine Myokarditis ein kardiales MRT (kMRT) durchgeführt werden. Das ist eine bildgebende Untersuchung, bei der über ein starkes Magnetfeld unter Nutzung von Radiowellen das Herz aus verschiedenen Richtungen Schnitt für Schnitt dargestellt werden kann. Dieser Fortschritt ist gar nicht genug zu würdigen. Im kMRT sieht man, ob im Gewebe der linken oder rechten Herzkammer eine Schwellung oder Entzündung vorliegt. Durch Gabe eines Kontrastmittels kann zudem untersucht werden, ob das Gewebe bereits vernarbt ist.

Die Therapie (Medikation, Operation usw.) richtet sich danach, wie stark die Herzleistung eingeschränkt ist. Im Folgenden stellen wir zudem die medikamentöse Therapie der Herzschwäche für alle Schweregrade vor.

Chirurgie der schweren Herzschwäche

Bei Männern sind der Schweregrad der klinischen Beschwerden und die Auswurfleistung des Herzens maßgebliche Parameter für ein Herzversagen, bei Frauen sind das Alter und Diabetes mellitus entscheidend.

Eine schwere Herzschwäche (Herzleistung unter 30 Prozent) kann neben der medikamentösen Therapie herzchirurgische Maßnahmen erfordern. Hierzu stehen zwei wesentliche Optionen zur Verfügung: der Einbau eines Herzunterstützungssystems oder/und die Herztransplantation.

Diese beiden chirurgischen Therapieoptionen werden wir Ihnen auf den folgenden Seiten erläutern.

Herzunterstützungssysteme (VAD)

Herzunterstützungssysteme dienen der Überbrückung bis zur Herztransplantation. Manchmal sind sie aber auch eine Dauerlösung für Patienten, bei denen eine Herztransplantation aus verschiedenen Gründen nicht infrage kommt. In seltenen Fällen werden sie eingesetzt, bis sich der Herzmuskel wieder erholt hat.

Emma Birks und ihr Team untersuchten den Einfluss des Geschlechts, wenn die VAD-Therapie als Überbrückung bis zur Herztransplantation eingesetzt wurde. Grundsätzlich waren die Frauen kleiner, hatten weniger Bluthochdruck und litten seltener an einer ischämischen Kardiomyopathie. Hinsichtlich des Überlebens zeigten sich 180 Tage nach der VAD-Implantation keine

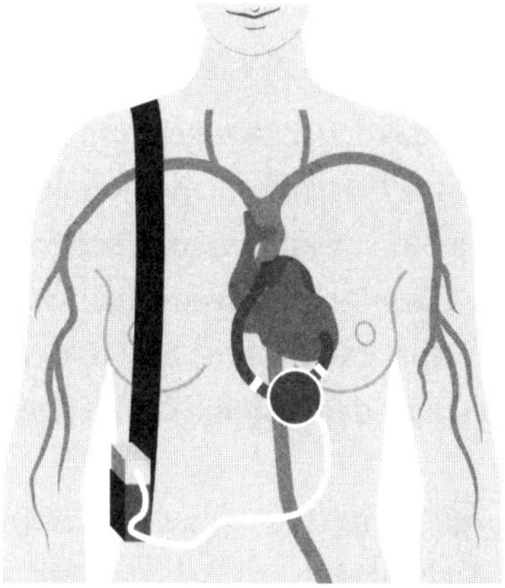

Abb. 10: Schematische Darstellung eines Herzunterstützungssystems

Unterschiede zwischen den Geschlechtern. Männer wiesen eine niedrigere Inzidenz an frühzeitigem Rechtsherzversagen, an Nieren- als auch Lungeninsuffizienz auf und hatten kürzere Krankenhausaufenthalte als Frauen.

Christina Magnussen von der Universität Hamburg untersuchte mehr als 1000 VAD-Patienten des Euromacs-Registers (Europäisches Register für Kunstherzimplantationen) in den Jahren 2011 bis 2014. In dieser europäischen Kohorte waren 16,7 Prozent Frauen, sie mussten seltener (24,4 Prozent) intensivmedizinisch betreut werden als die Männer (44,4 Prozent). Zum Zeitpunkt der VAD-Maßnahme waren sie in einem kritischen Zustand und jünger als die Männer (48 ± 17 Jahre). Bei anderen Herzoperationen sind Frauen gewöhnlich älter als Männer (52 ± 12 Jahre). Wahrscheinlich mussten die Frauen darum häufiger an die extrakorporale Membranoxygenation (ECMO) angeschlossen werden als die Männer (12,5 Prozent versus 9,3 Prozent). Die Frauen zeigten auch eine niedrigere Ein- bis Dreijahres-Überlebensrate.

HERZTRANSPLANTATION – VON HERZ ZU HERZ

Achtung: Auf den folgenden Seiten geht es um das ebenso ernste wie interessante Thema Herztransplantation. In den Mediatheken und in Romanen gibt es vor Filmen und Texten mit brisanten Inhalten sogenannte Triggerwarnungen. Auch wir möchten Ihnen die Entscheidung selbst überlassen, ob Sie den anschließenden Text lesen oder gleich zu dem Thema Gendermedizin übergehen.

Das Wort »Chirurgie« leitet sich aus dem Lateinischen und Altgriechischen ab und bedeutet: das Arbeiten mit der Hand, Handarbeit, Handwerk, Handwirkung. All das trifft sehr auf die Herzchirurgie und insbesondere auf die Herztransplantation zu, denn um an das Herz zu gelangen, werden Operateure handwerklich tätig. Sie öffnen als Erstes den Brustkorb des Patienten. Dann wird das Herz freigelegt, der Kreislauf wird an die Herz-Lungen-Maschine angeschlossen. Sobald das »neue« Herz im Operationssaal ist, wird dieses an die Stelle des ursprünglichen Herzens verpflanzt.

Rund um die Uhr, in jeder Sekunde bewirkt die Kraft des Herzschlags, dass Blut mit Sauerstoff und Nährstoffen in jede Zelle des Körpers gebracht wird. Hört das Herz auf zu schlagen, gibt es keine Verteilung des Sauerstoffs mehr. Die Organe beenden ihre Arbeit, die Zellen sterben ab, das physische Leben ist zu Ende. Die Bedeutung des Herzens für das Leben könnte also größer nicht sein.

Herztransplantation

Patienten mit schwerem Organversagen erreichen oft den Punkt, an dem eine Organtransplantation in Erwägung gezogen wird. Das geschieht, nachdem alle konservativen Maßnahmen inklusive der medikamentösen Therapie voll ausgeschöpft wurden. Die Betonung liegt hier darauf, dass absolut keine andere Therapie mehr zur Verfügung steht. Eine Herztransplantation ist dann eine Frage von Leben und Tod.

Das fremde Herz kann das eigene Leben retten, das ist unumstritten eine große Chance. Und es ist heutzutage fantastischerweise möglich, das muss man sich klarmachen, ein krankes Herz durch eine Transplantation behandeln zu können.

Die Herztransplantation ist ein hochkomplexer Vorgang, bei dem viele Kriterien zu berücksichtigen sind. So müssen Spender und Empfänger in Blutgruppe, Größe und Gewicht übereinstimmen.

Bestenfalls kann das Geschlecht, männlich oder weiblich, bei der Bereitstellung eines Organs berücksichtigt werden. Ein männliches Herz kann im Körper einer Frau alle Aufgaben optimal erfüllen. Umgekehrt gilt das nicht uneingeschränkt, denn ein weibliches Herz ist oft zu wenig kräftig, um das Blut durch einen männlichen Körper zu pumpen. Es kommt aber natürlich auf die individuelle Gegebenheit an, wie z. B. die folgende Kombination: eine kräftige Frau als Spenderin und ein sehr schlanker Mann als Organempfänger.

Nicht verhandelbar ist das immunologische Profil, also der Fingerabdruck der körpereigenen Abwehr – dieses muss zwischen Spender und Empfänger quasi übereinstimmen.

Eine Herztransplantation ist, wie jede wichtige Phase im Leben, ein Prozess mit Höhen und Tiefen. In diesem Sinne durchlaufen Menschen, die ein neues Herz bekommen, neben der körperlichen Anstrengung und Umstellung auch psychisch und seelisch verschiedene Phasen. Ängste, Depressionen, Hoffnung, Euphorie und ganz viele Fragen treiben den Empfänger um.

Manche Patienten leiden unter Schuldgefühlen, wenn sie sich klarmachen, dass ihr eigenes Weiterleben vom Tod eines anderen Menschen abhängt. Alle diese Fragen und Gedanken sind berechtigt und sollten von den Operateuren und dem behandelnden Team in der Vor- und Nachsorge und mithilfe der Psychokardiologie gesehen und ernst genommen werden.

Liebe Leserinnen, stellen Sie sich nur einmal kurz vor, Sie müssten sich einer so großen, umwälzenden Operation unterziehen! Wie viele Tausend Fragen gingen Ihnen durch den Kopf: Wer kümmert sich um die Kinder, wer verdient das Geld, liebt der Partner mich mit einem neuen Herzen wie vorher, kann ich meinem Hobby noch nachgehen, wer bin ich, wer werde ich sein, werde ich ganz oder teilweise Charaktereigenschaften oder Vorlieben des Spenders übernehmen?

Die Organspende findet anonym statt, der Spender ist für den Empfänger und alle an einer Transplantation Beteiligten im europäischen Raum nicht zurückzuverfolgen. Selbst die Operateure erfahren lediglich Alter, Blutgruppe, Größe und Gewicht des Spenders sowie die Faktoren, die für eine Erfolg versprechende Transplantation wichtig sind.

Jeder Mensch verfügt über sein ganz individuelles Immunsystem. In der Medizin spricht man vom individuellen immunologischen Fingerabdruck. Dieser Fingerabdruck ist immer einmalig. Das immunologische Profil zwischen Spender und Empfänger muss im Wesentlichen übereinstimmen. Ein gesunder Körper ist dazu angelegt, alles Fremde zu bekämpfen, um sich selbst zu schützen. Auch ein »fremdes« Organ wie ein Herz (oder ein anderes zu transplantierendes Organ) wird bekämpft. Absolut unverzichtbar für das Gelingen der Transplantation ist es darum, das Immunsystem des Empfängers herunterzufahren, damit eine gute Chance besteht, dass das Organ angenommen wird.

Um dem neuen Herzen eine Chance zu geben, im Körper des Empfängers einzuwachsen, also angenommen zu werden, bekommen alle transplantierten Patienten und Patientinnen ab dem Zeitpunkt der Herztransplantation spezielle Medikamente, die die körpereigene Abwehr schwächen. Diese Medikamente heißen Immunsuppressiva.

Die erste erfolgreiche Herztransplantation am Menschen führten Christiaan Barnard und seine Kollegen 1967 in Kapstadt durch – übrigens vor der Entwicklung von Immunsuppressiva. Diese wichtigen Medikamente sind allerdings erst seit Beginn der 1980er-Jahre auf dem Markt.

Herztransplantation unter der Genderlupe

Männer und Frauen zeigen andere Symptome und Schweregrade der Erkrankung vor der Transplantation. Zu einer schweren Herzschwäche kommt es bei Frauen grundsätzlich seltener. Deshalb werden sie im Vergleich zu Männern weniger oft transplantiert. Zur Überlebensrate von Männern und Frauen nach einer Herztransplantation existieren verschiedene Studienergebnisse. In einer Studie des Deutschen Herzzentrums Berlin wurde gezeigt, dass 16% der aufgrund einer dilatativen Karidomyopathie Transplantierten Frauen waren Der Gender Bias erklärt sich dadurch, dass die behandelnden Ärzte, die Patientinnen zur Herztransplantation vorschlagen, Mehrfacherkrankungen (Komorbiditäten) der Frauen als Kontraindikation für eine Transplantation ansahen. Weitere Gründe für weniger Frauen auf der Warteliste sind: die schlechtere soziale Unterstützung von Frauen im Vergleich zu Männern, der möglicherweise schlechtere Zugang zum Gesundheitswesen und die geringere Akzeptanz der Transplantation als Therapie.

Die Frauen, die es auf die Warteliste schafften, wurden allerdings schneller transplantiert als die Männer. Frauen haben ein höheres NYHA-Stadium (NYHA ist die Klassifikation der Herzschwäche nach der New York Heart Association) und eine schlechtere Nierenfunktion bei Aufnahme auf die Warteliste. Entsprechend dem ISHLT-Register (Register der Internationalen Gesellschaft für Herz- und Lungentransplantation) liegt international die Rate der Herztransplantationen bei Frauen bei circa 27 Prozent, Tendenz steigend.

Besondere Abwehr der Frauen

Die körpereigene Abwehr von Frauen ist »toleranter«. Das hat mit ihrer Fähigkeit zu tun, ein Kind zu empfangen und auszutragen. Das weibliche Immunsystem wurde für mögliche Schwangerschaften so ausgestattet, dass es »fremdes« genetisches Material (vom Vater des Kindes) akzeptiert. Hintergrund: Bei der Befruchtung verschmelzen die Keimzellen von Mann und Frau. Würde das Immunsystem der Mutter jetzt auf Abwehr schalten und das »fremde« Erbmaterial des Vaters als Eindringling, wie z. B. ein Grippevirus, bekämpfen, käme es niemals zu einer Befruchtung der Eizelle.

Bei Paaren, deren Kinderwunsch sich nicht erfüllt, ist die häufigste Ursache eine Inkompatibilität der Immunsysteme, d. h. die Immunsysteme von potenzieller Mutter und potenziellem Vater passen nicht zusammen. Das ist auch der Fall, wenn es in einem späteren Stadium der Schwangerschaft zu einer Abstoßungsreaktion des Embryos kommt. Matchen hingegen die Immunsysteme von Mann und Frau bzw. Vater und Mutter gut, entwickelt sich der Fötus im Mutterleib ganz »normal«.

Neben der Verträglichkeit der Immunsysteme von Mann und Frau sind auch die Einstellung der Partner zueinander sowie ihre Bereitschaft für die Elternschaft immens wichtig, also ob sich die

Beteiligten mit der neuen Rolle, Vater oder Mutter zu werden, identifizieren und anfreunden können. Viele Studien bestätigen dies.

Bei der Organverpflanzung verhält es sich in gewisser Weise ähnlich, sowohl auf immunologischer Ebene als auch hinsichtlich der Bereitschaft. Ist eine Patientin/ein Patient willens und empfänglich für die Transplantation, wird sich das eingesetzte Herz im Brustkorb der Empfängerin/des Empfängers mit größerer Wahrscheinlichkeit »wohlfühlen«, so wie ein Fötus in der Gebärmutter seiner Mutter. Auch im immunologischen Sinne vergleicht die Fachliteratur eine Organverpflanzung mit einer Schwangerschaft.

My take
Sandra Eifert: »Ich finde, es ist daher nicht übertrieben zu sagen, dass der Empfang eines neuen Organs wie eine (Wieder-)Geburt betrachtet werden kann, und zwar auf allen Ebenen: Seitens der körpereigenen Abwehr sind es die ›gleichen‹ Prozesse, und auch auf der psychisch-seelischen Ebene ist der Empfang eines fremden Herzens eine Reise mit vielen Unbekannten. Das Akzeptieren des neuen Herzens dauert neun (bis zwölf) Monate.«

Die Psyche der Menschen, die ein Organ erhalten, durchläuft fast immer verschiedene Stadien. Man muss sich vor Augen führen, dass es der Patientin vor der Herztransplantation sehr schlecht geht, sowohl körperlich als auch psychisch-seelisch. Die körperliche Einschränkung ist ebenso belastend wie das lange Warten auf ein Spenderorgan (in Deutschland sind es circa 4 Jahre!).

Der Psychologe Jackson Rainer von der Georgia Southern University sieht eine Parallele zwischen der psychischen Verfassung und der jeweiligen Behandlungsphase, in der sich der Patient befindet. Vor der Operation leiden die Patienten unter der zunehmenden Herzschwäche. Anspannung, Niedergeschlagenheit, Depressionen und Ängste bis hin zu Todesängsten gehen einher mit dem sich verschlechternden Zustand.

Das Gespräch über die notwendige Organtransplantation ist ein *turning point* und hat direkte Auswirkungen auf die psychisch-seelische Verfassung. Einige Patienten sind euphorisch, weil die Organtransplantation Heilung in Aussicht stellt. Viele Patienten fangen dann allerdings an zu grübeln und sind skeptisch: Ist die Entscheidung für eine Herztransplantation richtig? Soll ich sie nicht doch wieder rückgängig machen? Wird die Transplantation gut gehen? Wird sich meine Lebensqualität mit einem neuen Organ tatsächlich verbessern?

Schuldgefühle sind, wie gesagt, nicht selten, wenn man sich klarmacht, dass das eigene Weiterleben nur möglich ist, weil ein anderer Mensch stirbt. Gleichzeitig sind die Menschen, die auf ein Organ warten, mit ihrem eigenen Tod konfrontiert, denn sie könnten sterben, bevor das rettende Spenderorgan zur Verfügung steht. In der langen Zeit des Wartens auf ein neues Herz (oder ein anderes lebenswichtiges Organ) kann sich der Zustand u. U. weiter verschlechtern. Fehlalarme können vorkommen, d. h. dass ein angebotenes Spenderorgan sich doch nicht als passend erweist. Die Patientinnen verbringen oft Wochen und Monate in der Klinik, das Privatleben leidet, die psychische Belastung ist enorm. Depressive Verstimmungen, Verunsicherung, Kontrollverlust und Probleme mit dem Selbstwertgefühl sind unter den Wartenden häufig.

Der magische Anruf kommt

Wenn es dann endlich so weit ist, klingelt das Telefon, und die Patientin macht sich bereit.

Die Entnahme des Spenderherzens ist schwieriger als die meisten

Herzoperationen selbst. Im Vorfeld wird das passende Organ nach bestimmten Kriterien wie Blutgruppe, Größe, Gewicht und Immunstatus ausgesucht. Aber ob das Herz wirklich den Anforderungen standhält, stellt sich erst dann heraus, wenn das Herz direkt begutachtet und dem Spender entnommen werden kann. Denn selbst wenn das Spenderherz auf dem Papier passt, kann es nach ärztlicher Inspektion den individuellen Anforderungen des Empfängers nicht genügen und nicht geeignet sein.

My take
Sandra Eifert: »Ich war zwölf Jahre lang Entnahmechirurgin von thorakalen Organen. Ein Patient, der aufgrund einer weit fortgeschrittenen Herzkrankheit ein neues Herz benötigt, ist im Europäischen Transplantationsregister eingetragen. Über das Register, das seinen Sitz in den Niederlanden hat, werden Spenderherzen sowie andere Organe vermittelt. Ich begab mich darum u. U. europaweit auf die Reise in das jeweilige Krankenhaus, in dem die Organentnahme stattfand.
Dort habe ich das zu verpflanzende Herz begutachtet, die Kranzgefäße abgetastet und geprüft, dass sie nicht verkalkt sind. Ich habe auch festgestellt, ob das rechte Herz nicht überlastet ist. Es ist nämlich immer möglich, dass durch den Schock des Traumas wie z. B. eines Unfalls, der der Organspende vorausging, das Unfallopfer einen Herzinfarkt erlitten hat. Das sieht man unter anderem im EKG, an welches der Organspender angeschlossen ist, aber manchmal auch erst in dem Moment, in dem man das Herz in den Händen hält.
Aber noch ein anderer wichtiger und sehr tiefgründiger Aspekt spielt in meiner Betrachtung des Herzens eine Rolle. Wenn

ein Spenderherz zur Verfügung steht, trete ich als Operateurin sowohl mit dem Spender als auch dem Organ, also dem Herzen, in Resonanz. Ein Mensch, der Spender, ist hirntot. Ich frage mich immer, wer dieser Mensch wohl gewesen sein mag und was er in seinem Leben erlebt hat – je nach Genese der Organspende. Wen hinterlässt er, was bewegt die Familie in dieser Phase und vieles mehr. Alle diese Gedanken schwingen jedes Mal mit. Diese Schwingungen sind möglicherweise – auch langfristig – im Organ spürbar.«

Soweit möglich, wird auch das Geschlecht, also männlich oder weiblich, bei Spender und Empfänger abgestimmt. Aufgrund des Organmangels, vor allem in Deutschland, ist dies nicht in jedem Fall möglich. Darum ist dies kein sogenanntes hartes, also unverzichtbares, Kriterium, aber eine Empfehlung im europäischen Raum. Ein männliches Herz, das tendenziell größer, kräftiger und muskelstärker ist, kann im Körper einer Frau eine optimale Pumpleistung erbringen. Ein weibliches Herz hingegen schafft es hämodynamisch aufgrund der Größenverhältnisse eher nicht, den Anforderungen des männlichen Körpers zu entsprechen. Es ist dafür einfach oft nicht groß und (muskel-)kräftig genug.

Natürlich gibt es Ausnahmen bzw. Konstellationen, wo es passen kann. Das Herz einer kräftigen, muskulösen Frau kann in einem schlanken Männerkörper gut funktionieren. Dazu kommt, dass die ursprüngliche genetische Anlage eines jeden Organs für Mann und Frau prädisponiert ist. Das bedeutet, dass schon im Mutterleib das Herz des Embryos bei seiner Entstehung männlich oder weiblich festgelegt ist bzw. beginnt zu funktionieren. Das hat Auswirkungen auf die Hormone, die hämodynamische Anforderung und die muskuläre Ausstattung.

My take
Sandra Eifert: »Ich erinnere mich an einen 52-jährigen Polizisten, der auf ein Herz wartete. Seine ›Sorge‹ bestand darin, dass er einen Schuhtick entwickeln könnte, falls er das Herz einer Frau bekäme. Ein durchaus nachvollziehbarer Gedanke. Wie die Geschichte weitergeht, lesen Sie am Ende des Kapitels.«

Jemand hat mir sein Herz geschenkt – die Operation

Die Zeit, in der ein gekühltes Organ im Rahmen einer Transplantation nicht mit Blut und Sauerstoff versorgt wird und dies ohne Schaden übersteht, wird Ischämiezeit genannt. Für das Herz beträgt die kalte Ischämiezeit bis vier Stunden, für eine Niere bis 20 Stunden. Für den Langzeiterfolg einer Transplantation ist die Ischämiezeit von entscheidender Bedeutung.

Zu Beginn der Entnahme wird das Herz stillgelegt, indem man den Zufluss aus der Hauptschlagader zum Herzen mit einer Klemme unterbindet und es mithilfe einer kalten kalium- und zuckerreichen Lösung durchflutet. Es hört damit auf zu schlagen. Das Herz wird dann in eine 4 °C kalte Lösung eingebettet und auf Eis zum Transplantationszentrum transportiert.

Das Reizleitungssystem wird bei diesen niedrigen Temperaturen unterbrochen. Mit der Kühlung beugt man einerseits Durchblutungsstörungen am Herzgewebe vor, andererseits kann man am blutarmen Herzen gut operieren.

Bei den meisten Herzoperationen bedeutet dies, dass das Blut nicht mehr mit jedem Herzschlag durch den ganzen Körper gepumpt wird, um Organe und Zellen dadurch mit frischem Sauerstoff zu versorgen. Da aber die Organe und Körperzellen kontinuierlich weiter Sauerstoff benötigen, wird der Blutkreislauf an eine externe Herz-Lungen-Maschine angeschlossen und aufrechterhalten. So auch bei der Transplantation.

Beim Eintreffen des neuen Herzens im Operationssaal wurde die Empfängerin bereits so weit vorbereitet, dass nun das neue Herz direkt verpflanzt werden kann. Das ursprüngliche Herz der Patientin wird entnommen und das »neue« genau an die Stelle in den Brustkorb gelegt, wo das eigene Herz lag. Nun werden alle wichtigen Strukturen angenäht: beginnend am linken Vorhof, dann die Lungenschlagader, die Hauptschlagader, und anschließend wird die untere und obere Hohlvene mit den Hohlvenen der Empfängerin verbunden (zu dem Zeitpunkt wurde bereits die oben genannte Klemme wieder geöffnet, und das Herz selbst wird wieder durchblutet und erwärmt). Wenn das Herz/der Organismus wieder eine bestimmte Körpertemperatur und das »neue« Herz seine volle Tätigkeit erreicht hat, kann der Einsatz der Herz-Lungen-Maschine beendet werden.

My take
Sandra Eifert: »Wenn das Herz von der Herz-Lungen-Maschine genommen wird, ist der Zeitpunkt gekommen, an dem es selbst anfangen sollte zu schlagen. Das ist einer der spannendsten Momente. Das geschieht meist von allein. In manchen Fällen braucht das Herz dafür aber auch einen Impuls. Als Operateur gibt man dem Herzen dafür mit einer Pinzette oder der Hand einen leichten Impuls. Das ist, wie wenn man etwas mit Gefühl anschubst.«

Leben mit dem neuen Herzen

Wenn das Geschlecht nach der Transplantation »beibehalten« wird, also ein Mann ein männliches Herz und eine Frau ein weibliches

Spenderherz bekommt, ist die Überlebenschance am besten. Die ursprüngliche genetische Anlage beeinflusst das langfristige Überleben deutlich.

Man kann sagen, dass das neue Herz tatsächlich neun bis zwölf Monate braucht, um als körpereigen angenommen zu werden, also etwa so lange, wie ein Kind im Mutterleib heranwächst.

Im ersten Jahr ist die Gefahr der Abstoßung und auch von schweren Infektionen am größten. Das liegt daran, dass unser Körper das neue Herz erst einmal als *fremd* identifiziert. Einerseits braucht das Herz Zeit, um sich in der neuen Umgebung einzunisten und einzuleben – wie der Embryo während einer Schwangerschaft. Andererseits muss sich der Körper an das neue Organ gewöhnen, vor allem an die Immunsuppressiva und ihre Nebenwirkungen. Aber die Gefahr der Abstoßung nimmt von Monat zu Monat ab.

Trotzdem – und das ist wunderbar – ist der Körper schon innerhalb der ersten zwölf Wochen wieder voll funktionsfähig und auch belastbar. Immer wieder ist es ein unglaubliches Erlebnis für transplantierte Patienten, wenn sie nur zwei Wochen nach der Operation schon eine Strecke gehen oder sogar Treppen steigen können – und das ohne Luftnot. Natürlich muss sich die Beinmuskulatur, die sich aufgrund der meist langen Liegezeit beim Warten auf das neue Organ zurückgebildet hat, erst einmal wieder aufbauen.

Im kurz- bis mittelfristigen Verlauf nach Herztransplantationen sind die Ergebnisse bei männlichen Empfängern am besten, vor allem wenn sie ein männliches Spenderorgan erhalten haben. Langfristig sind die Ergebnisse bei weiblichen Empfängern am besten, insbesondere mit weiblichen Spenderorganen.

Wenn es ihnen wieder gut geht, begeben sich Menschen, die durch das Geschenk eines Spenderherzens die große Chance auf ein zweites Leben bekommen haben, wie so häufig nach lebensverändernden Prozessen, oft in die Selbstreflexion. Das transplantierte Organ stammt ja in jeder Hinsicht von einem anderen Menschen, genetisch, biologisch-anatomisch-physiologisch, energetisch und auch in Bezug auf die körpereigene Abwehr. Das Organ besitzt körperliche Eigenheiten, aber darüber hinaus auch psychisch-seelische Anteile der Identität bzw. des Charakters des Spenders.

Deshalb stehen folgende Fragen oft erst einmal im Vordergrund: Wer bin ich, wer war ich, bevor ich ein neues Herz bekam, und wer werde ich zukünftig mit dem Herzen eines fremden Menschen, das in meiner Brust schlägt, sein? Die Patientinnen und Patienten setzen sich oft auch mit der eigenen Herkunft und der persönlichen Entwicklung auseinander, manche zum allerersten Mal in ihrem Leben. Manche Patienten erlauben sich auch erst nach so einem existenziellen Erlebnis, bestimmte Vorlieben auszuleben.

Und natürlich fragen sich viele, wer wohl der Mensch war, der so großherzig sein Herz gespendet hat, damit ein anderer Mensch, ich als Patient, weiterleben darf.

AUS DER SPRECHSTUNDE VON SANDRA EIFERT

Text einer Patientin, 2016 von mir transplantiert. Diesen Text hat sie an einem ihrer Transplantations-Geburtstage geschrieben:

Auf ein neues Lebensjahr :) 💗!
Auf meine Träume, auf meine Wünsche.
Auf jeden Sonnenstrahl und jedes Lächeln, das mich trifft.
Auf jede gute Stunde, auf jeden Glücksmoment.
Auf alles, was mich bewegt und was mich prägt.
Auf alles, was ich hier noch Gutes leisten darf und wo ich meine Spuren noch »tiefer« hinterlassen darf.

Auch auf »Dich« und meinen »Spender-in« und »das ganze HTX-Team«, meine Lebensretter und auf ein bezauberndes, unvergessliches neues Lebensjahr.
DANKE!!!!!!! 😘😘😘
Ich und natürlich auch meine Familie bin Ihnen allen, die mir selbstlos und mit so viel Empathie und Respekt entgegengekommen sind und geholfen haben und noch heute immer für mich da sind, für Ihre Menschlichkeit, Großzügigkeit und Selbstlosigkeit für immer unendlich dankbar!

~

Und eine andere Transplantationsgeschichte wollten wir ja auch noch zu Ende erzählen.

~

AUS DER SPRECHSTUNDE VON SANDRA EIFERT

»Der Polizist bekam tatsächlich ein Frauenherz. Das wusste er aber nicht. Ich betreute ihn nach der Transplantation noch über mehrere Jahre. Er entwickelte zwar keinen Schuhtick, aber er gestattete sich, seine weiche, weibliche Seite anzunehmen und auch zu zeigen. Das war durchaus positiv.«

~

Schwanger nach einer Herztransplantation

Es gibt in der Welt etwa 140 Frauen nach Herztransplantation, die insgesamt 220 Schwangerschaften hatten.

Ob eine Schwangerschaft nach einer Herztransplantation möglich ist und alles gut geht, hängt stark von den individuellen Bedingungen ab. Dazu gehören:

- die intensive interdisziplinäre Beratung (Transplantationszentrum, Perinatalzentrum, Neonatologie, Genetik, Anästhesie)
- Abstand zwischen Herztransplantation und Schwangerschaft von mindestens 2 Jahren
- eventuell bestehende sogenannte Abstoßungsreaktionen
- Modus der Entbindung: Spontangeburt oder Kaiserschnitt
- Besprochen werden muss das u. U. emotionale Thema Stillen. Es wird für Transplantierte nicht empfohlen und wird weltweit auch nicht praktiziert.

Idealerweise sollten das Thema Schwangerschaft möglichst genau im Vorfeld besprochen und der Ablauf von Schwangerschaft und Geburt festgelegt werden.

Anders als bei gesunden und nicht transplantierten Schwangeren ist eine regelmäßige und engmaschige Kontrolle des verpflanzten Organs erforderlich. Dazu gehört die funktionelle Untersuchung des Herzens mittels Echokardiografie. Die Immunsuppression muss so eingestellt werden, dass sie dem Fötus bzw. Kind nicht oder nur minimal schadet. Das gilt für den ganzen Zeitraum der Schwangerschaft und natürlich darüber hinaus.

~

AUS DER SPRECHSTUNDE VON SANDRA EIFERT

»Bei der vierten Schwangerschaft ereilte eine 37-jährige Mutter das Schicksal einer sehr schweren Schwangerschafts-assoziierten Herzschwäche (PPCM). Die Patientin musste mit einem Herzunterstützungssystem versorgt werden. Später erhielt sie ein neues Herz. Mit diesem ging es ihr die ersten Jahre gut. Die Patientin konnte ihren Alltag mit den Kindern und ihrem Mann gut bewältigen. Im Rahmen eines Infektes traten dann aber erneut Symptome einer akuten Herzschwäche auf. Die Patientin musste ins Krankenhaus und sich vielen Untersuchungen unterziehen. Währenddessen verschlechterte sich ihr Zustand, Lunge und Kreislauf mussten maschinell unterstützt werden. Ihr Zustand verschlimmerte sich weiter. Die Situation war lebensbedrohlich. Mit starken kreislaufunterstützenden Medikamenten, der Hilfe der laufenden Maschinen und ihrer eigenen Kraft erholte sie sich nach mehreren Wochen von dieser Abstoßungsreaktion. Das transplantierte Herz nahm seine Funktion glücklicherweise wieder vollständig auf.

Circa 18 Monate später berichtete die Patientin von einer erneuten Schwangerschaft. Aus ärztlicher Sicht betrachteten wir diese Situation außerordentlich kritisch. Die Patientin nahm Immunsuppressiva in einer sehr hohen Dosierung ein. Diese Medikamente können den Fötus dramatisch schädigen, wenn nicht sogar eine Fehlgeburt hervorrufen. Diese Medikamente konnten wir in diesem Fall nicht einmal reduzieren, geschweige denn absetzen.

Aber die Patientin hatte großes Urvertrauen, sie entschied sich für ein fünftes Kind. Während der folgenden Monate wurde sie engmaschig von den Ärzten der Abteilung für Geburtsmedizin der Universitätsklinik Leipzig und uns Transplantationsmedizinern am Herzzentrum Leipzig betreut. Nach neun Monaten brachte sie auf natürlichem Weg einen gesunden Jungen zur Welt. Ein wahres Weltwunder! An der Uniklinik Leipzig war sie die erste Transplantierte, die nicht durch einen Kaiserschnitt, sondern mittels natürlicher Geburt ein Kind auf die Welt gebracht hatte.«

~

WEIBLICHE HERZKLAPPENERKRANKUNGEN

Es ist ein Wunder, wie viele Millionen Mal sich die Herzklappen im Laufe des Lebens öffnen und schließen. Wir denken darüber nicht nach, noch initiieren wir ihre Aktion. Klappenfehler können einerseits Verengungen sein, die zur Verminderung der Klappenöffnungsfläche führen, den sogenannten Klappenstenosen. Eine Schlussunfähigkeit, medizinisch als Klappeninsuffizienz bezeichnet, stellt das Gegenteil dar. Sie können angeboren oder erworben sein.

Aortenklappenerkrankungen bei Frauen sind eine Alterserkrankung. Wir gehen hier auf die häufigen Erkrankungen bei Frauen ein und nicht auf alle Klappenerkrankungen.

Wird ein Klappenfehler diagnostiziert, und es bestehen keine Symptome, dann sollte ein jährliches Check-up beim Kardiologen stattfinden.

Gehen Sie bei Beschwerden bitte sofort zum Arzt.

Defekte Klappen beeinträchtigen die Pumpleistung des Herzens. Es muss in jedem Fall mehr Arbeit leisten, entweder indem es gegen die Stenose mit erhöhter Kraft anarbeiten oder indem es bei einer Insuffizienz, bei der das Blut wieder zurückfließt, mehr Leistung erbringen muss.

Es gibt Medikamente, die das Herz bei Klappenerkrankungen unterstützen, sie wirken jedoch nur symptomatisch.

Aortenklappenstenose

Die am häufigsten erkrankte Klappe bei Erwachsenen und speziell bei Frauen ist die Aortenklappe. Die Öffnungsfläche der Herzklappe ist hierbei stark vermindert. Das Blut kann nicht mehr ausreichend fließen. Vor der Stenose staut sich das Blut, im fortgeschrittenen Stadium bis in die Lunge zurück. Die Patientinnen berichten typischerweise über starke Luftnot unter Belastung und Leistungsabfall.

Weitere Symptomatik: Patientinnen mit einer Aortenklappenstenose können ohnmächtig werden, Angina pectoris entwickeln, Schwindel erleiden.

Diagnostik und Therapie

Bei Verdacht auf eine Aortenklappenstenose wird bereits beim Abhören ein charakteristisches Geräusch erkannt. Über die Echokardiografie lässt sich der Verdacht meist schon bestätigen. Ein Herzkatheter wird zur Therapieplanung fast immer durchgeführt.

Das Ausmaß der Stenose bestimmt die Therapie. Jüngere Patientinnen operiert man zeitnah, um Folgeschäden zu vermeiden. Dafür stehen verschiedene OP-Techniken zur Verfügung.

Insbesondere für ältere Frauen mit erhöhtem und hohem Operationsrisiko ist die Transkatheter-Aortenklappenimplantation (TAVI) die Methode mit dem besten Ergebnis und dem geringsten Risiko. Sie erfordert zur Planung des Eingriffs häufig eine Computertomografie.

Transkatheter-Aortenklappenimplantation (TAVI)

Nach den aktuellen europäischen Leitlinien ist die TAVI als minimalinvasives Verfahren geeignet für Patientinnen mit schwerer, symptomatischer Aortenklappenstenose bei gleichzeitig mittlerem bis hohem OP-Risiko. Besonders Patientinnen, die früher nicht mehr operabel waren, kommt die TAVI zugute.

Da in der Altersgruppe ab 75 Jahren mehr Frauen leben und

die Aortenklappenerkrankung wie gesagt eine Erkrankung des Alters ist, erhalten sie häufiger eine TAVI.

Mehr als 60 Prozent aller Aortenklappeneingriffe werden mittels TAVI durchgeführt. Der Brustkorb wird hierbei nicht – wie bei einer konventionellen Operation – eröffnet. Über die Leiste oder eine kleine Öffnung zwischen den Rippen wird ein Katheter mit der neuen biologischen Herzklappe in das Herz hineingeschoben. Die erkrankte Aortenklappe wird hierbei nicht entfernt, sondern von der neuen Klappe in die Aortenwand gedrückt, wo sie verbleibt.

Die EuroIntervention-Studie von 2017 wertete geschlechtsspezifisch Daten von über 30 000 Patienten nach »konventioneller Operation« aus. Die Sterblichkeitsrate lag bei Frauen mit 3,8 Prozent höher als bei Männern (2,6 Prozent). In der TAVI-Gruppe hingegen wiesen die Frauen trotz des höheren Lebensalters keine erhöhte Sterblichkeit auf. In einer geschlechtsspezifischen Analyse an mehr als 15 000 TAVI-Patienten (8456 Frauen, 7160 Männer) unter Berücksichtigung der Pumpkraft des Herzens betrug die »Overall«-1-Jahres-Sterblichkeit (Mortalität) 18,1 Prozent bei Frauen und 22,6 Prozent bei Männern. Dies stellt einen klaren Überlebensvorteil für Frauen dar. Wenn die Pumpfunktion normal war, ergab sich kein Unterschied zwischen Männern und Frauen. Mit sinkender Pumpleistung, der Ejektionsfraktion des Herzens, stiegen die Mortalitätsraten bei Männern und Frauen. Der Überlebensvorteil der Frauen gegenüber den Männern nach TAVI ließ sich für die Patienten mit einer Pumpleistung ≤ 50 Prozent nachweisen.

Chirurgie der Aortenklappe

Der Ersatz der Aortenklappe erfolgt in den meisten Fällen durch eine biologische oder mechanische Herzklappe.

Der Aortenklappenersatz kann minimalinvasiv über einen kleinen Schnitt (partielle Sternotomie) oder über die vollständige Eröffnung des Brustbeins (Sternotomie) durchgeführt werden.

Der Einsatz der Herz-Lungen-Maschine ist immer erforderlich. Das Herz wird dabei quasi vorübergehend »stillgelegt«, die verengte Aortenklappe wird entfernt und durch einen neue ersetzt.

Je nach individueller Befundkonstellation kommen mechanische oder biologische Klappen infrage. Die mechanischen Klappen halten lebenslang, allerdings erfordern sie eine lebenslange kontinuierliche Hemmung der Blutgerinnung (Antikoagulation), damit sich keine Blutgerinnsel bilden. Biologische Klappen bestehen meist aus Rinder- oder Schweineherzbeutelmaterial. Hierbei ist keine lebenslange Antikoagulation notwendig. Die Haltbarkeit liegt bei etwa 10 bis 20 Jahren.

In wenigen Fällen (besonders bei sehr jungen Frauen im gebärfähigen Alter) wird die eigene Pulmonalklappe als Aortenklappe verwendet.

Österreichische Herzchirurgen untersuchten die geschlechtsspezifischen Unterschiede beim mechanischen Aortenklappenersatz über 10 Jahre nach der OP. Die Sterblichkeit lag bei Frauen höher als bei Männern (11,0 versus 7,3 Prozent). Die Gründe bei den Frauen waren die Kombination mit einer Bypassoperation, Re-Operation und Alter. Bei Männern hingegen zeigten sich die eingeschränkte linksventrikuläre Pumpfunktion (< 30 Prozent) sowie das Alter als unabhängige Risikofaktoren.

Kam die TAVI-Technik zum Einsatz, war auch in dieser Studie die Sterblichkeit von Frauen nicht höher als bei Männern.

Mitralklappeninsuffizienz

Die Mitralklappeninsuffizienz gilt als die zweithäufigste Herzklappenerkrankung im Erwachsenenalter. Bei einer Schlussunfähigkeit der Mitralklappe fließt – je nach Schweregrad – mehr oder weniger viel Blut in den Vorhof zurück. Der Rückstau des Blutes kann bis in die Lunge reichen. Das Herz muss also mehr Arbeit leisten bzw. Energie aufwenden, um die gleiche Leistung zu erbringen, denn unser Körper ist darauf ausgerichtet, solche »Schwächen« auszugleichen.

Ursachen für die Mitralklappeninsuffizienz können fehlangelegte Klappenanteile oder eine Erweiterung des Klappenringes sein. Die Klappensegel selbst sind über Sehnenfäden bzw. bestimmte kleine Muskeln mit der Herzwand verbunden, dem sogenannten Halteapparat. Durch Abnutzung, Überlastung, Entzündung oder Durchblutungsstörung kann es zu Veränderungen kommen, die dazu führen, dass die Mitralklappensegel nicht mehr richtig schließen oder öffnen.

Symptome bei Mitralklappeninsuffizienz

Die Schlussunfähigkeit der Mitralklappe kann über lange Zeit unentdeckt und ohne Beschwerden verlaufen – je nach Ausprägungsgrad. Sie können vor allem bei Frauen unspezifisch sein und der Herzschwäche ähneln:

- Luftnot meist unter Belastung, später in Ruhe
- Einschränkung der Leistungsfähigkeit
- Kraftlosigkeit, Müdigkeit, Konzentrationsschwäche
- Herzrhythmusstörungen (Vorhofflimmern)
- Beinschwellungen (Ödeme)
- Angina pectoris

Diagnostik und Therapie

Bei Verdacht auf eine Mitralklappeninsuffizienz wird bereits beim Abhören ein charakteristisches Geräusch erkannt. Über die Echokardiografie lässt sich der Verdacht bestätigen. Eine Herzkatheteruntersuchung ist unabdingbar.

Die Ursachen der Mitralklappeninsuffizienz haben wir bereits weiter oben beschrieben. Ist sie die Folge einer Herzmuskelerkrankung, ist die medikamentöse Therapie der Herzschwäche die Therapie der ersten Wahl. Liegt eine degenerative Mitralklappeninsuffizienz vor (häufig bei Frauen) und ist die Schlussunfähigkeit leicht bis mittelschwer vorhanden, werden Medikamente wie ACE-Hemmer oder Sartane eingesetzt. Diese Medikamente behandeln jedoch nur die Beschwerden, die durch die Mitralklappeninsuffizienz ausgelöst werden, nicht deren Ursache.

Chirurgie der Mitralklappe

Wenn die Klappe stark geschädigt ist und sehr undicht, stehen zwei chirurgische Verfahren zur Verfügung, um die Mitralklappeninsuffizienz zu korrigieren: die Reparatur der eigenen Mitralklappe (am besten, falls möglich) und der Ersatz durch eine biologische oder mechanische Herzklappe. Beide Operationen können minimalinvasiv (über einen Schnitt unter der rechten Brust) oder per Eröffnung des Brustbeins durchgeführt werden.

Die geschlechtsspezifischen Unterschiede bezüglich der Pathologie und des postoperativen Verlaufs nach minimalinvasiver Mitralklappenrekonstruktion untersuchten Seeburger et al. an mehr als 3700 Patienten (mehr als 2100 Männern, Durchschnittsalter: 58,8 Jahre, und über 1600 Frauen, Durchschnittsalter: 64,5 Jahre). Eine Mitralklappeninsuffizienz fand sich gleichermaßen bei Frauen

(91,3 Prozent) und Männern (92,4 Prozent). Zusätzliche Stenosen wurden bei 2,7 Prozent der Männer und 13,9 Prozent der Frauen diagnostiziert. Dieser Unterschied hängt neben vielen anderen Faktoren mit dem sich verändernden Knochenstoffwechsel bei Frauen – besonders nach der Menopause – zusammen.

Daher benötigten die Frauen häufiger einen Mitralklappenersatz (26,8 Prozent der Frauen und 10,7 Prozent der Männer). Die Überlebensrate der Männer nach über 10 Jahren lag höher im Vergleich zu den Frauen (72 Prozent der Männer und 58 Prozent der Frauen).

Das scheint viele Gründe zu haben: das höhere Alter der Frauen zum Zeitpunkt der OP, eine zusätzliche Trikuspidalklappenerkrankung, häufigerer Mitralklappenersatz.

Die perkutane Mitralklappenreparatur – ohne OP

Das am weitesten verbreitete minimalinvasive Verfahren für die Mitralklappe ist die perkutane Mitralklappenreparatur und kommt zum Einsatz, wenn das Risiko der Operation zu groß ist – zum Beispiel bei Patienten mit Herzschwäche.

Der Brustkorb muss bei dieser Methode nicht eröffnet werden. Über die Vene in der Leiste wird ein Katheter in das linke Herz geschoben. Unter Röntgen- und Ultraschallkontrolle wird hierbei der Clip zwischen den beiden Mitralsegeln eingefügt wie eine Wäscheklammer. Er hält dann die Ränder beider Segel enger zusammen und verringert bzw. behebt die Undichtigkeit der Klappe.

Trikuspidalklappeninsuffizienz

Die Trikuspidalklappenerkrankung, hier vor allem die Insuffizienz, ist nicht sehr häufig und vor allem eine Erkrankung der älteren Frau. In den meisten Fällen ist die Klappe mitbetroffen bei einem anderen, gleichzeitig vorhandenen Herzfehler. Die Symptome sind Luftnot, Wassereinlagerung in den Beinen und im Bauchraum.

Die Trikuspidalinsuffizienz wird vor allem medikamentös therapiert. Heutzutage kann die Herzklappe auch durch einen operativen Eingriff repariert werden. Nur selten wird der Klappenersatz durch eine biologische Herzklappenprothese notwendig. Seit einigen Jahren sind auch hier kathetergestützte Behandlungsverfahren möglich.

Chirurgie der Trikuspidalklappe

Der Anteil der Frauen, die sich der Trikuspidalklappenchirurgie unterziehen, ist höher als bei den Männern. Besonders gilt dies bei Re-Operationen. Es scheint eine andere Genese für das Auftreten von Trikuspidalklappenerkrankungen bei Männern und Frauen zu geben. Das konnte eine Studie aus dem Herzzentrum Leipzig, an der auch ich, Sandra Eifert, beteiligt war, nachweisen. Wir untersuchten Patientinnen und Patienten, bei denen die Klappenerkrankung auf eine schwere Insuffizienz und/oder eine aktive infektiöse Endokarditis zurückzuführen war, Letztere häufiger bei Männern. Frauen hatten ein deutlich erhöhtes perioperatives Risiko im Vergleich zu den Männern.

Seitdem Aorten- und Mitralklappenerkrankungen minimalinvasiv operiert werden, ist das auch bei der Trikuspidalklappe möglich, allerdings bislang nur in ausgewählten Fällen.

Nach der Klappen-Operation

Nach einer Klappen-Operation ist man nach circa sechs Monaten wieder erholt und kann Sport treiben. Man sollte sich sogar regelmäßig bewegen, um das Herz zu stärken. Ideal sind Ausdauersportarten wie Joggen, Schwimmen, Radfahren oder Wandern.

Höchstleistungen sollte man allerdings nach einer Klappen-OP vermeiden. Ausnahmen bestätigen die Regel.

Ob gerinnungshemmende Medikamente nach einem Herzklappeneingriff eingenommen werden müssen, hängt von vielen Faktoren ab und sollte mit den behandelnden Ärzten besprochen werden.

Bei Patienten mit Herzklappenfehlern und einem Zustand nach jeglichen Herzklappeneingriffen (Operationen, interventioneller Prozedur) ist auf eine Endokarditisprophylaxe zu achten. Dies bedeutet, bei Infekten mit Fieber oder bei operativen Eingriffen vorübergehend ein geeignetes Antibiotikum einzunehmen.

(HERZ-)MEDIKAMENTE BEI FRAUEN

Frauen nehmen weniger Medikamente bei Herzerkrankungen ein. Es ist nicht ganz klar, warum. Möglicherweise werden ihnen von den Ärzten seltener Herzmedikamente verordnet. Möglicherweise lösen sie auch »nur« die Rezepte nicht ein. Oder sie holen die Medikamente in der Apotheke, rühren die Medikamentenschachtel zu Hause aber nicht an. Im Verständnis der Frauen selbst ist die Vorstellung, dass sie an einer Herzerkrankung leiden (könnten), oft etwas, das verdrängt wird nach dem Motto: Herzkrank sind Männer, aber ich als Frau doch nicht!

Aber selbst wenn Frauen Herzmedikamente einnehmen, so wirken sie aufgrund der biologischen Unterschiede anders als bei Männern. Das betrifft die Pharmakokinetik, also das, was mit dem Mittel im Körper geschieht, die Aufnahme des Stoffes (über Mund, Magen-Darm-Trakt, Haut), seine Verteilung im Gewebe, die Verstoffwechslung in der Leber, die Ausscheidung über die Nieren oder den Darm.

Die unterschiedliche Wirkung bei Männern und Frauen ist u. a. genetisch und epigenetisch bedingt sowie der Wirkung der Sexualhormone geschuldet. Auch die Pharmakodynamik, d. h. wie (schnell) das Mittel im Körper wirkt, ist bei Männern und Frauen unterschiedlich.

Bei einer langsameren Verstoffwechslung ist die Wirkung oft stärker, weil der Stoff länger im Körper bleibt. Das bedeutet auch meist eine höhere Nebenwirkungsrate. Manche Arzneistoffe werden bei Frauen schneller oder langsamer abgebaut als bei Männern. Wird das Medikament schneller ausgeschieden, kann die Wirkung geringer sein.

In wissenschaftlichen Studien zu Medikamenten und anderen Therapien wurden bis vor Kurzem geschlechtsspezifische Unterschiede außer Acht gelassen. Die Ergebnisse aus diesen Studien an männlichen Probanden mit der Vorgabe circa 30 Jahre, 80 bis 85 Kilogramm schwer, männlich, wurden nach Abschluss der Studie einfach auf Frauen übertragen. Dies kann, muss aber nicht richtig und passend sein, denn Frauen sind durchschnittlich kleiner und wiegen weniger. Logischerweise brauchen sie darum häufig eine zumindest auf ihr Gewicht und ihre Größe angepasste Dosierung. Selbst dann bleiben aber noch Unterschiede: Frauen haben weniger Muskeln, dafür einen höheren Fettanteil und einen höheren Wasseranteil in den Geweben.

Als Argument für die Männerauswahl in der Pharmaforschung wird die Gefahr angeführt, dass ein zu erprobendes Medikament bei einer unvorhergesehenen Schwangerschaft Schaden beim Fötus anrichten könnte. Das ist sicherlich richtig, doch es darf auch vermutet werden, dass sich vor allem wirtschaftliche Gründe dahinter verbergen. Die Erprobung eines Medikamentes oder einer Therapie an Männern und Frauen mit der jeweiligen Kontrollgruppe ist natürlich aufwendiger und teurer.

Das Bewusstsein für die unterschiedliche Wirkungsweise der Medikamente bei Männern und Frauen ist in der Pharmaindustrie und deren Aufsichtsbehörden angekommen, vor allem hinsichtlich der Nebenwirkungsquote, die für viele Medikamente bei Frauen größer ist.

Folgende geschlechtsspezifische Unterschiede müssen in der Pharmakologie berücksichtigt werden:

- Frauen wiegen im Durchschnitt weniger als Männer, benötigen also andere Dosierungen.
- Frauen besitzen mehr Fett als Muskeln im Vergleich, je nach Wirkstoff des Medikaments (z. B. fettlöslich) verteilt sich der Wirkstoff anders.
- Frauen haben einen viel höheren Wasseranteil im Körper.
- Die Wirkungsweise unterliegt dem weiblichen Zyklus.

Die meisten Medikamente, die als Tablette oder Kapsel geschluckt werden, werden im Magen-Darm-Trakt absorbiert. Enzyme im Darm spielen eine Rolle: Enzyme wie Cytochrome im Darm, die an der Aufnahme und Verstoffwechslung der Medikamente beteiligt sind, werden bei Frauen anders aktiviert als bei Männern.

Abgebaut werden die Stoffwechselendprodukte der meisten Medikamente über die Leber und über die Nieren. Die weiblichen Nieren filtern im Vergleich weniger Schadstoffe pro Stunde, dadurch werden Stoffwechselendprodukte der Medikamente bei Frauen langsamer ausgeschieden. Auch der Abbau in der weiblichen Leber erfolgt langsamer, weil das Transportmolekül P-Glykoprotein bei Frauen weniger aktiv ist.

Hinzu kommt, dass für Frauen das Nebenwirkungsrisiko für Medikamente höher ist als bei Männern. Das trifft vor allem dann zu, wenn ein Medikament als *eine* Dosis am Tag gegeben wird. Diese ist für Frauen gegebenenfalls relativ zu hoch.

Idealerweise sollte bei kleinen, älteren Frauen die Nierenfunktion überprüft

und daran gedacht werden, dass eine eingeschränkte Nierenfunktion dazu führen kann, dass die Ausscheidung der Medikamente oder deren Stoffwechselprodukte eingeschränkt sind.
Einige wichtige kardiovaskuläre Arzneimittel wie Betablocker werden geschlechtsspezifisch über Cytochrom P450 verstoffwechselt. Bei Frauen kann das eine Akkumulation bestimmter Betablocker zur Folge haben.

Die unterschiedliche Aufnahme, Verstoffwechslung und Ausscheidung der Endprodukte sind Gründe, Medikamente bei Frauen in einer anderen Dosierung zu verabreichen. Dabei gibt es allerdings keine Pauschalempfehlung z. B. in dem Sinne, dass Frauen immer eine geringere Dosis eines Medikaments benötigen. In der Tat variiert dies von Wirkstoffgruppe zu Wirkstoffgruppe.

SUBSTANZ	PHÄNOMEN	REFERENZEN
Digitalis	Höhere Sterblichkeit bei Frauen	[11]
Antiarrhythmika, QTc-Zeit-verlängernde Pharmaka	Mehr Torsade-de-pointes-Tachykardien bei Frauen	[19,20]
ß-Blocker	Mehr Nebenwirkungen bei Frauen	[24, 25, 46]
ACE-Hemmer	Fraglich schlechtere Wirksamkeit bei Frauen, mehr Reizhusten	[5, 26–28]
Antikoagulanzien und Thrombolytika	Mehr Blutungskomplikationen bei Frauen	[5]
Aspirin/Acetylsalicylsäure	Geschlechterunterschiede in der Primärprävention von Myokardinfarkt und Schlaganfall	[30]
Diuretika	Häufigerer Gebrauch und mehr Nebenwirkungen bei Frauen	[5,9]

Tab. 8: Beispiele für Wirkungen und Nebenwirkungen von Arzneimitteln mit Geschlechterunterschieden. Aus: Regitz-Zagrosek V: Geschlechterunterschiede in der Pharmakologie 2014

Geschlechterunterschiede in der Behandlung der koronaren Herzkrankheit

Die Arzneimitteltherapie der koronaren Herzkrankheit ist bei Frauen und Männern im Prinzip die gleiche. Bislang sind die leitliniengerechten Dosierungen gleich, unter Umständen ist die Nebenwirkungsquote bei Frauen höher.

Die Therapie der Herzkranzgefäßerkrankung besteht aus einem Thrombozytenaggregationshemmer, einem Betablocker, einem fettsenkenden Präparat (zur Fettsenkung sowie Verringerung der entzündlichen Aktivität) und meist einem Blutdrucksenker.

Medikamentöse Therapie der Herzschwäche

Medikamente zur Behandlung der Herzschwäche entlasten das Herz, verhindern idealerweise ein Fortschreiten der Erkrankung und führen zu einer Verbesserung des Wohlbefindens. Welche Medikamente in welcher Dosierung die Patientin benötigt, ist vom Schweregrad der Herzinsuffizienz und eventuellen Begleiterkrankungen abhängig. Man unterscheidet bei der Herzschwäche Grad I (= leicht) bis Grad IV (= schwer).

Nach den aktuellen Leitlinien der europäischen Kardiologen sind maßgeblich vier große Medikamentengruppen für die Behandlung der Herzschwäche und einer reduzierten Pumpfunktion (≤ 40 Prozent) im Gebrauch. Sie verbessern Symptome und Lebensqualität, senken das Risiko häufiger Krankenhausaufenthalte und eines vorzeitigen Todes. Auch Kombinationspräparate bzw. die Kombinationen verschiedener Medikamente zur Behandlung der fortgeschrittenen Herzschwäche haben sich bewährt.

Die Medikamente zur Behandlung der Herzinsuffizienz hier im Einzelnen:

Betablocker

Diese Medikamentengruppe blockiert, wie ihr Name schon sagt, Beta-Adrenozeptoren. Das sind Rezeptoren an vielen Organen und Geweben, an welche die Stresshormone Adrenalin und Noradrenalin ankoppeln und eine Wirkung auslösen.

Besonders viele solcher Rezeptoren gibt es am Herz-Gefäß-System.

Die Betablocker reduzieren oder verhindern hier die Wirkung von Adrenalin und Noradrenalin. Dadurch senken sie den Blutdruck und die Herzfrequenz.

Insbesondere bei Frauen sinkt mit zunehmendem Alter die Fähigkeit, mit Stress gut umzugehen. Eine Stressreaktion ist eine Zunahme der Herzfrequenz. Bei Betablocker-Einnahme steigt der Herzschlag bei Stress oder körperlicher Anstrengung weniger stark an, das Herz wird entlastet.

Betablocker wirken bei Frauen stärker, da der Wirkstoff länger im Blut bleibt. Auch wird er viel langsamer abgebaut als bei Männern (40 Prozent schnellerer Abbau). Dadurch ist die Nebenwirkungsrate höher. Die Dosis des Betablockers sollte darum bei Frauen niedriger angesetzt bzw. an das Körpergewicht und Lebensalter angepasst werden.

Der positive Effekt der Betablocker auf das Krankheitsgeschehen steigt mit der Schwere der Herzinsuffizienz.

ACE-Hemmer und Angiotensinrezeptorblocker

Es gibt ein System im Körper, das maßgeblich für die Blutdruckregulation zuständig ist, das sogenannte Renin-Angiotensin-Aldosteron-System (RAAS). Es reguliert Blutdruck, Salz- und Wasserhaushalt sowie Nierendurchblutung. Salz und Wasser werden zurückgehalten, dadurch erhöht sich das Blutvolumen, und der Blutdruck steigt.

Medikamente, die in dieses System eingreifen, indem sie das Enzym Angiotensin Converting Enzyme (ACE) stoppen, sind ACE-Hemmer. Durch den Einsatz von ACE-Hemmern wird das Herz entlastet, die Blutgefäße werden erweitert, und das Herz muss gegen einen geringeren Widerstand anpumpen. Zudem werden die Salz- und Wasserausscheidung gefördert und der Blutdruck gesenkt.

Die Wirksamkeit und der lebensverlängernde Effekt der ACE-Hemmer sind durch zahlreiche Studien belegt. Sie werden allen Herzinsuffizienz-Patienten mit herabgesetzter Auswurfleistung des Herzens empfohlen. Bei Frauen wirken sie allerdings manchmal weniger gut und können öfter Nebenwirkungen wie trockenen Husten hervorrufen. Eventuell ist dann die Dosis zu hoch angesetzt (das passiert bei etwa 5 bis 10 Prozent der Patientinnen).

Eine weitere Wirkstoffgruppe zur Behandlung der Herzschwäche sind Sartane. Sie können bei symptomatischer Herzschwäche jeden Grades und reduzierter Auswurfleistung eingesetzt werden. Sie eignen sich vor allem als Alternative, wenn Patientinnen ACE-Hemmer nicht vertragen.

Ein Beispiel ist das Valsartan. Dieses Präparat bewirkt, dass der sogenannte Angiotensin-I-Rezeptor blockiert wird. Valsartan hemmt die Wirkung von Angiotensin II, einem Hormon, das zu einer Verengung der Blutgefäße sowie Strukturveränderung des Herzmuskelgewebes führt. Eingesetzt werden Valsartan und weitere Sartane zur Behandlung der leichten bis mittelschweren Herzschwäche sowie des Bluthochdrucks. In Verruf geraten war diese Wirkstoffgruppe in den Medikamenten weniger Hersteller im Jahr 2018 wegen der krebserregenden Wirkung. Sie können beruhigt sein; diese Präparate sind heute nicht mehr im Handel.

Angiotensin-Rezeptor-Neprilysin-Inhibitoren (ARNI)

Sacubitril ist ein Neprilysin-Inhibitor und hemmt den Abbau der im Körper wichtigen natriuretischen Peptide und weiterer Eiweiße, die für Blutdruck, Kreislauf und den Wasserhaushalt verantwortlich sind. Dies führt zu einer erhöhten Natrium- und Wasserausscheidung und entlastet das Herz. Natriuretische Peptide senken den Blutdruck und schützen das Herz. In Kombination mit Valsartan existieren Angiotensin-Rezeptor-Neprilysin-Inhibitoren (ARNI). Sie schützen das Herz auch vor Fibrose. Indiziert sind die ARNIs bei Herzschwäche (NYHA II-IV) und reduzierter Herzleistung am linken Herzen (Pumpleistung unter 35 Prozent).

In den groß angelegten PARADIGM-HF- und Pioneer-HR-Studien zeigten sie eine deutliche Besserung der Herzschwäche, sodass weniger Patienten ins Krankenhaus eingewiesen werden mussten. Auch verstarben unter ARNI weniger Patienten. Die Auswirkungen und laborchemischen Parameter der Herzschwäche sind unter diesen potenten Medikamenten zurückgegangen. Zu Beginn der Einstellungsphase können niedriger Blutdruck und Schwindel auftreten, sodass ARNIs in diesen Fällen nicht als Dauermedikation eingesetzt werden können. Vorsicht ist geboten bei fortgeschrittener Nieren- und Lebererkrankung und bei Alzheimer-Demenz. ACE-Hemmer dürfen nicht gleichzeitig eingenommen werden.

Die Therapie mit ARNIs wurde erstmals 2015 in den USA zugelassen. Die Zulassung wurde dort im Dezember 2020 auf an Herzschwäche Erkrankte mit erhaltener Pumpleistung erweitert. Insgesamt ist die Behandlung so erfolgreich für schwer herzkranke Patienten, dass weniger von ihnen zur Herztransplantation angemeldet werden mussten bzw. der Zeitpunkt der Transplantation zumindest auf einen späteren Zeitpunkt verschoben werden konnte.

SGLT-2-Hemmer

Diese Stoffgruppe wurde eigentlich zur Behandlung des Typ-2-Diabetes entwickelt. Als »Nebenwirkung« stellte man fest, dass SGLT-Hemmer positive Effekte auf Herz und Nieren haben. Große aktuelle Studien zeigen, dass Patienten und Patientinnen mit reduzierter Herzleistung von SGLT-2-Hemmern profitieren, auch wenn sie keine Diabetiker sind. Klinikaufenthalte wegen Herzinsuffizienz sowie Sterblichkeit durch Herz-Kreislauf-Erkrankungen reduzierten sich unter SGLT-2-Hemmern deutlich.

Aldosteronantagonisten/Antagonisten gegen Mineralocorticoidrezeptoren

Diese Medikamentengruppe hemmt die Wirkung des Steroidhormons Aldosteron, das in der Nebenniere gebildet wird. Aldosteron führt zu Wassereinlagerungen im Körpergewebe und zu Strukturveränderungen des Herzgewebes. Aldosteronantagonisten stoppen seine Wirkung und entlasten dadurch das Herz.

Als Nebenwirkungen sind eine schmerzhafte Schwellung der Brust (Mastodynie wie in der zweiten Zyklushälfte) und erhöhte Blutkaliumspiegel möglich, weil die Aldosteronantagonisten zu den kaliumsparenden Diuretika gehören.

Wichtig: Sie beeinflussen auch den weiblichen Hormonhaushalt und sind Bestandteil verschiedener Anti-Baby-Pillen (Wirkstoff Drospirenon). Als Nebenwirkung ist ein erhöhtes Thromboserisiko beschrieben, das mit dem Östrogenanteil des Präparates und dem Alter der Anwenderin steigt.

Diuretika

Diuretika sind Medikamente, die die Ausscheidung von Urin und Salzen über die Nieren fördern. Dadurch entspannen sich die Blutgefäße, und der Blutdruck sinkt. Gerade Patientinnen mit Herzschwäche leiden häufig unter Ödemen, also Wassereinlagerungen im Körper. Diuretika lindern die damit verbundenen Beschwerden effektiv und entlasten das Herz. Sie werden bei Herzschwäche mit und ohne Nierenfunktionsstörungen und Bluthochdruck verschrieben.

Frauen mit Herzerkrankungen erhalten häufig Diuretika. Sie senken den Blutdruck zwar sehr effektiv, durch die forcierte Urin- und Salzausscheidung kann aber auch eine zu große Menge an lebenswichtigen Mineralien wie Kalium, Natrium und Chlorid ausgeschieden werden. Ein dadurch auftretender Kaliummangel kann lebensbedrohliche Herzrhythmusstörungen auslösen.

Bei Frauen treten deutlich mehr Nebenwirkungen auf, wie Hypotension, Exsikkose, Elektrolytstörungen, vermutlich weil die Mittel bei ihnen zu hoch dosiert werden. Eventuell muss auch hier eine Dosisanpassung erfolgen. In jedem Fall sollten bei Frauen, die Diuretika einnehmen, regelmäßig (monatlich) die Nierenwerte untersucht werden.

Calciumantagonisten

Calcium spielt für die elektrische Erregung von Muskelzellen, insbesondere Herzmuskelzellen, eine wichtige Rolle. Calciumantagonisten verhindern, dass Calcium in die Muskelzellen einströmt. Die Schlagkraft des Herzens und die Herzfrequenz werden verringert. Das Herz wird entlastet, es verbraucht weniger Sauerstoff, der Blutdruck sinkt.

Der verminderte Calciumeinstrom führt zu einer Weitstellung

der arteriellen Gefäße und zu einem Absinken des peripheren Gefäßwiderstandes. Auch dadurch wird der Blutdruck gesenkt. Calciumantagonisten wirken aber bei Frauen weniger stark als bei Männern, sie werden vom weiblichen System schneller (selten, aber wahr!) abgebaut. Die Dosis muss darum bei Frauen gegebenenfalls höher angesetzt werden unter Berücksichtigung der Wirkung und Nebenwirkungen.

Digitalis

Digitalis ist ein Glykosid-Präparat, Fingerhut enthält Glykoside. Der Einsatz als Herzmedikament hat eine wechselvolle Geschichte hinter sich.

Im *New England Journal of Medicine* (NEJM) veröffentlichte die Digitalis Study Group 1997 das Ergebnis einer randomisierten Studie zur Wirksamkeit von Digoxin bei Herzinsuffizienzpatienten. Diese Ergebnisse waren so positiv, dass die Digitalistherapie in die Behandlungsleitlinien für Patienten mit Herzinsuffizienz eingeschlossen wurde. In späteren Studien allerdings gab es bei Frauen ein signifikant höheres Sterberisiko unter Digitalistherapie, bei Männern nicht.

Dieses Ergebnis war wiederum völlig unerwartet, eventuell kam es durch eine Wechselwirkung unter Hormonbehandlung zustande. Höhere Digoxinkonzentrationen im Blut konnten bei Männern mit einer höheren Sterblichkeit gemessen werden, für Frauen konnte hierzu keine eindeutige Aussage getroffen werden, weil zu wenige Probandinnen an der Studie beteiligt waren. Man vermutete nicht nur eine relative Überdosierung bei Frauen, sondern auch eventuell einen pharmakokinetischen Aspekt: Das Zielprotein von Digitalis, die NaK-ATPase, besitzt möglicherweise eine krankheitsabhängige geschlechtsspezifische Aktivität.

Aktuell wird Digitalis in der evidenzbasierten Therapie der Herzinsuffizienz nicht mehr als Standardmedikament eingesetzt, vor allem nicht bei Frauen.

Bis 2024 läuft eine Wirksamkeitsstudie zu Digitalis (DIGIT-HF) der Medizinischen Hochschule Hannover zusammen mit anderen Kliniken in Deutschland und Österreich. Danach wissen wir möglicherweise mehr.

Plättchen- und Gerinnungshemmer

Gerinnungs- und thrombozytenaggregationshemmende Medikamente werden u. a. bei bestehender koronarer Herzerkrankung, nach dem Erhalt eines Stents, nach Bypassoperation und bei instabiler Angina pectoris eingesetzt; des Weiteren nach einer Herzklappenoperation, nach Herztransplantation, zur Prophylaxe von venösen Thromboembolien und von Schlaganfällen bei Vorhofflimmern.

Diese Substanzklasse spielt aufgrund der monatlichen Blutung bei Frauen und in der Schwangerschaft eine Sonderrolle. Die Patientinnen verlieren unter Einnahme von gerinnungs- und thrombozytenaggregationshemmenden Medikamenten viel mehr Blut als Männer. Oft entwickelt sich ein chronischer Eisenmangel. Sinnvoll bei Frauen, die diese Medikamente einnehmen, ist eine regelmäßige Kontrolle von Gerinnungsparametern und Eisen im Blut.

Ein erhöhtes Blutungsrisiko bei Frauen wurde bei fast allen Thrombozytenaggregationshemmern und gerinnungshemmenden Medikamenten beobachtet (inklusive Vitamin-K-abhängigen Substanzen, Faktor Xa-Antagonisten – die »neuen« oralen Antikoagulantien, Heparin, Thrombolytika, Glykoprotein IIb/IIIa-Inhibitoren).

Wahrscheinlich erhalten Frauen im Verhältnis zu ihrem Körpergewicht zu hohe Dosen, ihre Nierenfunktion ist häufig herabgesetzt, weil die Patientinnen meist älter sind. Dementsprechend ist auch die Nebenwirkungsrate bei ihnen höher als bei männlichen Patienten.

Darüber hinaus müssen Antikoagulantien vor und nach Kathetereingriffen sorgfältig an Körpergewicht und Nierenfunktion bei Frauen angepasst werden. Häufige Blutungskomplikationen wurden vor allem bei relativer Überdosierung beobachtet.

Acetylsalicylsäure

Acetylsalicylsäure (ASS, Handelsname Aspirin, Herz-ASS) ist ein nicht-steroidales Antirheumatikum (NSAR) sowie -phlogistikum, das zur Entzündungshemmung sowie Fiebersenkung und gegen Schmerzen eingesetzt wird. Es wirkt als Thrombozytenaggregationshemmer, d. h. es verhindert die Bildung der Blutplättchen und verdünnt das Blut. ASS wird in der Primärprävention von Herzinfarkt und Schlaganfall verordnet.

Aspirin – differenzierter Einsatz bei Frauen

Bei Frauen unter 65 Jahren senkt ASS in der Primärprävention das Schlaganfallrisiko, beugt allerdings *nicht* einem Herzinfarkt vor. Bei Männern ist es umgekehrt, hier schützt ASS primär vor dem Herzinfarkt, aber nicht vor dem Schlaganfall.

Ridker et al. zeigten 2005 an fast 40000 herzgesunden Frauen ohne kardiovaskuläre Ereignisse, dass ASS 100 mg in der Primärprävention (Erhalt der Gesundheit) bei Frauen unter 65 Jahren das Risiko für einen Herzinfarkt nicht verringert, jedoch das Schlaganfallrisiko. Es sinkt unter ASS signifikant um 17 Prozent. Bei Frauen über 65 Jahren schützt

die Einnahme von 100 mg ASS jeden zweiten Tag auch vor einem Herzinfarkt.
Vor allem bei gesunden Menschen ist die Gefahr von Nebenwirkungen durch ASS wie u. a. Blutungen größer als der Nutzen.

Clopidogrel

Ein anderer wichtiger Plättchenhemmer ist Clopidogrel. Als Thrombozytenaggregationshemmer ist Clopidogrel ein Prodrug, das erst durch Metabolisierung in seine wirksame Form umgewandelt wird.

Vitamin-K-abhängige Antikoagulantien (VKA)

Das bekannteste Beispiel für VKA ist das Marcumar. Es wird verordnet bei Vorhofflimmern und venösen Thromboembolien. Für Patienten mit mechanischen Herzklappen sind VKA das Mittel der ersten Wahl.

Dies gilt genauso für Patienten mit Herzunterstützungssystemen; hier allerdings in Kombination mit einem Thrombozytenaggregationshemmer.

Heparin

Heparin wird zur Verhinderung von Thromboembolien und als Thromboseprophylaxe verordnet. Auch bei spezifischen Erkrankungen mit einer erhöhten Gerinnungsaktivität gibt man Heparin. Dazu gehören u. a. das Antiphospholipid-Syndrom, die homozygote Faktor-V-Leiden-Mutation und ein Protein C- oder S-Mangel.

Niedermolekulares Heparin als Antikoagulans wird bei Schwangeren standardmäßig eingesetzt. Die Substanz ist nicht plazentagängig und schadet darum nicht dem ungeborenen Kind.

Direkte/Neue orale Antikoagulantien (D/NOAKs)

Die neuen bzw. direkten oralen Antikoagulantien (D/NOAKs) werden heutzutage immer öfter anstelle der »herkömmlichen« Gerinnungshemmer (VKA) eingesetzt. Für Patienten mit mechanischen Herzklappen sind sie bislang kontraindiziert.

Zu den D/NOAKs gehören Faktor Xa-Antagonisten bzw. Thrombininhibitoren. Apixaban, Edoxaban und Rivaroxaban sind Faktor Xa-Antagonisten; Dabigatran ist eine Substanz aus der Wirkstoffgruppe der Thrombin-Inhibitoren. Beide Gerinnungsfaktoren haben eine zentrale Bedeutung.

Die D/NOAKs haben sich nach großen Zulassungsstudien zur Prophylaxe von venösen Thromboembolien und zur Schlaganfallprophylaxe bei Vorhofflimmern als mindestens genauso effektiv erwiesen wie VKA, in Hinsicht auf das Blutungsrisiko waren sie den VKA überlegen.

D/NOAKs sind einfacher in der Anwendung, sie haben ein breites therapeutisches Fenster und können in einer fixen Dosierung verabreicht werden. Eine regelmäßige Überprüfung der Gerinnung ist (meist) nicht notwendig. Wie sie im Körper wirken, ist gut vorhersehbar.

Patienten mit schwerer Niereninsuffizienz (GFR < 30 ml/min im Falle von Dabigatran, Rivaroxaban und Edoxaban und < 25 ml/min bei Apixaban) oder Dialyse-Patienten waren von den großen D/NOAK-Studien ausgeschlossen. Hier besteht die Gefahr der Akkumulation, d. h., dass sich die Dosen oder Abbauprodukte anhäufen und schaden.

Bei Patienten über 70 Jahren sind die D/NOAKs Standardtherapie zur Schlaganfallprophylaxe. Auch bei gebrechlichen Patienten oder Demenzkranken überwiegen die Vorteile der Behandlung. Mögliche Kontraindikationen sind extreme Gebrechlichkeit und eingeschränkte Lebenserwartung.

Pflanzenkraft für ein starkes Herz

Die natürliche Apotheke ist reich an Herz-unterstützenden pflanzlichen Mitteln. Auch wenn diese nicht evidenzbasiert sind, also ihre Wirkung nicht durch Studien belegt ist, möchten wir Ihnen die wichtigsten Mittel vorstellen.

Weißdorn: verbessert die Herzleistung, erweitert die Koronargefäße, dadurch Verbesserung der Sauerstoffversorgung des Herzens
Rosmarin und Campher: in Salben für das Herz zur äußeren Anwendung
Melisse, Baldrian: wirken beruhigend bei funktionellem Herzrasen
Knoblauch: senkt den Blutfettspiegel und wirkt gefäßerweiternd
Rosskastanienextrakt: enthält die Wirkstoffe Aescin, Flavonoide, Cumarine und Gerbstoffe, verdichtet die Gefäßwände, hilft bei Venenschwäche und Wadenkrämpfen und wirkt antientzündlich

---

6

DAS FREUT DAS FRAUENHERZ – WIE SIE IHR HERZ JUNG, GESUND UND FIT HALTEN

Ich folge meinem Herzen. Leichten Herzens geht alles leichter. Auf der ganzen Welt, in allen Kulturen gilt das Herz als Zentrum des Lebens. Es verkörpert die Anstrengungen, die wir tagtäglich in unserer Arbeit, der Beziehung, innerhalb der Familie, für unser Glück und für unsere Existenz leisten.

Das Herz schlägt 100 000-mal am Tag, mehr als 36 Millionen Mal im Jahr. Werden wir 75 Jahre alt, sind das mehr als 2,7 Milliarden Herzschläge. Diese Werte und Zahlen beeindrucken uns immer wieder, und sie machen deutlich, wie sehr dieses verlässliche Organ es wert ist, dass wir uns kümmern und es unterstützen bei seinen tagtäglichen Mühen.

Was können wir unserem Herzen Gutes tun? Eine ganze Menge!

Die Chancen für ein gesundes, junges und fittes Herz erhöhen sich durch regelmäßiges Cardio-Training, Bewegung überhaupt, eine gesunde Herzernährung, tägliche Mund- und Zahnpflege, gesunden Schlaf, Stressreduktion, das Erlernen von Entspannungstechniken und Meditation, die Kenntnis von den Energiebahnen für das Herz und nicht zuletzt das Wissen darum, wie sehr die Seele die Herzgesundheit unterstützt.

SPORT UND BEWEGUNG

Leicht anzuwenden, kostenlos, wahnsinnig effektiv und mit Fun-Faktor: Alle Studien der letzten Jahre zeigen, dass Bewegung fast jede (Zivilisations-)Krankheit und Entzündung im Körper bessert, wenn nicht gar heilen kann. Und vorbeugen auch. Ob Übergewicht, Diabetes, Herz-Kreislauf-Erkrankungen, Bluthochdruck, erhöhte Cholesterinwerte, Osteoporose, Arthrose, Alzheimer, Depression, Krebserkrankung – die Liste ließe sich beliebig fortführen. Bewegung hilft bei fast allem!

Dazu gibt es Zahlen: 9 Prozent aller Brustkrebs- und 10 Prozent der Darmkrebserkrankungen in Europa sollen durch mangelnde Bewegung entstehen. Bei Speiseröhrenkrebs kann regelmäßige Bewegung das Risiko sogar um 21 Prozent senken. Selbst bei bestehender Krebserkrankung, z. B. Brustkrebs unter Chemotherapie, lindert laut aktueller BENEFIT-Studie des Nationalen Centrums für Tumorerkrankungen Heidelberg Bewegung die Nebenwirkungen und verhindert Rezidive, also Rückfälle.

Für das Herz ist regelmäßige Bewegung genauso wichtig wie für jeden anderen Muskel. Wenn der Herzmuskel trainiert wird, wird er besser durchblutet und leistungsstärker. Ein kräftiges Herz kann mehr Blut pro Herzschlag in den Körper pumpen. Die Elastizität der Gefäßwände bleibt länger erhalten, weil auch hier die Muskulatur trainiert wird. In der Folge sinken Puls und Blutdruck, die Arterien werden sozusagen geschont, sie sind jünger und fitter. Das ganze System arbeitet effizienter.

Schauen wir uns exemplarisch die Wirkung von Bewegung auf einige häufig vorkommende Erkrankungen an.

Schutz vor Diabetes

Das Risiko für Diabetes und Herz-Kreislauf-Erkrankungen reduziert sich schon durch 10 Minuten tägliches, zügiges Spazierengehen um 20 Prozent (Martin Halle, TU München, 2018). Wenn Sie 5000 Schritte schaffen, umso besser. Mit 10 000 Schritten am Tag senken Sie z. B. Ihr Herzinfarktrisiko um 50 Prozent!

Die Deutsche Gesellschaft für Kardiologie empfiehlt fünfmal 30 Minuten Bewegung oder körperliche Aktivität pro Woche. Für 1000 Schritte braucht man 10 Minuten, für 10 000 Schritte dementsprechend 100 Minuten. Wir denken keineswegs, dass Sie nicht selbst rechnen können, aber die Deutsche Gesellschaft für Sportmedizin und Prävention (DGSP) betont immer wieder, dass die meisten Menschen die Bewegungszeit unterschätzen. Sie denken, dass 10 000 Schritte in einer Stunde erreicht sind. Auch der Kalorienverbrauch durch Bewegung wird häufig falsch eingeschätzt. Für eine halbe Tafel Schokolade muss man mindestens eine halbe Stunde zügig joggen. Die meisten denken, dass dafür weniger Zeit nötig ist.

Wir möchten Sie gerne motivieren, mindestens an vier Tagen in der Woche, besser noch täglich, Sport zu machen. Optimal sind Nordic Walking, Joggen, Schwimmen, Fahrradfahren oder Fitness. Das ist die beste Vorsorge für Ihr Frauenherz!

Für Frauen im reproduktionsfähigen Alter mit sportlicher Ambition hat sich das cyclus-basierte Training bewährt; für Frauen in den Wechseljahren ist es vor allem Konditionstraining.

Regelmäßige Bewegung schützt auch vor Diabetes. Der Blutzuckerspiegel, der nach der Nahrungsaufnahme steigt, kann erstens dadurch gesenkt werden, indem Zucker (Glucose) durch Muskelarbeit, also Bewegung, verbraucht wird, oder zweitens, indem aus der Bauchspeicheldrüse Insulin ausgeschüttet wird. Insulin sorgt dafür, dass Zucker in die Zellen verräumt wird. Bewegen wir uns zu wenig oder kaum, dann muss ständig die Variante zwei greifen, die Insulinausschüttung.

Permanent hohe Insulinspiegel verursachen an den Zellen aber irgendwann eine Insulinresistenz. Sie »sperren« sich in diesem Fall gegen das Insulin, der Zucker bleibt im Blut. Der Zuckerregelkreis ist gestört, Diabetes entsteht. Durch Bewegung lässt sich diese Negativspirale unterbrechen, der Blutzucker wird aus den Muskeln verbrannt, der Blutzuckerspiegel sinkt, es muss weniger Insulin ausgeschüttet werden, die Zellen erholen sich.

Weil Diabetes gerade bei Frauen ein Risikofaktor für Herz-Kreislauf-Erkrankungen ist, lohnt sich regelmäßige Bewegung oder Training doppelt. Wir möchten sogar sagen dreifach, denn Sport stabilisiert das Gewicht gerade auch bei Frauen in den Wechseljahren und/oder unterstützt Gewichtsverlust. Das ist sinnvoll, denn das Fettgewebe produziert entzündungsfördernde und blutdrucksteigernde Substanzen. Beim Sport werden die aufgenommenen Kalorien verbraucht, und bei noch mehr Bewegung verbrennt der Körper die Fettreserven an Bauch und Hüfte. Dadurch beugt man Entzündungen vor.

Bewegung stoppt Entzündungen

Interleukine sind Botenstoffe, die Zellvorgänge initiieren, Interleukin 6 (IL 6) ist entzündungsfördernd und wird zu Beginn einer sportlichen Betätigung ausgeschüttet. Dadurch werden defekte Körperzellen aussortiert und die Zellerneuerung angeregt. Später wird Interleukin 10 ausgeschüttet, das u. a. die Bildung von Mitochondrien, den Energiewerken der Zellen, sowie neuer Blutgefäße anregt. Beide Vorgänge wirken entzündungshemmend. Eine Untersuchung an 1500 Patienten zwischen 20 und 81 Jahren an der Uni Greifswald, die 2019 auf den Herztagen der Deutschen

Gesellschaft für Kardiologie vorgestellt wurde, konnte zeigen, dass der Entzündungsmarker CRP (C-reaktives Protein) im Blut bei sportlichen Menschen niedriger ist. CRP ist als Risikofaktor für kardiovaskuläre Erkrankungen bedeutsam. Die körperliche Fitness wurde anhand des Sauerstoffgehalts im Atem der Probanden gemessen. Je fitter sie waren, desto niedriger war der CRP-Wert. Es lässt sich sagen: Wer körperlich trainiert(er) ist, hat weniger systemische Inflammation.

Bewegung normalisiert den Blutdruck

Durch Bewegung und Veränderung der täglichen Gewohnheiten (Gewichtsreduktion, Nikotinverzicht, Alkohol und Salz in Maßen) lässt sich ein leicht erhöhter Blutdruck oft auf das Normalniveau 135/85 mmHg senken. Da braucht es dann keine Medikamente. Bei stark erhöhtem Blutdruck ist es allerdings zusätzlich zu Bewegung und Ernährungsumstellung sinnvoll, Blutdruckmedikamente einzunehmen.

ERNÄHREN SIE IHR HERZ RICHTIG

Der Mensch ist, was er isst – über diese Faustformel freut sich bei gesunder Ernährung insbesondere das Herz. Wer viel Gemüse und Obst verzehrt – das ist nachgewiesen –, ernährt sich generell gesünder und isst weniger Fleisch und tierisches Protein. Allein dadurch enthält die Nahrung weniger gesättigte Fettsäuren, ist also cholesterin- und fettärmer.

Ein Bewusstsein für gesunde Ernährung kann der erste Schritt zu einem insgesamt gesünderen Lifestyle sein. Menschen, die sich für gesunde Ernährung interessieren, treiben oft auch regelmäßig Sport und achten auf ihr Gewicht. Herz und Gefäße freut das allemal.

Eine herzgesunde und ausgewogene Ernährung ist die mediterrane Ernährung mit der großzügigen Verwendung von pflanzlichen Ölen, viel Fisch, Salat und Gemüse. In den letzten Jahren hat sich auch das intermittierende Fasten oder Intervallfasten als Jungbrunnen einen Namen gemacht.

Wir stellen Ihnen auf den nächsten Seiten die mediterrane Ernährung vor, mit vielen Hinweisen auf »gute« Nahrungsmittel für Herz und Gefäße.

Mediterrane Ernährung

Jede klinische Studie der letzten 20 Jahre hat gezeigt, dass eine Ernährungsumstellung in Richtung mediterrane Ernährung die Herzinfarkt-, Schlaganfall-, Bluthochdruck- und Diabetesraten sinken lässt. Durch diese Ernährung verbessern sich auch Beschwerden bei rheumatischen Erkrankungen und Vorstufen von Demenz. Zur Vorbeugung von Brust- und Darmkrebs wird eine mediterrane Ernährung ebenso empfohlen. Die mediterrane Ernährungsform hat den positivsten Effekt auf die Gesundheit und gilt darum als gesündeste Ernährung überhaupt.

In einer Umfrage unter führenden Ernährungsforschern und Kardiologen aus den USA, England, Frankreich, Spanien und Griechenland wurde 2016 eine Liste der für das Herz protektiven Lebensmittel aus der mediterranen Ernährung erstellt. Sie deckt sich in vielen Punkten mit der Empfehlung der kardiologischen Fachgesellschaften, die wir unten gesondert aufführen. Hier unsere Empfehlungen:

Reichlich verwenden:
- Olivenöl (optimal mindestens 4 Teelöffel am Tag)
- Nüsse und Mandeln (optimal 30 Gramm täglich)
- Frisches Obst (optimal 3-mal täglich)
- Frisches Gemüse (optimal 2- bis 3-mal täglich)
- Hülsenfrüchte (am besten täglich)
- Gewürze, Zwiebeln, Knoblauch
- Vollkorngetreide (Brot, Pasta, Reis)

Sparsam bis gar nicht verwenden:
- Zucker, Süßigkeiten, gezuckerte Getränke
- Fleisch, Wurst
- (Kuh-)Milchprodukte

Unbestritten ist, dass es Lebensmittel gibt, die dem Körper zugutekommen, ihm positive Energie geben, die Organfunktion ankurbeln und die Gefäße geschmeidig halten. Ebenso gibt es Lebensmittel, die Entzündungs- und Alterungsprozesse der Zellen fördern. Wie immer kommt es auf die Balance an. Eine gesunde Ernährung sollte darum ausgewogen sein. Die kardiologischen Fachgesellschaften empfehlen, viele Ballaststoffe in Form von Vollkornprodukten, Obst und Gemüse zu sich zu nehmen, und zwar:
- 30–45 Gramm Ballaststoffe (Vollkornprodukte)
- Mindestens 200 Gramm Obst in 2–3 Portionen
- Mindestens 200 Gramm Gemüse in 2–3 Portionen
- Auch Nüsse enthalten wertvolle ungesättigte Fettsäuren, 30 Gramm ungesalzene Nüsse täglich. Nüsse und Hülsenfrüchte senken außerdem das Arteriosklerose-Risiko: Walnüsse, Paranüsse, Mandeln und Pekannüsse senken den Cholesterinspiegel und verbessern insgesamt die Blutfettspiegel.

- Zur Senkung des Herzinfarktrisikos: Brombeeren, Heidelbeeren, Amla (indische Stachelbeere), Rote Bete, grünes Gemüse wie Spinat, Mangold, Rucola
- Zur Verbesserung der Durchblutung der Herzkranzgefäße: Granatapfelsaft
- Cholesterin- und blutdrucksenkend: Leinsamen, Kurkuma, Kürbiskerne, Olivenöl, Rapsöl und Leinöl, Knoblauch, rote Zwiebeln
- Zur Senkung des Triglyceridspiegels: Ingwer

Nutzen der ungesättigten Fettsäuren

Menschen, die vorwiegend oder lange größere Mengen an ungesättigten Fetten essen, besitzen ein verringertes Risiko für Herzinfarkt oder Schlaganfall. Der Verzehr von gesättigten Fetten ist mit einem erhöhten Risiko verbunden. Wir konzentrieren uns darum hier auf den Nutzen der ungesättigten Fettsäuren. Die wichtigsten sind Omega-3- und Omega-6-Fettsäuren.

Omega-3-Fettsäuren wie die Eicosapentaensäure (EPA) senken den Cholesterinspiegel und darüber hinaus das Risiko für Arteriosklerose, Herzinfarkt und Bluthochdruck. Sie wirken entzündungshemmend. In Studien konnte zumindest im Tierversuch auch eine Schutzwirkung von Docosahexaensäure (DHA) vor Demenz gezeigt werden.

Omega-3-Fettsäuren sind in hohen Mengen in fettem Fisch wie Makrele und Hering enthalten. Empfohlen wird zweimal Fisch in der Woche, davon einmal fettreicher Fisch wie Makrele oder Aal. Auch Weidemilch und Fleisch von Weidevieh, das sich ausschließlich von Gras und Heu ernährt, enthalten reichlich Omega-3-Fettsäuren.

Es geht aber auch pflanzlich. Reich an einfach ungesättigten

Fettsäuren sind Olivenöl, Rapsöl, Leinsamen, Leinöl, Walnussöl und Sesamöl, Nüsse und Avocados, grünes Blattgemüse. Reich an Omega-6-Fettsäuren sind Speiseöle wie Sonnenblumenöl, Maiskeimöl, Distelöl und Sesamöl.

Antientzündliche Ernährung

Wir haben zuvor die Bedeutung von Entzündungen im Körper für Arteriosklerose und Herzerkrankungen erklärt. Inzwischen spricht man auch von *silent inflammation.* Stille, chronische Entzündungen sind ein Risikofaktor u. a. für Gefäßerkrankungen und chronische Darmerkrankungen.

Verschiedene Faktoren fördern *silent inflammation*, z. B. Stress, eine zuckerreiche Ernährung, Schlafmangel, Rauchen, Alkohol. Eine antientzündliche Ernährung ist darum vor allem eine zuckerarme oder zuckerfreie Ernährung.

Diese Lebensmittel gegen Entzündungen halten den Blutzuckerspiegel relativ konstant und verhindern dadurch schwankende Insulinwerte:

- Möhren, Avocado
- Omega-3-Fettsäuren in fettem Seefisch, Leinöl
- pflanzliche Öle wie Olivenöl, Walnussöl
- Hülsenfrüchte, Nüsse
- dunkle Schokolade und Kakao
- Beeren, Granatapfel, Sauerkirschen
- grüner Tee

Auf den folgenden Seiten beschreiben wir wichtige Mineralstoffe, Vitamine und Coenzyme für das weibliche Herz.

Vitamine

Vitamine sind an allen wichtigen Stoffwechselprozessen des Körpers beteiligt. Sie sind in pflanzlichen und tierischen Produkten enthalten. Viele sind instabil und zerfallen rasch durch Hitze, Lauge, Sauerstoff oder Säure. Es ist deshalb ratsam, Gemüse und Obst nicht zu lange zu kochen, sondern besser zu dämpfen oder zu blanchieren, d. h. nur kurz zu kochen oder zu brühen.

Vitamin B2 (Riboflavin)

Vitamin B2 normalisiert den Energiestoffwechsel, schützt die Zellen vor oxidativem Stress und insbesondere das Herz. Bei uns und in anderen Industrieländern besteht oft eine leichte Unterversorgung mit Vitamin B; dies gilt als Risikofaktor für einen erhöhten Homocysteinspiegel (erhöhtes Risiko für Herz-Kreislauf-Erkrankungen und besonders Venenthrombosen).

Vitamin B3 (Niacin)

Niacin ist für den Kohlenhydrat- und Fettstoffwechsel ein wichtiges Vitamin. Es gehört zu den B-Vitaminen und unterstützt die Energiegewinnung.

Vitamin B6

Eine gute Versorgung mit Vitamin B6 reduziert in starkem Maße das Risiko für die koronare Herzerkrankung. Vitamin B6 ist wasserlöslich und u. a. an der Bildung von rotem Blutfarbstoff und dem Aminosäurestoffwechsel beteiligt. Es unterstützt den Abbau von Homocystein.

Vitamin B9 (Folsäure)

Folsäure ist wie Vitamin B12 u. a. am Abbau von Homocystein, an der Blutbildung sowie an der Zellteilung beteiligt. Sie fördert allgemein die Aufrechterhaltung der Herzgesundheit. Schwangere und ältere Menschen benötigen eine größere Menge Folsäure.

Vitamin B12

Vitamin B12 wird von Mikroorganismen gebildet, d. h. es kommt nur in tierischen Produkten vor. Hohe Mengen finden sich in Fleisch und Innereien, in niedrigen Mengen ist es in Quark und Emmentaler Käse enthalten. Im Körper ist es u. a. an der Bildung von Coenzymen beteiligt und an der Blutbildung. Des Weiteren baut es die schwefelhaltige Aminosäure Homocystein ab, ein Stoffwechselendprodukt. Fehlt Vitamin B12, dann wird Homocystein nicht abgebaut und schädigt die Gefäße. Das Risiko für Venenthrombosen und Durchblutungsstörungen an Herz und Gehirn steigt. Vegetarier und Veganer sowie ältere Menschen sollten ihren Vitamin-B-Spiegel mindestens einmal jährlich überprüfen lassen, um einen eventuellen Mangel auszugleichen.

Vitamin C und E

Vitamin C ist wasserlöslich, es ist ein natürlicher Blutdrucksenker, hält die Blutgefäße elastisch und das Herz gesund. Als Antioxidans schützt es die Körperzellen vor oxidativem Stress und damit das Herz-Kreislauf-System. Auch Vitamin E schützt vor oxidativem Stress.

Vitamin D

Vitamin D ist ein fettlösliches Vitamin, das unter Sonneneinstrahlung in der Haut gebildet wird. In nordischen Ländern, zu denen wir Deutschland zählen dürfen, ist ein Vitamin-D-Mangel weit verbreitet. Das kann auch für das Herz schädlich sein, wie die Copenhagen City Heart Study zeigen konnte. Daten von mehr als 10 000 Teilnehmern über fast 30 Jahre wurden gesammelt und ausgewertet. Demnach steigt bei einem zu niedrigen Vitamin-D-Spiegel

- das Risiko eines Herzinfarktes um bis zu 64 Prozent,
- das Risiko eines frühzeitigen Todes um bis zu 57 Prozent,
- das Risiko, an koronarer Herzerkrankung zu sterben, um 81 Prozent.

Die britische Framingham Offspring Study mit über 1700 Probanden (mit und ohne vorhandene Herzerkrankung) kommt zum selben Schluss: Bei geringen Vitamin-D-Werten (unter 15 ng/ml) steigt das Risiko für Herzinfarkte und Herzversagen.

Vitamin D als Antioxidans schützt auch aktiv vor Entzündungen und stärkt das Immunsystem. Eine Studie der Washington University zeigt, dass Vitamin D die Ansammlung von Makrophagen verhindern kann, diese fördern Entzündungsgeschehen.

Coenzym Q 10

Das Coenzym Q 10 ist eine vitaminähnliche Substanz, darum reihen wir es hier unter den Vitaminen ein. Es ist für die Herzmuskelzellen wichtig, die mehr Mitochondrien als normale Körperzellen besitzen. Das Antioxidans Q 10 unterstützt die Arbeit der Mitochondrien. So erklärt sich die hohe Konzentration von Q 10 im Herzmuskel. Das Coenzym Q 10 kann vom Körper selbst gebildet werden, wenn ausreichend Vitamin B12, Niacin und Folsäure vorhanden sind. Die körpereigene Produktion sinkt mit zunehmendem Alter.

Der Entdecker der chemischen Struktur von Q 10, Karl Folkers, konnte 1985 zusammen mit Svend Aage Mortensen vom Herzzentrum der Universitätsklinik Kopenhagen den Effekt auf das Herz zeigen: Je weiter fortgeschritten die Herzinsuffizienz war, desto weniger Q 10 fand sich im biopsierten Herzgewebe. Mortensen sprach von einem *steal effect,* bei dem die antioxidativen Eigenschaften von Q 10 für andere Zwecke als die Energiegewinnung in den Mitochondrien der Herzmuskelzellen verwendet werden. Viele Herzinsuffizienzpatienten bekommen zudem Statine, diese können die Konzentration von Q 10 im Blut um bis zu 40 Prozent senken.

Wie sinnvoll sind Nahrungsergänzungsmittel?

Kardiologische Fachgesellschaften wie die American Heart Association und die Deutsche Herzstiftung sehen in ihren Leitlinien keinen Vorteil zur Prävention oder positiven Beeinflussung einer koronaren Herzkrankheit durch die Einnahme von Vitaminpräparaten oder Nahrungsergänzungsmitteln. Stattdessen empfehlen sie die tägliche Dosis Obst und Gemüse. Zu bedenken ist nach Ansicht vieler Experten allerdings der Mangel an Vitaminen und Mineralstoffen in industriell angebautem Obst und Gemüse. Die Böden seien seit Jahren durch die intensive Ertragsernte ausgelaugt, das in Gewächshäusern oft noch vor der Reife geerntete Obst und Gemüse sei vitaminärmer. Die Studienlage ist hier allerdings nicht eindeutig.

Elektrolyte für das Herz

Das Zusammenspiel und die Balance der Elektrolyte sind entscheidend für ein gutes Funktionieren der Zellen, und weniger die absoluten Werte der einzelnen Stoffe. Herzkranke Menschen sollten auf ihren Elektrolythaushalt achten und z. B. nach starker körperlicher Aktivität gegebenenfalls Elektrolyte ausgleichen.

Calcium

Calcium ist wichtig für den regelmäßigen Herzschlag. Zu wenig oder zu viel Calcium kann Herzrhythmusstörungen auslösen.

Eine Kooperation von Wissenschaftlern aus Cambridge, Oxford und Würzburg ging der Wirkung von Calcium auf das Herz gezielt nach. Calcium ist für die Muskelaktivität des Herzens unerlässlich, zu hohe Mengen sind allerdings auch an dem pathologischen Geschehen der Hypertrophie beteiligt. In beiden Fällen dockt Calcium an bestimmten Rezeptoren an. Wie viele davon am Herzen und an dem die Muskelzelle umgebenden Gewebe, dem Sarkoplasmatischen Retikulum (SR), vorhanden sind, spielt vor allem unter Belastung eine Rolle. Das SR speichert Calcium-Ionen. Unter Stress verliert das SR des Herzens Calcium. Dadurch schwächt sich die Muskelkontraktion ab, und die Anfälligkeit des Herzens für gefährliche Rhythmusstörungen nimmt zu.

Die Deutsche Gesellschaft für Ernährung (DGE) empfiehlt 1000 mg Calcium pro Tag. Herzkranke Patientinnen, die Calciumpräparate gegen Osteoporose einnehmen, sollten dies nicht ohne Rücksprache mit einem Kardiologen tun.

Eisen

Fühlen Sie sich schlapp, müde, vergesslich, schwindelig? Sind Sie schon längere Zeit Vegetarierin oder Veganerin? Haben Sie eine starke Regel oder Zwischenblutungen? Das können mögliche Gründe für einen Eisenmangel sein.

Eisen ist ein unverzichtbarer Mineralstoff vor allem für die

Blutbildung. Es ist Bestandteil des Hämoglobins, des roten Blutfarbstoffs und der roten Blutkörperchen. Für den Transport von Sauerstoff mittels roter Blutkörperchen zu den Zellen ist Eisen essenziell.

Ein Eisenmangel kann durch Mangelernährung oder eine Ernährung mit wenig oder ohne tierisches Eiweiß (Vegetarier, Veganer) bedingt sein, durch Blutungen im Magen-Darm-Trakt, starke Regelblutungen oder andere große Blutverluste. Weil der Körper Eisen speichert, kann allerdings ein Eisenmangel lange kompensiert werden, sodass die Symptome sich schleichend entwickeln. Erst wenn die Eisenspeicher leer sind, holt sich der Körper Eisen aus dem Blut. Fehlt Eisen, dann ist die Neubildung der roten Blutkörperchen gestört, es kann zu einer Eisenmangelanämie kommen. Eisenmangel verursacht Symptome wie Müdigkeit, Vergesslichkeit, Herzrhythmusstörungen, Schwindel, Schwäche, Kopfschmerzen, Kurzatmigkeit, Erschöpfung und niedrigen Blutdruck. Für das Herz ist ein Eisenmangel immer belastend, weil es versucht, den Sauerstoffmangel durch schnelleres Schlagen auszugleichen.

Frauen benötigen wegen der Monatsblutung, bei der sie jeden Monat etwa 2 bis 40 Milligramm Eisen verlieren, mehr Eisen als Männer: 15 Milligramm am Tag. Eine Schwangere benötigt 30 Milligramm Eisen pro Tag, die stillende Mutter 20 Milligramm pro Tag. Damit ist die Versorgung des Kindes über den mütterlichen Kreislauf bzw. nach der Geburt über die Muttermilch gewährleistet. Ein Eisenmangel kann die Entwicklung des Fötus und die Gesundheit des Babys beeinträchtigen.

Bis zu 50 Prozent der Patienten, die an einer chronischen Herzschwäche leiden, und bis zu 75 Prozent der Patienten mit akuter Herzschwäche haben einen Eisenmangel. Ursache ist oft eine ungenügende Eisenresorption aus dem Darm, weil dieser bei Herzschwäche schlechter durchblutet wird und bei chronischer

Rechtsherzinsuffizienz durch venöse Stauung weniger Eisen zum Herzen gelangt. Auch bei Entzündungen wird der Körper schlechter mit Eisen versorgt, da es aus den Speichervorräten (Ferritin) schlechter freigesetzt wird. Das kann den Verlauf der Herzinsuffizienz verschlechtern, bis hin zur Notwendigkeit einer Behandlung im Krankenhaus.

Die Europäische Gesellschaft für Kardiologie empfiehlt die Überprüfung des Eisenstatus im Blut für Herzinfarktpatienten oder bei Patienten mit Herzschwäche. Ein Mangel sollte unbedingt ausgeglichen werden.

Kalium

Der menschliche Körper benötigt Kalium für das Aktionspotenzial und die Reizweiterleitung am Reizleitungssystems des Herzens und zur Aufrechterhaltung des Wasserhaushaltes in den Zellen. Zusammen mit Magnesium sorgt Kalium für einen optimalen Ablauf der elektrischen Leitfähigkeit in und außerhalb der Zellen.

Ausgeprägter Kaliummangel, z. B. im Rahmen eines Elektrolytverlustes bei Erbrechen oder Durchfall, kann zu lebensbedrohlichen Herzrhythmusstörungen führen und/oder eine Herzschwäche verstärken.

Folgende Herz- und Blutdruckmedikamente können den Kaliumwert beeinflussen:

- Diuretika (Entwässerungstabletten wie Furosemid, Torasemid, Hydrochlorothiazid)
- Aldosteronantagonisten (wie Spironolacton)
- ACE-Hemmer (wie Captopril, Enalapril, Ramipril)
- Sartane (wie Losartan, Candesartan)

Bei Herzerkrankungen ist es sinnvoll, die Kalium- und Magnesiumwerte dem oberen Grenzwert anzupassen. Eine aktuelle Studie des Teams um Rosa Wouda von der Universität Amsterdam konnte 2022 zeigen, dass kaliumreiche Kost bei Frauen den Blutdruck senkt und vor Herz-Kreislauf-Erkrankungen schützt. Um Herzrhythmusstörungen vorzubeugen, ist ein hochnormaler Kaliumgehalt von 4,5–5,0 mmol/l anzustreben.

Kaliumreiche, natürliche Lebensmittel sind u. a. getrocknete Aprikosen und Bananen, Gemüse, Hülsenfrüchte.

Magnesium

Magnesium dient in erster Linie der Muskelfunktion inklusive der Muskelentspannung. Dies gilt auch am Herzen. Magnesium ist außerdem wichtig für die Funktion des Nervensystems. Symptome bei Magnesiummangel sind u. a. Herzrhythmusstörungen und Muskelkrämpfe. Für Herzkranke sollte der Magnesiumgehalt je nach Referenzwert bei 0,7–1,05 mmol/l liegen.

Magnesiumreiche Lebensmittel sind Trockenobst, Bohnen, Getreide, Linsen, Nüsse.

Natrium

Natrium-Ionen regulieren u. a. den Wasserhaushalt, den Säure-Basen-Haushalt und sind Bestandteil der Magensäure. Zu viel Salz führt zu aufgeschwemmtem Gewebe, Ödemen, kann den Blutdruck erhöhen, die Nieren und Gefäße schädigen sowie Calcium aus Knochen lösen. Das kann zu Osteoporose führen oder diese verstärken. Herzkranken wird eine salzarme Ernährung empfohlen, jedoch sollte der Natriumgehalt nicht unter der Norm liegen, da auch dies Folgen haben kann.

Spurenelemente für das Herz

Spurenelemente sind lebensnotwendige anorganische Verbindungen, die, wie der Name sagt, nur in geringen Mengen in den Körpergeweben vorkommen. Dennoch sind sie unverzichtbar für viele Körpervorgänge wie z. B. den Energiestoffwechsel, die Blutbildung und die Hormonproduktion.

Kupfer

Kupfer zählt zu den absolut lebensnotwendigen Spurenelementen, da es eng mit Vitamin C und Eisen zusammenarbeitet und an der Bildung roter Blutkörperchen beteiligt ist. Ein Kupfermangel geht häufig mit Herz-Kreislauf-Erkrankungen einher.

Mangan

Mangan ist am Aufbau von Knochen- und Knorpelgewebe beteiligt und schützt die Zellen vor oxidativem Stress.

Selen

Selen ist für die Schilddrüsenfunktion essenziell und wirkt darüber auf das Herz. In einer Metaanalyse von Gemma Flores-Mateo und ihrem Team aus dem Jahr 2006 wurden die Ergebnisse aus 35 Studien über die protektive Wirkung von Selen auf das Herz-Kreislauf-System zusammengefasst. Es konnte keine Empfehlung von Selen als präventives Antioxidans für das Herz ausgesprochen werden.

Zink

Zink schützt die Zellen vor oxidativem Stress – einem der Hauptverursacher von Herz-Kreislauf-Erkrankungen.

ORALE GESUNDHEIT UND HERZ

Sie wundern sich sicher, dass wir uns nun dem Mund und den Zähnen zuwenden. In einem Herzbuch? Ja, denn Herzgesundheit beginnt im Mund.

Eine Studie über orale Infektionen, also Entzündungen im Mundraum, und systemische Krankheiten konnte 2007 zeigen, dass ungenügende Zahn- und Zahnfleischpflege bzw. Mundgesundheit mit kardiovaskulären Erkrankungen wie Arteriosklerose oder Herzinfarkt zusammenhängen.

Ein strahlendes Lächeln ist also nicht nur ein ästhetisches Ziel, sondern für die Gesundheit des ganzen Körpers förderlich. Es entwickeln 99 Prozent aller Erwachsenen im Laufe ihres Lebens Karies, in mehr oder weniger ausgeprägter Form. Rund 16,3 Milliarden Euro der gesamten Leistungsausgaben der gesetzlichen Krankenversicherung wurden 2021 für zahnärztliche Behandlungen und Zahnersatz aufgewendet. Der Lifestyle spielt hierbei eine nicht unerhebliche Rolle: Hoher Zucker-, Tabak- und Alkoholkonsum schadet den Zähnen.

Vor allem aber die Parodontitis, die Zahnfleischentzündung, ist weit verbreitet und für die Entwicklung entzündlicher Erkrankungen im Körper maßgeblich verantwortlich. In tiefen Zahnfleischtaschen tummeln sich vor allem Viren wie Cytomegalieviren, Epstein-Barr-Viren, aber auch Bakterien und viele andere ungebetene Gäste. Wird eine Parodontitis nicht rechtzeitig und gut behandelt, können Viren und Bakterien über den Blutweg Knochen und Herz schaden und sich im Körper ausbreiten. Besonders Patientinnen, bei denen die körpereigene Abwehr durch Krankheit oder Immunsuppression herabgesetzt ist, sind gefährdet.

Ein wichtiges Beispiel, wie sich eine mangelnde Mundhygiene oder Infektionen des Mundraumes wie die Parodontitis oder Infektionen im Rahmen von zahnärztlichen/kieferchirurgischen Eingriffen auf das Herz auswirken können, ist die infektiöse Endokarditis, eine Herzklappenentzündung. Bakterien können aus dem Mundraum über den Blutkreislauf ins Herz gelangen und dort die Entzündung verursachen. Ist bei bestehender Herzerkrankung oder im Körper befindlichen (Klappen-)Prothesen ein operativer Eingriff welcher Art auch immer geplant, dann sollte die Endokarditisprophylaxe (vor bzw. während der Operation vorbeugende Antibiotikagabe) durchgeführt werden.

Tipp: Mund- und Zahnhygiene zur Erlangung oraler Gesundheit

- Putzen Sie Ihre Zähne mindestens zweimal täglich.
- Wechseln Sie die Zahnbürste alle zwei bis drei Monate oder früher, falls die Bürste abgenutzt ist.
- Reinigen Sie die Zahnzwischenräume. Verwenden Sie Zahnseide oder Interdentalbürsten mindestens einmal täglich.
- Nehmen Sie regelmäßig zahnärztliche Kontrolltermine wahr.
- Reinigen Sie morgens auch Ihre Zunge.
- Lassen Sie 1- bis 2-mal im Jahr eine professionelle Zahnreinigung durchführen.

DAS GESTRESSTE FRAUENHERZ

Frauen reagieren neurophysiologisch und neuropsychoimmunologisch tendenziell stärker und unmittelbarer auf Stress als Männer. Im Alltag heißt das: Ihre Nerven liegen schneller blank, sie nehmen sich Dinge sofort zu Herzen. Kommt Ihnen das vertraut vor? Uns schon ... Besonders belastend für Frauen und Auslöser für stressbedingte Herz-Kreislauf-Erkrankungen sind Trennungssituationen, Mehrfachbelastung, Stress am Arbeitsplatz, Mobbing, Arbeitslosigkeit und finanzielle Probleme. Das höchste Risiko für die Entstehung einer Herz-Kreislauf-Erkrankung haben alleinerziehende Mütter mit niedrigem Einkommen. Stress als Risikofaktor für einen Herzinfarkt ist kein westliches Phänomen, es ist bei Menschen aller Ethnien in der ganzen Welt zu beobachten.

Frauen verarbeiten Stress anders als Männer. Emotional belastende Situationen, vor allem solche im Zwischenmenschlichen, sind für Frauen besonders belastend. Der geschlechtsspezifische Unterschied bezieht sich aber nicht nur auf die Ursache, sondern auch auf den Umgang mit Stress. Liebe Leserinnen, es tut uns leid, aber Männer haben diesbezüglich wieder einmal einen enormen biologischen Vorteil; sie sind einfach stressresistenter. Negativer Stress im Job erhöht bei Frauen das Risiko für einen Herzinfarkt um 40 bis 69 Prozent, Stress in der Familie oder in der Beziehung um 300 (!) Prozent. Wissenschaftler aus Göttingen haben 2017 nachweisen können, dass durch genetische Parameter weibliche Herzmuskelzellen bis zu sechsfach stärker auf Stress reagieren.

Fragt man Herzinfarkt-Patientinnen, dann geben sie oft psychischen Stress als Auslöser für das Ereignis an, Männer hingegen sprechen von heftigen körperlichen Auslösern. Stress ist darum als Risiko für einen Herzinfarkt bei Frauen besonders ernst zu nehmen. Das Stresslevel bei Herzinfarktpatientinnen bis zu einem Jahr vor dem Infarkt ist doppelt so hoch wie in der Vergleichsgruppe.

Frauen haben auch eine geringere Stressresilienz im Vergleich zu Männern. Frauen nehmen sich stressige Situationen viel mehr zu Herzen und reagieren unmittelbarer darauf.

Anhaltender Stress

Das Stresslevel der »modernen« Frau durch Mehrfachbelastung Arbeit und Kinder, Partner, Eltern, Haushalt ist ohne Zweifel hoch. Vor allem aber ist es ein Dauerzustand. Egal, wie belastbar Frau ist und wie hervorragend sie den Alltag managt, Dauerstress ist in höchstem Maße gesundheitsschädlich. Dieser ist mit der Wahrscheinlichkeit für Bluthochdruck und einem dauerhaft aktivierten Blutgerinnungssystem verbunden. Beides wiederum erhöht das Risiko für Arteriosklerose, Herzinfarkt und Schlaganfall.

Auch das Diabetesrisiko steigt, weil das Stresshormon Cortisol auf Dauer die Insulinwirkung ausbremst. Anhaltender Stress schwächt die körpereigene Abwehr nachweislich: Die Zahl der Immunzellen im Blut sinkt, natürliche Killerzellen als wichtiger Bestandteil der zellulären Abwehr sind weniger aktiv, T-Lymphozyten für die erworbene Immunantwort teilen sich weniger. Das Immunsystem ist geschwächt, Bakterien und Viren können leichter in den Körper eindringen. Sogar Impfungen wirken bei Menschen, die unter Dauerstress stehen, etwas schlechter.

Weitere mit Stress in Verbindung gebrachte Beschwerden sind u. a. Muskelverspannungen, chronische Kopfschmerzen, Migräne, Magen-Darm-Beschwerden, Konzentrationsstörungen, Vergesslichkeit und Demenz. Bei Stress benötigt das Gehirn mehr Energie.

Manche Menschen nehmen ab, wenn sie Stress haben, andere

nehmen zu. Die »normale« Reaktion ist die Freisetzung von Energiereserven in stressigen Zeiten, also eher der Gewichtsverlust. Bei durch Stress übergewichtigen Menschen ist der gesunde Zugriff des Gehirns auf die Energiespeicher gestört.

Stressresilienz

Was tun gegen den stressigen Alltag, bei einem stressigen Job, bei Mehrfachbelastung, die einem keine Alternative lässt?

Körper und Seele brauchen Ruhephasen, Zeiten der Stille, Auszeiten, das Drücken der Stopptaste – wie auch immer wir die Auszeit vom Hamsterrad nennen wollen. Dabei sind Körper und Seele immer klug, sie geben uns genügend Zeichen über den aktuellen Status quo. Wir können uns den privaten oder beruflichen Stress noch so sehr schönreden oder ihn abtun als etwas, das nun einmal zum Leben gehört – regelmäßiges Herzrasen oder Blutdruckanstieg in stressigen Momenten sind ganz klare Signale, einen Schritt kürzerzutreten. Man muss nicht gleich sein ganzes Leben ändern, oft bringen schon kleine Verhaltensänderungen Entspannung ins System.

Der aus der Persönlichkeitspsychologie stammende Begriff »Stressresilienz« bezeichnet die individuelle psychische Widerstandskraft. Menschen, die sich von schwierigen Umständen und Situationen nicht unterkriegen lassen, sondern sie gesund und stark überstehen, werden als resilient bezeichnet. Mit zunehmendem Alter sind Frauen bezüglich der Resilienz gegenüber den Männern biologisch benachteiligt, soziologisch kommen sie allerdings z. B. mit der Einsamkeit als Witwe besser zurecht als alleinstehende Männer.

Aber Stressresilienz lässt sich als Erwachsener noch trainieren, auch wenn diese Fähigkeit vorwiegend in der Kindheit erlernt wird. Die Fähigkeiten zur Stressresilienz heißt Stresskompetenz. Der Marburger Stressforscher Gert Kaluza spricht von drei Säulen: instrumentelle (Techniken zur Stressvermeidung), mentale (gesunde Einstellung zu äußeren Stressoren) und regenerative Stresskompetenz.

Beim regenerativen Stressmanagement werden Techniken erlernt, um Anspannung, Unruhe und Nervosität abzubauen. Im Folgenden zeigen wir einige Methoden.

ENTSPANNUNG FÜR DAS HERZ

Das Herz läuft und läuft und läuft. IMMER und ANDAUERND. Oft steht es unter Strom. Umso wichtiger sind Zeiten, in denen das Herz zur Ruhe kommen und sich erholen kann.

Circadianer Rhythmus, guter Schlaf und Herzkrankheiten

Fangen wir mit dem »Einfachsten« an, dem Sinnbild der Entspannung, dem erholsamen, gesunden Schlaf. Nachts tief und erholsam zu schlafen, um tagsüber Bäume ausreißen zu können – das wäre der Normalzustand. Für viele Menschen bleibt das ein Traum. Träume können auch wahr werden!

Ein stabiler circadianer Rhythmus schützt das Herz. Darunter versteht man den Schlaf-Wach-Rhythmus, der in jeder Körperzelle nachgewiesen werden kann. Für diese Erkenntnis erhielten die amerikanischen Chronobiologen Jeffrey Hall, Michael Rosbash und Michael Young 2017 den Nobelpreis für Medizin und Physiologie.

Eine Metaanalyse im *British Medical Journal* mit mehr als zwei Millionen Studienteilnehmern konnte 2012 zeigen, dass Schichtarbeit das Herzinfarkt-Risiko um 23 Prozent erhöht. Frauen in den Wechseljahren kämpfen oft über viele Jahre mit Einschlaf- und Durchschlafstörungen. Auch das kann ein Grund sein für ein erhöhtes Risiko für das weibliche Herz.

Auch häufige Jetlags steigern das Risiko für Herzerkrankungen. Als »sozialer Jetlag« wird das Leben gegen die innere Uhr bezeichnet. Jeder von uns ist genetisch bedingt entweder eine Lerche oder eine Eule, also Frühaufsteherin oder Nachtschwärmerin.

Was sind Sie?

Lebt Frau permanent gegen diese innere Uhr, weil sie als Eule einer Tätigkeit nachgeht, bei der die Arbeit morgens um sechs Uhr beginnt, so kann dies das Erkrankungsrisiko erhöhen. Auch ständige unregelmäßige Schlafzeiten, wenn man z. B. bis spät in die Nacht Serien schaut und morgens fit sein muss, am Wochenende aber bis mittags im Bett liegen bleibt, erhöhen das Risiko für Herzerkrankungen um 11 Prozent, wie Forscher 2015 von der Brown University in Providence, USA, herausfanden.

Gönnen Sie sich also eine geruhsame Nacht, verfolgen Sie Ihren Traum vom tiefen Schlaf für mehr Power und Gesundheit.

Yoga

Yoga ist ein Training für Körper, Geist und Seele und eine anerkannte, traditionelle Heilmethode. Es wird seit über 3000 Jahren in Indien praktiziert, seit 2014 gibt es dort sogar ein eigenes Yoga-Ministerium. Im Yoga werden neben Körperhaltungen (Asanas) Atemübungen (Pranayama), Meditation und Regeneration erlernt. Der positive Effekt auf die Gesundheit ist durch evidenzbasierte Studien nachgewiesen. Wer regelmäßig Yoga macht, stärkt seine Konzentrationsfähigkeit, Herz und Kreislauf sowie das Immunsystem.

Die Angebote von verschiedenen Yoga-Richtungen bei uns sind vielfältig: Hatha-, Vinyasa-, Bikram-, Hormon-Yoga usw. Hier vier Übungen für das Herz:

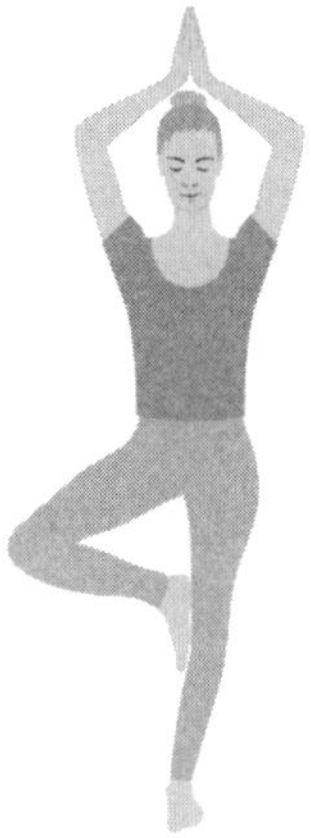

Der Baum (Vrikshasana) für körperliches und geistiges Gleichgewicht.

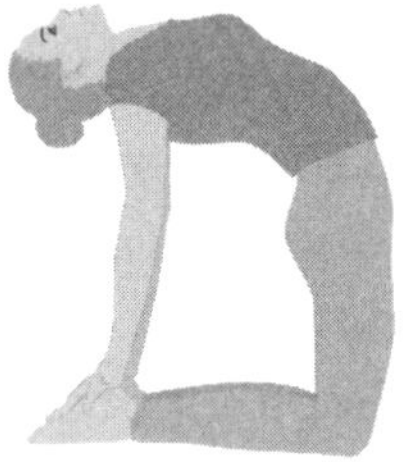

Halbes Kamel (Ustrasana) – öffnet das Herz.

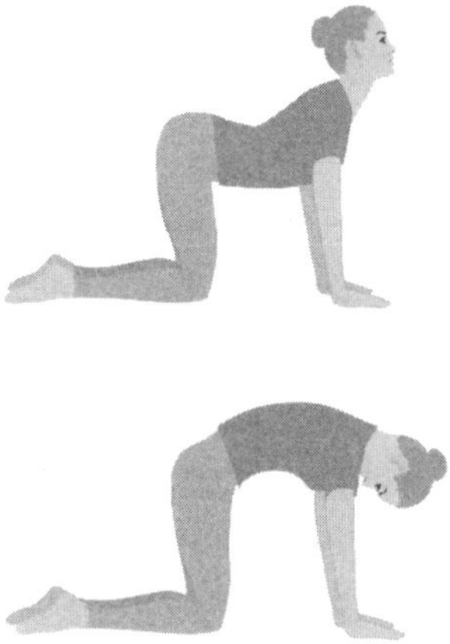

Katze (Marjariasana) – fördert die Herzdurchblutung und kontrolliert die Herzfrequenz.

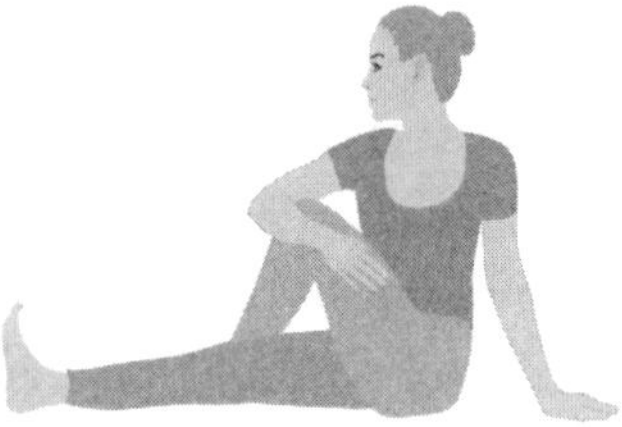

Der halbe Drehsitz (Ardha Matsyendrasana) öffnet die Brust zu allen Seiten.

Meditation

In der Traditionellen Chinesischen Medizin (TCM) wird Meditation als Prävention und Therapie eingesetzt. Meditation dient der Stärkung von Körper, Geist und Seele und unterstützt Heilungsprozesse. Das wissen Sie sicherlich.

Die US-amerikanische Herzgesellschaft veröffentlichte 2017 in ihrer Fachzeitschrift *Journal of the American Heart Association* eine Empfehlung für die Meditation für das Herz, wenngleich die Datenlage zum wissenschaftlichen Nachweis, ob Meditation das Herz schützt, nicht eindeutig ist.

Die berühmten Untersuchungen an der University of Wisconsin-Madison von meditierenden Mönchen im Gehirn-Scan konnten zeigen, dass regelmäßiges Meditieren zu physischen strukturellen Veränderungen im Gehirn führt. Aktiviert werden beim Meditieren Bereiche im Frontalhirn und im Scheitel- und Schläfenlappen. Des Weiteren wurde abgeleitet, dass regelmäßige Mediation u. a. chronische Schmerzen und depressive Verstimmungen lindert und sich positiv auf Wohlbefinden und Konzentrationsfähigkeit auswirkt.

Wissenschaftler der University of British Columbia bestätigten in einer Metastudie aus dem Jahr 2016, dass sich durch Meditation in acht Gehirnregionen, die für Aufmerksamkeit, Gedächtnis, sensorische Empfindungen und den Austausch beider Gehirnhälften bedeutend sind, strukturelle Veränderungen beobachten lassen.

Es gibt also viele gute Gründe zu meditieren, und es gibt ebenso viele Arten zu meditieren. Empfehlenswert ist ein Kurs zum Einsteigen. In der »Transzendentalen Meditation«, die von dem Inder Maharishi Mahesh Yogi entwickelt wurde und im Westen seit den 1950er-Jahren gelehrt wird, erhält der Schüler von seinem Meditationslehrer ein persönliches Mantra. Im stillen Sitzen wird zu diesem weisen Satz meditiert. Durch die Konzentration auf das Ein- und Ausatmen lernt man, den Geist zu beruhigen und die Gedanken kommen und gehen zu lassen.

Man kann mit geöffneten oder geschlossenen Augen meditieren. Zu Beginn ist es leichter, die Augen zu schließen, um sich ganz auf den Atem zu konzentrieren. Man beginnt mit wenigen Minuten täglich und steigert die Zeit. Wer regelmäßig meditiert, setzt sich und versinkt bei den ersten Atemzügen in eine innere Stille. Dieser Zustand kann sich nach einigen Wochen einstellen und ist so wohltuend für Körper und Geist, dass man die tägliche Meditation nicht mehr missen möchte.

Vor allem lehrt die Meditation, das Gedankenkreisen zu beenden. Es ist eine der wichtigsten Ursachen für Schlafstörungen, vor allem für Einschlafstörungen. Unser Gehirn produziert kontinuierlich Gedanken. Über 90 Prozent von ihnen werden nicht »aktiv« gedacht, sondern geschehen unbewusst. Fortlaufend erreichen das Gehirn viele Informationen der Sinneszellen: Was riechen, schmecken, fühlen, hören, empfinden wir, wie bewegen sich die Muskeln, wie halten wir das Gleichgewicht? Und welche Emotionen werden ausgelöst? Dazu kommen Informationen der Organe: Der Darm grummelt, das Herz rast, die Speiseröhre verschluckt sich usw. Zusätzlich gibt es Erfahrungswissen z. B. über erlernte Bewegungsabläufe wie Rad- oder Autofahren sowie emotionale Erinnerung als gespeicherte Information. Würde uns jeder Gedanke bewusst werden, würden wir vermutlich wahnsinnig.

Durch Mediation lernt man, Gedanken, die während des Sitzens in Ruhe auftauchen, weiterziehen zu lassen. Gefühle, die man spürt, lernt man anzunehmen bzw. loszulassen. Beobachten Sie, welcher Gedanke Sie immer wieder beschäftigt. Lassen Sie ihn ziehen, dadurch wird er weniger bedrohlich und verliert an Macht.

Beobachten Sie auch, welche Gefühle immer wieder angeschaut werden wollen.

Wenn Sie regelmäßig meditieren, werden Sie feststellen, dass Sie stressresistenter werden, sich weniger Gedanken machen über Situationen, die Sie nicht ändern können, und/oder gelassener mit Herausforderungen umgehen.

Atemtherapie

Atmen ist Leben und geschieht unbewusst täglich circa 18 000-mal. Mit der Einatmung gelangt Sauerstoff in den Körper, er wird über den Blutkreislauf an alle Körperzellen verteilt. Mit der Ausatmung wird kohlendioxidreiche Luft aus dem Körper ausgeschieden. Über das Atmen denken wir nicht nach, solange die Lungen gesund sind.

Aktives, tiefes Atmen bis in den Bauch hinein wird bei allen Entspannungsmethoden, ob MBSR (siehe unten), Meditation oder Yoga praktiziert. Es beruhigt das vegetative Nervensystem und senkt die Herzfrequenz. Es existieren viele Atemschulen, wie z. B. die Atemtherapie nach Ilse Middendorf, das ayurvedische Pranayama, die Kapalabhati-Atmung und die Wechselatmung Anuloma-Viloma beim Yoga.

Beim Pranayama wölbt sich der Bauch bei der Einatmung aktiv nach außen. Bei der Ausatmung fällt er von selbst nach innen. Die Ausatmung dauert dabei doppelt bis dreimal so lang wie die Einatmung. Bei der Kapalabhati-Atmung atmet man durch die Nase ein und kraftvoll durch den Mund aus. Dadurch wird forciert Kohlendioxid aus der Lunge ausgeatmet. Bei der Nasenwechselatmung Anuloma-Viloma wird wechselweise durch beide Nasenlöcher Luft geholt. Abwechselnd verschließt man das rechte oder linke Nasenloch beim Ein- und Ausatmen: also mit dem rechten

Daumen das rechte Nasenloch verschließen, über das linke Nasenloch tief einatmen. Dann mit dem rechten Daumen und rechten Ringfinger beide Nasenlöcher zuhalten. Den Atem hält man vier Sekunden lang an, dann öffnet man das rechte Nasenloch und atmet aus. In einer Studie von 2016 bekamen Probanden im Hirnscanner emotional aufwühlende Fotos gezeigt. Ihre Hirnströme wurden ohne und mit Atemmeditation gemessen. Durch Atemmeditation beruhigte sich die Aktivität in der für Gefühle zuständigen Hirnregion Amygdala. Die Probanden bestätigten parallel, dass sie durch die bewusste Atmung emotional ruhiger wurden.

Achtsamkeit – MBSR

Tiefe innere Gelassenheit kann erlernt werden und erlebt seit Jahren einen Boom in der Body-Mind-Medizin, vor allem als MBSR (Mindfulness-Based Stress Reduction).

MBSR wurde von dem amerikanischen Medizinprofessor Jon Kabat-Zinn von der University of Massachusetts in Worcester entwickelt. In einem achtwöchigen Kurs werden in einer Gruppe u. a. Atemtechnik, Sitzmeditation, Wahrnehmung von Körperempfindungen sowie von eigenen Emotionen und Gedanken erlernt. Im Mittelpunkt steht der Bodyscan, eine Übung, bei der in einer bestimmten Abfolge der Körper von den Zehen bis zum Scheitel aufmerksam beobachtet und erspürt wird. Das Körperempfinden wird damit geschult. Menschen, die z. B. unter chronischen Schmerzen leiden, lernen wieder andere Körperqualitäten wahrzunehmen.

Im MBSR lernen Körper und Geist, sich zu entspannen und Abstand zu schädlichen Verhaltensmustern zu gewinnen. Bei Wut oder Ärger über eine Situation z. B. beobachtet man seine Körperreaktionen. Schlägt das Herz schneller, verengt sich der Hals, verkrampft sich der Bauch? Allein durch die Wahrnehmung, dass der Körper auf Stress und Überforderung reagiert, erlangt man die Kontrolle über die eigenen Gefühle und Gedanken zurück. Als MBSR-Geschulter drückt man in dem Moment, in dem das unangenehme Gefühl Wut oder Ärger einen überwältigt, die Stopptaste. Dadurch öffnen sich neue Wege, sodass man im Alltag mehr bei sich sein und gute, gesunde Entscheidungen treffen kann.

MBSR-Kurse werden von den Krankenkassen gefördert.

Acht Säulen der Achtsamkeit

Im Hier und Jetzt sein: Beobachten Sie, was genau in dieser Sekunde in Ihrem Körper passiert.

Sich in Geduld üben: Alles im Leben geschieht zur rechten Zeit.

Vertrauen: Vertrauen ist das A und O – in die eigene Intuition und in das Leben.

Dinge annehmen: Die Dinge müssen gesehen und angenommen werden, ehe wir sie ändern können. Wenn der Zustand verleugnet wird (die Schmerzen, die Überforderung, die unglückliche Beziehung, die Krankheit), kann keine Heilung geschehen.

Wertfrei handeln: Mit Vorurteilen und dem Beurteilen aus schlechter Erinnerung heraus gibt man sich und den anderen keine Chance. Stattdessen öffnen sich neue Gelegenheiten durch einen offenen und ehrlichen Umgang mit Menschen und Situationen.

Absichtslos sein: Achtsamkeit bedeutet Absichtslosigkeit. Dadurch öffnet sich der Blick für das Gegenüber im Hier und Jetzt.

Verantwortung übernehmen: Die Verantwortung für das eigene Leben zu übernehmen ist das Kraftvollste, was wir selbst für uns tun können.

Loslassen: Quälende Erinnerungen oder ungute Kontakte loszulassen kann achtsam und liebevoll gelingen.

Achtsamkeit, Atmen, Meditation, Yoga als Entspannungsmethoden und vielleicht auch Lebenseinstellung verändern den Alltag. Man wird sensibler für den eigenen Körper, aber eben auch für die Seele. Was tut einem gut, wo lohnt ein liebevolles Loslassen, und was braucht es dafür im Alltag?

Für viele Menschen hat die Beschäftigung mit Achtsamkeit den Blick auf die eigene Person, auf die anderen und auf alles, was ihnen wichtig ist, verändert. In Gesprächen mit Patientinnen überwiegt die Veränderung hin zum Guten, zu mehr Zufriedenheit, Glück und Ankommen bei sich selbst. Jede Zelle unseres Körpers hat eine Erinnerung, auch die des Herzens. Durch Achtsamkeit gelingt es, mit dem eigenen (Frauen-)Herzen in Resonanz zu treten und seine Sprache zu verstehen.

Wir möchten dieses Thema im nächsten Unterkapitel noch ein wenig vertiefen.

HERZ UND SEELE

Das Herz als (weibliches) Sonnenorgan

Wir verlassen den evidenzbasierten Teil des Buches und wenden uns »altem« bzw. universalem Wissen zu. Wir sprechen in diesem Unterkapitel die seelische Komponente an, die für das Herz neben den körperlichen und psychischen Aspekten wichtig ist. Wir möchten hier den Blick auf das Thema Herz über den rein anatomisch-physiologischen Krankheitsbegriff hinaus erweitern. Selbstverständlich passieren Dinge im Laufe des Lebens, die Ihr Herz belasten können. Achtsamkeit und Ganzheitlichkeit bieten unserer Ansicht nach eine große Unterstützung in der Prävention und Heilung von Herz-Kreislauf-Beschwerden.

In der hebräischen Bibel ist das Herz das Zentrum der Lebenskraft. Auch hier ist es eine Metapher für Mut, das Gewissen, den Verstand. In dem Buch *Sohar*, einem Werk der mystischen jüdischen Heilslehre Kabbala, ist das Herz weiblich, es nimmt nur Positives an und leitet es zum Gehirn weiter.

»So ist das Herz der Urquell des Lebens und die Sonne der kleinen Welt, so wie die Sonne im gleichen Verhältnis den Namen *Herz der Welt* verdient. Durch sein Kraftvermögen und durch seinen Schlag wird das Blut bewegt, zur Vollkommenheit gebracht und ernährt und vor Verderbnis und Zerfall bewahrt. Durch Ernährung, Warmhaltung und Belebung leistet es seinerseits dem ganzen Körper Dienste, dieser Hausgott, die Grundlage des Lebens, der Urheber alles Seins.« William Harvey, von dem dieses Zitat stammt, war im 17. Jahrhundert Leibarzt von James I. und Charles I. und beschrieb als Erster den großen Blutkreislauf. Für ihn war das Herz das zentrale Organ im Körper, und seine Forschungen machten ihn zu einem Wegbereiter heutiger Medizin.

Uns Deutschen sind seit Ende des 18. Jahrhunderts, der Epoche der Romantik, bewegende Gefühlsmomente, Herzensliebe sowie Herzschmerz in Kunst und Literatur vertraut. Das Herz als Organ ist uns sehr nah, wir sorgen uns darum, wie es ihm nicht nur körperlich, sondern auch seelisch als Synonym für Liebe und Glück ergeht.

»Man sieht nur mit dem Herzen gut«

Sicher ist Ihnen der legendäre Satz »Man sieht nur mit dem Herzen gut« aus dem Buch *Der kleine Prinz* von Antoine de Saint-Exupéry vertraut, vielleicht schon seit Ihrer Kindheit.

Wie oft haben Sie versucht, eine Entscheidung mit logischen Argumenten zu verteidigen, und dabei Herzrasen gehabt? Wie oft hat Ihr Herz geschmerzt, weil es eine andere Entscheidung bevorzugt hätte als die, die Sie letztendlich getroffen haben? Wenn Sie tief in sich hineinhorchen, d. h. auf Ihr Herz hören, wäre Ihre Wahl dann eine andere, eine ehrlichere gewesen? Ginge es Ihnen heute damit vielleicht besser, auch wenn diese Entscheidung bedeutet hätte, sich über eine Situation hinwegzusetzen, Sicherheiten über Bord werfen zu müssen und vermeintlich Unverrückbares infrage zu stellen?

Wir möchten im Folgenden mit Ihnen noch eine Etage tiefer gehen: von der Seelenebene auf das Herz. Oder anders ausgedrückt: Auf all das, was auf der körperlichen und psychischen Ebene nicht erreicht werden kann.

Im Verständnis der Traditionellen Chinesischen Medizin (TCM) sind die Meridiane wichtige Leitbahnen, über die Energie in unseren Körper, in unseren Geist und unsere Seele fließt. Die Meridiane haben Einfluss auf die ihnen zugeordneten Organe. Der ungehinderte oder gestörte Energiefluss kann gemessen werden.

In einem gesunden Körper und Geist fließt die Energie der

Meridiane störungsfrei. Ist das Immunsystem geschwächt, funktionieren die Organe nicht einwandfrei, treten Krankheiten auf, kommt es zu einer Störung des Energieflusses.

Schauen wir zunächst auf die für das Herz wesentlichen Meridiane:

Herz- und Perikardmeridiane

In der TCM spielen Herz- und Perikardmeridiane für die normale Funktion unseres Herzens eine ganz entscheidende Rolle. Deren Prinzipien möchten wir an dieser Stelle kurz erläutern.

Herzmeridian

Der Herzmeridian gehört mit Dünndarm, Blase und Niere zur zweiten Meridianfamilie (Feuerelement, Qualität: Yin, Organzeit: 11–13 Uhr) und wird der »leidenschaftliche Kaiser« genannt. Das Herz ist nicht nur der Motor unseres Lebens, es ist auch das Zentrum des Unterbewussten. Als »Shen« wird der Sitz des Geistes im Herzen benannt. Beheimatet ist hier ebenfalls die Wahrnehmungs- und Begeisterungsfähigkeit. Erst mit Shen verfügen wir über Herz und Seele. Der Kaiser lenkt alles. Nur wenn das Herz ganz bei der Sache ist, gelingt unser Leben. Der Herzmeridian kann uns mit Energie versorgen oder uns (im negativen Fall) Energie entziehen.

Die Aufgabe des Herzmeridians besteht darin, uns mit ganzem Herzen unserer Lebensaufgabe zu widmen – mit Inspiration und Schöpferkraft. Auf diese Weise kann unser Herz sich öffnen. Der Herzmeridian sieht ins Innere und in die Außenwelt. Man sieht nur mit dem Herzen gut; wir hatten diesen Satz bereits zitiert. Tatsächlich spiegelt sich der Shen in den Augen wider!

Ist der Herzmeridian gut entwickelt, gewinnen Sie Einsicht in das Leben, bestenfalls in sich selbst und letztlich in die wahre Natur des Seins. Einsicht führt zur Klarheit – im Geist, in der Seele und in der Sprache. Unsere Kommunikationsfähigkeit hängt vom Entwicklungsstand des Herzmeridians ab. So hat es Mike Mandl in seinem Buch *Meridiane – Landkarten der Seele* formuliert.

Der Herzmeridian scheint alle Facetten der Liebe zu kennen. Mike Mandl äußert die These, dass man zum Zeitpunkt, an dem man sein Herz verschenkt, die Kontrolle über sein Leben verloren hat.

Beschwerden, die nach der TCM mit dem Herzmeridian in Verbindung stehen

- Herzerkrankungen
- Sehstörungen
- Unklarheit jeglicher Art
- Sprachveränderungen inklusive Stottern
- Verhaltensveränderung (Intro- oder Extroversion, »verschlossenes Herz«)
- Emotionale Instabilität/ Abhängigkeit
- Alle Prozesse mit gestörter Rhythmik (Schlafstörungen, Rhythmusstörungen)

Sehen Sie, liebe Leserin, mit dem Herzen gut? Leben und lieben Sie mit Haut und Haaren?

So können Sie selbst Ihren Herzmeridian stärken:

Der Herzmeridian hat drei Äste, die am Herzen entspringen. Der erste verläuft durch das Zwerchfell bis in den Dünndarm, der zweite am Kehlkopf seitlich vorbei bis zum Auge. Der dritte Ast verläuft vom Herzen quer über die Brust und tritt dann an die Oberfläche. Dort verläuft er zwischen Achselhöhle und Innenseite von Ober- und Unterarm bis zum kleinen Finger. Die Linie zwischen Achselhöhle und Finger kann man selbst mit Massage oder Akupressur stärken. Streichen Sie dafür sanft von der Achselhöhle über die Innenseite des Arms bis zum kleinen Finger dreimal hintereinander den Herzmeridian. Dadurch werden Blockaden beseitigt und die Lebensenergie kann hier wieder fließen.

Sie stärken Ihr Herzmeridian-Prinzip durch Tanzen, Herz-Qigong und auch, indem Sie die Lust am Spiel wieder entdecken. Werden Sie wieder zum Kind.

Weitere Behandlungsmöglichkeiten sind Akupunktur und Moxibustion, das ist die therapeutische Erwärmung spezieller Punkte, in diesem Fall auf den Meridianen.

~

AUS DER SPRECHSTUNDE VON SUZANN KIRSCHNER-BROUNS:

»Eine 65-jährige Patientin kam mit einer Hautirritation, die sich über den Herzmeridian ausgebreitet hatte. Eine Gürtelrose, nach ausführlicher Anamnese konnte ein allergisches Geschehen oder eine neu aufgetretene Hauterkrankung ausgeschlossen werden. Auf Nachfrage, wie lange die Symptome bestünden (zehn Tage) und ob zu dem Zeitpunkt eine psychisch-seelische Belastung neu aufgetreten wäre, antwortete die Patientin, dass ihre Schwester an dem Tag verstorben wäre. Wenige Stunden nach deren Tod trat bei der Patientin die Hautreaktion entlang des Herzmeridians auf. Die Schwester war vollkommen unerwartet an einem Herzinfarkt verstorben. Die Patientin zeigte keinerlei Trauer oder Emotion. Als ich sie darauf ansprach, zeigte sie sich ganz verwundert und stimmte zu, dass sie noch keinen Zugang zu ihren Gefühlen bzw. der Trauer hatte. Dieses Ereignis entzog der Patientin die Herzenergie. Für die Patientin erschloss sich dieser Zusammenhang sofort. Indem sie sich der Trauer um die Schwester bewusst wurde sowie ihren Herzmeridian öffnete und diesen mit Akupunktur behandeln ließ, verschwand die Hautirritation und kam auch nicht zurück.«

~

Perikardmeridian

Der Perikardmeridian gehört neben Dreifacherwärmer (TCM-Ausdruck für die Schilddrüse), Gallenblase und Leber zur dritten Meridianfamilie (Feuerelement, Qualität: Yin, Organzeit: 19–21 Uhr). Dieser Meridian wird der »Minister der Freude« genannt: Er ist der Beschützer des Herzens und des Perikards, das das Herz umfassend schützt und als Puffer fungiert.

Der Minister der Freude übermittelt Botschaften.

~

AUS DER SPRECHSTUNDE VON SANDRA EIFERT:

»Ich hatte mal einen Patienten, er hat sich selbst als Briefträger bezeichnet. Er meinte damit seine Vermittlungstätigkeit, Übermittlung und Integration von Kunst zwischen dem Künstler und dem Publikum. Genauso agiert das Perikard zwischen dem Herzen und der Außenwelt. Es sortiert unter Umständen vor, was vermittelt werden soll, und regelt Herzensangelegenheiten.«

~

Die Herzensöffnung ist ebenfalls nur mit einem gut entwickelten Perikardmeridian möglich. Der Perikardmeridian regelt unsere emotionale Seite mit bewusstem Handeln und ermöglicht uns Begegnungen mit anderen Menschen. Zusätzlich regelt er unser Kreislaufsystem und die Durchblutung. Dies gilt auch für den sozialen und psychischen Bereich (Freundeskreis pflegen, Netzwerk aufbauen, Partnerschaft). Ein gut versorgtes und lebendiges System fühlt sich wohl. Der Perikardmeridian kann uns befähigen, gesund und zufrieden zu sein sowie unser Wohlfühlen zu aktivieren bzw. zu intensivieren. Auch Nähe und Distanz werden hierüber reguliert.

Hört man nicht auf sein Herz, wird man sein Herz fühlen.

Das erklärt, warum viele Herzkrankheiten mit einem gestörten Perikardmeridian in Verbindung stehen.

Hochsensible Menschen scheinen übrigens einen schwach entwickelten Perikardmeridian zu haben. Bei ihnen strömt alles ungefiltert auf das Herz ein. Die Kultivierung des Perikardmeridians kann hier hilfreich sein: Er wirkt als Puffer und verhindert leichte Ablenkbarkeit und Übererregung.

Das Gegenteil sind unsensible, emotional verkümmerte Menschen. Auch sie gehören in diesen Formenkreis.

Der Perikardmeridian sorgt für Balance zwischen Lust und Liebe sowie den Energieaustausch zwischen den Menschen. Er stellt die Verbindung zwischen Herz und Unterleib dar. Ist er gut entwickelt, ermöglicht er uns Intimität auf körperlicher, emotionaler und geistiger Ebene. Er ermöglicht uns außerdem den bewussten Wechsel zwischen diesen Ebenen.

Beschwerden, die mit dem Perikardmeridian in Verbindung stehen

- Blutdruckveränderungen
- Panzerherz (eine Verdickung und Verkalkung des Herzbeutels)
- Arteriosklerose (TCM: Der Botschafter des Herzens tut sich schwer, das Kaiserreich zu bereisen / Durchblutungsstörungen)
- funktionelle Herzbeschwerden
- Schwierigkeiten mit Nähe, Intimität und Sexualität, auch Sexsucht

---

Der Perikardmeridian entspringt im Herzbeutel und besitzt ebenfalls mehrere Äste. Einer verläuft durch das Zwerchfell in den Bauch, ein anderer läuft von der Mitte des Brustkorbs seitlich. Hier kommt er an die Oberfläche und zieht von der Achsel über die Innenseite des Armes bis zum Mittelfinger. Wie beim Herzmeridian können Sie durch Massage und Akupressur entlang der Bahn die Energie wieder fließen lassen.

Sie stärken Ihr Perikardmeridian-Prinzip durch Umarmungen (mit dem Herzen). Auch Visualisierungsübungen sind hilfreich: Stellen Sie sich bei geschlossenen Augen vor, Sie sind in einer Umgebung, in der Sie sich ruhig, sicher und glücklich fühlen. Das kann am Strand sein, in einem Rosengarten oder auf einer blühenden Wiese. Bleiben Sie einige Minuten in Ihrer Visualisierung.

DIE WICHTIGSTEN MERIDIANE FÜR FRAUEN

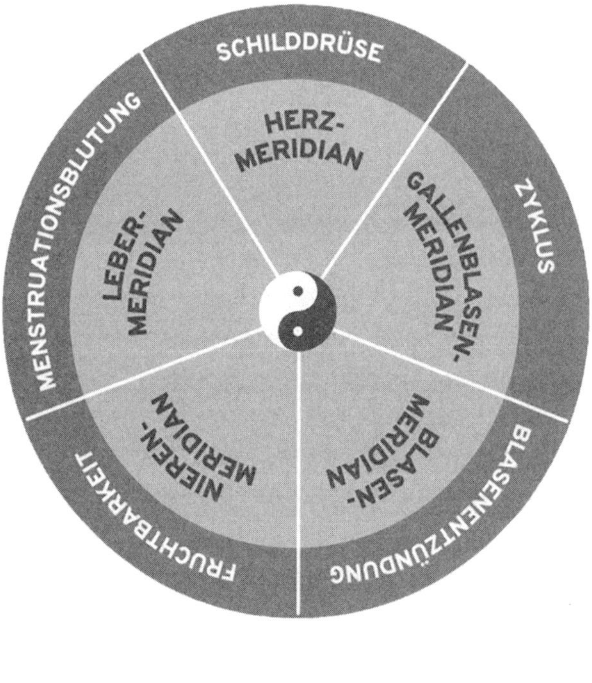

Chakren

In vielen spirituellen Lehren wie dem tantrischen Hinduismus, dem Vajrayana und dem Yoga ist man der Überzeugung, dass der Mensch neben dem physischen Körper noch einen feinstofflichen, energetischen Körper besitzt. »Neben« ist in dem Fall keine örtliche Angabe, vielmehr befindet sich der energetische Körper über oder unter den physischen Strukturen.

Die energetischen Zentren werden als »Chakra« (Mehrzahl Chakren) bezeichnet. Davon gibt es sieben:

- Wurzelchakra
- Sakralchakra
- Solarplexuschakra
- Herzchakra
- Halschakra
- Stirnchakra
- Kronenchakra

Wie schon bei der Beschreibung der Meridiane, so besteht auch in der Betrachtung der Chakren die Vorstellung, dass der Energiefluss hier frei sein soll. Bei bestehenden körperlichen oder seelischen Störungen kann es in diesen Zentren zu einer Blockade kommen. Da die Chakren beginnend beim Wurzelchakra und dann aufsteigend bis zum Kronenchakra aufeinander aufbauen, beeinträchtigt z. B. ein blockiertes Wurzelchakra oder Solarplexuschakra alle anderen Chakren. Es können dann Störungen auf der körperlichen und/oder seelischen Ebene auftreten. Das »Prana«, die Lebensenergie, fließt dann nicht frei.

Durch Yoga und Meditation werden die Chakren harmonisiert.

Herzchakra

Das Herzchakra befindet sich in Höhe des Herzens. Es ist das spirituelle Zentrum der Liebe, des Mitgefühls und der Menschlichkeit. Die ihm zugeordnete Hormondrüse ist die Thymusdrüse. Sie ist ein wichtiger Teil des Immunsystems in der Kindheit. Man nennt die Thymusdrüse auch die »Schule der Körperpolizei«. In ihr werden die Lymphozyten geprägt und reifen die T-Zellen zur Abwehr.

Ein nicht richtig entwickeltes oder blockiertes Herzchakra wird auf der körperlichen Ebene mit Herz- und Kreislaufbeschwerden in Verbindung gesehen.

SELBSTFÜRSORGE

Wer sind Sie als Frau? Auch wenn sich diese Frage merkwürdig anhört am Ende dieses Buches, denn schließlich schreiben wir nun über 250 Seiten lang fast ausschließlich über weibliche Gesundheit, das Frauenherz und die genderspezifischen Besonderheiten von Körper, Geist und Seele. Aber wie sehen Sie sich selbst, und was liegt Ihnen persönlich am Herzen? Wir möchten mit einer Übung beginnen.

Wie definieren Sie Ihr Frausein?

Wie sehen Sie sich? Wie sehen die anderen Sie? Decken sich beide Sichtweisen – und wenn nicht, welches Gefühl löst dieser Umstand in Ihnen aus?

Was an Ihnen würden Sie als weiblich beschreiben? Ärgert Sie diese Frage? Wie sollte die Frage in Ihren Augen lauten?

Was mögen Sie an sich?
Wie reagiert Ihr Herz auf diese Übung? Mit Herzklopfen, Freude, Stolz, Wut, Traurigkeit, Bedauern, Sehnsucht ...?

Wenn Sie vor allem positive Gefühle bei diesen Fragen empfinden, dann freuen wir uns mit Ihnen. Wenn Ihnen nichts einfällt, was Sie an sich mögen, dann möchten wir Sie animieren, mit geschlossenen Augen in Ihre Erinnerung an eine Zeit in Ihrem Leben einzutauchen, wann auch immer dies war, in der Sie sich geliebt fühlten. Tauchen Sie ein. Was fühlt Ihr Herz jetzt?

Erinnern Sie sich immer wieder an dieses Gefühl!

Sich selbst annehmen

Frauen sind Töchter, Mütter, Schwestern, Partnerinnen, Kolleginnen, Gesundheits-, Verkehrs-, Kultus-, und Ernährungministerinnen der Familie und, und, und ...

Die offizielle Bezeichnung »Doppelbelastung« müsste in den meisten Fällen um viele Dimensionen erweitert werden: Dreifach- oder Vierfachbelastung träfe es für viele Frauen besser. Sie jonglieren zwischen Job, pubertierenden Kindern, Beziehung, pflegebedürftigen Eltern, sozialem Engagement. Diesen Frauen begegnen wir in der Frauenherzsprechstunde, der Arztpraxis, im Freundes- und Bekanntenkreis.

Die hohen Erwartungen an sich selbst als Frau, die für alles zuständig ist, alles schaffen muss und dabei noch gut aussieht, sind Teil des Problems. Doch was ist das eigentliche Problem?

Unserer Ansicht nach leben viele Frauen nicht nach ihren eigenen Bedürfnissen. Sie schlittern hinein in das System Beruf, Beziehung, Familie und Mehrfachbelastung und funktionieren, damit es nicht in sich zusammenfällt. Spätestens, wenn Frauen in die Wechseljahre kommen, wehrt sich bei vielen der Körper. Durch den Hormonabfall fehlt die Kraft, auf jeder Hochzeit zu tanzen und alles unter Kontrolle zu haben. Welch große Chance, spätestens jetzt eine persönliche Prioritätenliste anzulegen und tief Luft zu holen. Endlich – bestenfalls natürlich schon viel früher! – kann das Projekt »Selbstannahme« beginnen.

Physisch: Die Hüften waren immer etwas rund? Gut so! Die Haare sind eher fein? Her mit der schicken Kurzhaarfrisur. Der Hallux valgus schmerzt? Dann Schluss mit den High Heels bei jeder Gelegenheit …

Geistig: Man hat sich nicht erlaubt, bestimmte Dinge zu denken oder gar zu träumen von mehr Glück, Freiheit oder Leichtigkeit? Man dachte, ich bin schon so, wie die anderen mich haben wollen, vermisst aber irgendwie die Freude? Es lohnt ein genaues Hinschauen und Hinfühlen.

Seelisch: Das spirituelle Interesse war eigentlich immer vorhanden, doch man hat sich nicht getraut, in diese Sphären vorzudringen? Wenn nicht jetzt, wann dann?

Die vielen Unzulänglichkeiten, die nun einmal existieren, machen uns liebenswert und menschlich. Vor allem schützt uns die Selbstannahme vor einem Leben in Selbsttäuschung und damit vor viel zu viel Stress im Alltag. Das ist gesundheitsfördernd und schützt das Herz. Das Leben an sich ist schon anstrengend genug.

Auf das Thema Selbstannahme, also die Frage »Wer bin ich?«, folgt idealerweise die Selbstfürsorge: »Was brauche ich?« Seinen Bedürfnissen nachzugehen, ist kein egoistischer Akt, sondern der Appell an sich selbst, das, was man den ganzen Tag für andere tut, auch sich selbst zukommen zu lassen.

Sie sehen, wie Sie das Leben Ihrer Familie, Ihres Partners oder Ihrer Partnerin und das Ihrer Kollegen und Kolleginnen bereichern und erleichtern. Sie sehen, wie sehr die anderen von Ihrer Fürsorge, dem Mitdenken und Ihren Hunderten von Handgriffen täglich profitieren. Wie dankbar und glücklich sie darüber – hoffentlich – sind. Nur Sie selbst werden durch die konstante Inanspruchnahme über so viele Jahre immer weniger.

Erste Fragen, um die eigene Situation besser zu verstehen, könnten sein:

- Was brauchen Sie, damit es Ihnen gut geht?
- Was lässt sich delegieren?
- Wie können Sie in Ihrem Alltag Zeit für sich selbst schaffen?
- Welche Termine können auch in der nächsten Woche oder im nächsten Monat stattfinden?
- Was schleppen Sie an Fixterminen seit Jahren mit, obwohl die Freude daran längst nicht mehr besteht oder Sie übermäßige Kraft und Zeit kosten?

Lassen Sie sich mit den Antworten Zeit, vielleicht kommen diese auch spontan. Trauen Sie sich, Ihren Gedanken zu vertrauen, und Ihre Wünsche zuzulassen. Das kann auch der Wunsch nach Unterstützung und Hilfe sein. Wir sind es als Frauen gewöhnt, dass wir uns für vieles alleine zuständig fühlen, Multitasking ist unsere Domäne. Frauen machen selbst schwierige emotionale Themen über lange Zeit mit sich alleine aus. Auch hier dürfen Sie Hilfe annehmen, das ist keine Schwäche, sondern ein wesentlicher Bestandteil einer gesunden Selbstfürsorge.

ABSCHLIESSENDE GEDANKEN ZUM HERZEN

Am Ende dieses Buchs möchten wir Ihnen noch einmal vor Augen führen, dass das Herz-Kreislauf-System verantwortlich für die Verteilung von Sauerstoff und Nährstoffen im Körper ist. Gleichzeitig wird verbrauchter Sauerstoff, also Kohlendioxid und andere Abfallstoffe, zu den Ausscheidungsorganen Niere, Leber und Lungen transportiert. Das Herz als Motor lässt also die Lebenssäfte fließen.

Betrachtet man die Körpersysteme unter der Vorstellung, dass sie in einer gewissen Weise wichtige Lebensthemen widerspiegeln, so verkörpert das Herz-Kreislauf-System in diesem Sinne das Fließen. Im besten Fall sind alle Lebensthemen im Fluss: die Liebe, das Glück, das Vertrauen in uns selbst und in das Leben, die Aufgabe, der wir nachgehen. Bei Erkrankungen des Herz-Kreislauf-Systems hingegen sind Gefühle in Zusammenhang mit den wichtigen Lebensthemen blockiert.

Noch eine andere Aufgabe des Herzens lohnt einen Blick: Der Herzmuskel leistet gigantische Arbeit, bis zum 71. Lebensjahr kontrahiert er sich mehr als 2,5 Milliarden Mal. Das ist enorm anstrengend. Bei Herzproblemen empfinden wir darum eventuell das Leben oder einen Schicksalsschlag als zu anstrengend. Vielleicht müssen wir zu viel arbeiten und leisten, um glücklich zu sein. Vielleicht trauen wir uns nicht, uns darüber zu beklagen, dass die Anstrengung zu groß ist. Wir schweigen und verlangen vom Herzen weiter Höchstleistung und denken nicht daran, dass die Traurigkeit dem Herzen schadet, wie wir in Kapitel 4 zum Thema Broken-Heart-Syndrom gesehen haben.

Selbstverständlich gehören anstrengende, schwierige und traurige Phasen zum Leben. Oft wachsen wir auf der persönlichen Ebene gerade in diesen Zeiten. Und dann braucht es wieder Ruhe, gute Laune, Glücklichsein und Lebenslust und alles, was gut tut, denn darüber freut sich insbesondere auch Ihr (Frauen-)Herz!

»Wir müssen auf die Stimme unserer Seele hören, wenn wir gesunden wollen. Letztlich sind wir hier, weil es kein Entrinnen vor uns selbst gibt.«

Hildegard von Bingen

QUELLENNACHWEIS

KAPITEL 1

Regitz-Zagrosek V (2017). *Warum wir Gendermedizin brauchen.* Internist 58:336–343.

Nowak-Kornicka J (2020). *Masculinity and immune system efficacy in men.* PLoS One, online Dezember 14.

Mazure CM et al. (2015). *Twenty years and still counting: including women as participants and studying sex and gender in biomedical research.* BMC Women's Health Article number: 94.

van Anders S et al. (2015). *Effects of gendered behavior on testosterone in women and men.* Proc Natl Acad Sci USA 112: 13805–13810.

Kutlikova HH et al. (2021). *Not giving up: Testosterone promotes persistence against a stronger opponent.* Psychoneuroendocrinology 128:105–214.

Murphy M et al. (2022). *Networking practices and gender inequities in academic medicine: Women's and men's perspectives.* EClinicalMedicine. 45: 101–338.

Albers at al. (2013). *Albtraum Fehldiagnose.* FOCUS Magazin Nr. 8.

Melamed K et al. (2014). *Inflammation and Myocardial Infarction.* NSO Circulation 130:334–336.

Haverich A (2017). *A Surgeon's View on the Pathogenesis of Atherosclerosis.* Circulation 135:205–207.

Aziz S et al. (2021). *Circadian influence on inflammatory response during cardiovascular disease.* Curr Opin Pharmacol 57:60–70.

Peimani M et al. (2022). *The impact of gender patient-physician concordance on interpersonal processes of care and patients'outcomes in the diabetes care setting.* Patient Educ Couns 29: S0738–3991.

Schunkert H et al.(2010). *Genetics of myocardial infarction: a progress report.* Eur Heart J 31(8):918–25.

Kristenson M et al. (2001). *Risk factors for coronary heart disease in different socioeconomic groups of Lithuania and Sweden--the LiVicordia Study.* J Public Health 29(2):140–50.

Napoli AM et al. (2014). *Gender disparities in stress test utilization in chest pain unit patients based upon the ordering physician's gender.* Crit Pathw Cardiol 13(4):152–5.

Kautzky-Willer A et al. (2019). *Geschlechtsspezifische Aspekte bei Prädiabetes und Diabetes mellitus – klinische Empfehlungen.* Wiener klinische Wochenschrift 131: 221–228.

Hongwei J et al. (2021). *Sex Differences in Blood Pressure Associations With Cardiovascular Outcomes.* Circulation 143:761–763.

Bigazzi F et al. (2021). *Gender difference in lipoprotein(a) concentration as a predictor of coronary revascularization in patients with known coronary artery disease.* Biochim Biophys Acta Mol Cell Biol Lipids 1866(3):158869.

2019 ESC/EAS Guidelines for the management of dyslipidaemias: lipid modification to reduce cardiovascular risk. European Heart Journal. 2019.

Rittger H et al. (2022). *Cholesterinsenkende Therapie bei älteren Patienten. Konsensuspapier der DGK und DGGG.* Kardiologie 1–7.

Bellavia A et al. *(2015). Differences in age at death according to smoking and age at menopause. Menopause* 23(1):108–10.

Mosca L et al. (2011). *Effectiveness-based guidelines for the prevention of cardiovascular disease in women – 2011 update: a guideline from the American Heart Association.* Circulation 123(11):1243–62.

Conrad N et al. *(2022). Autoimmune diseases and cardiovascular risk: a population-based study on 19 autoimmune diseases and 12 cardiovascular diseases in 22 million individuals in the UK.* The Lancet 400(10354):733–743.

Goff DC et al. (2014). *2013 ACC/AHA guideline on the assessment of cardiovascular risk: a report of the American College of Cardiology/American Heart Association Task Force on Practice Guidelines.* Circulation 129: S49–S73.

Bugiardini R et al. (2005). *Angina with »normal« coronary arteries: a changing philosophy.* JAMA 293:477–484.

Puleo F et al. (2020). *Sympathetic Regulation of the NCC (Sodium Chloride Cotransporter) in Dahl Salt-Sensitive Hypertension.* Hypertension 76 (5): 1461–69.

Bührer S & Schraudner B (Eds.) (2006). *Wie Können Gender-Aspekte in Forschungsvorhaben erkannt und bewertet werden?* Fraunhofer ISI, Karlsruhe; Fraunhofer-Gesellschaft, München.

Klinge I & Wiesemann C (Eds.) (2010). *Sex and Gender in Biomedicine: Theories, Methodologies, and Results* Göttingen Universitätsverlag.

Institute of Medicine (IOM) (2010). *Women's Health Research: Progress, Pitfalls, and Promise*. United States National Academies Press.

Schiebinger L (Ed.) (2014). *Women and Gender in Science and Technology.* London: Routledge.

Schraudner M & Lukoschat H (Eds.) (2006). *Gender als Innovationspotenzial in Forschung und Entwicklung.* Fraunhofer ISI, Karlsruhe; Fraunhofer-Gesellschaft München.

Blauwet L et al. (2007). *Low rate of sex-specific result reporting in cardiovascular trials.* Mayo Clinic Proceedings 82 (2): 166–170.

Buch T et al. (2019). *Benefits of a factorial design focusing on inclusion of female and male animals in one experiment.* Journal of Molecular Medicine 97 (6): 871–877.

Eifert S.et al. (2013). *Gendered innovation in cardiovascular science: implementation of sex and gender into clinical and biomedical research.* Thorac Cardiovasc Surg 61(1):4–6.

Clayton J. (2016). *Studying both sexes: a guiding principle for biomedicine.* FASEB Journal 30(2): 512–524.

Heidari S et al. (2016). *Sex and gender equity in research: rationale for the SAGER guidelines and recommended use.* Research Integrity and Peer Review 1(1):2.

Oertelt-Prigione S et al. (2010). *Analysis of sex and gender-specific research reveals a common increase in publications and marked differences between disciplines.* BioMed Central Medicine (8):70–80.

Miller LR et al. (2017). *Considering sex as a biological variable in preclinical research.* FASEB Journal 31 (1): 29–34.

Moerman C et al. (2009). *Locating sex-specific evidence on clinical questions in MEDLINER: a search filter for use on OvidSP.* BioMed Central Medicine Medical Research Methodology 9 (1):25.

Welch VA et al. (2017). *CONSORT-Equity 2017 extension and elaboration for better reporting of health equity in randomized trials.* BMJ 359:j5085.

Welch VA et al. (2016). *Extending the PRISMA statement to equity-focused systematic reviews (PRISMA-E 2012): explanation and elaboration.* J Develop Effective 8 (2): 287–324.

Tannenbaum C et al. (2016). *Evaluating sex as a biological variable in preclinical research: the devil in the details.* Biology of Sex Differences 7 (1):1.

Montgomery CH et al. (2007). *The information problem in women's health:*

a piece of the solution. Journal of Women's Health and Gender-Based Medicine 9 (5): 529–536.

Wizemann T & Pardue M (Eds.) (2017). *Exploring the Biological Contributions to Human Health: Does Sex Matter?* National Academies Press.

Greenwood BN et al. (2018). *Patient-physician gender concordance and increased mortality among female heart attack patients.* PNAS 115 (34): 8569–8574.

Kurth T et al. (2006). *Migraine and risk of cardiovascular disease in women.* JAMA 296(3):283–91.

Hajar R et al. (2016). *Framingham Contribution to Cardiovascular Disease.* Heart Views. 17(2): 78–81.

Tao CW et al. (2015). *The Framingham Heart Study: past, present and future.* Int J Epidemiol 44(6):1763–6.

DDG *(2023). Deutscher Gesundheitsbericht Diabetes 2022.* Online Mai 5.

Deutsches Ärzteblatt (2022): *Studie: Deutsche wünschen sich Beachtung von Genderunterschieden in der Medizin.* Online März 1.

Barmer (2023). *Gendermedizin. Essstörungen: Immer mehr Männer sind betroffen.* Online Mai 6.

Internisten im Netz (2012). *Rheumatoide Arthritis trifft Frauen häufiger, früher und stärker als Männer.* Online November 6.

Nature *(2010). Putting gender on the agenda.* Online June 9.

Research Gate (2010). *Red alert for women's heart: the urgent need for more research and knowledge on cardiovascular disease in women: Procedings of the Workshop held in Brussels on Gender Differences in Cardiovascular disease.* Online September 29.

Süddeutsche Zeitung (2011). *Hysterie als Ausbruch aus dem Rollenzwang.* Online Dezember 28.

Medizinischer Dienst Bund (2022). *Jahresstatistik 2021 zur Behandlungsfehlerbegutachtung.* Online Juni 30.

KAPITEL 2

Helm JL et al. (2012). *Assessing cross-partner associations in physiological responses via coupled oscillator models.* Emotion 12(4):748–62.

Precker M (2021). *Calming us down or revving us up, music can be good for the heart.* American Heart Association News. Online March 3.

Münzel TH et al. (2012). *Luftverschmutzung und Herz-Kreislauf-Erkrankungen.* Herz 46(2): 120–128.

Chowdhury R et al. (2018). *Environmental toxic metal contaminants and risk of cardiovascular disease: systematic review and meta-analysis.* BMJ 362.

Vlacil AK et al. (2021). *Polystyrene microplastic particles induce endothelial activation.* PLoS One. Online November 17.

Ikäheimo TM (2018). *Cardiovascular diseases, cold exposure and exercise.* Temperature (Austin) 5(2): 123–146.

Zenk F et al. (2017). *Germ line-inherited H3K27me3 restricts enhancer function during maternal-to-zygotic transition.* Science 357 (6347): 212–216

Schunkert H et al. (2010). *Genetics of myocardial infarction: a progress report.* Eur Heart J 31(8):918–25.

Schunkert H et al. (2011). *Large-scale association analysis identifies 13 new susceptibility loci for coronary artery disease. the CARDIoGRAM Consortium.* Nat Genet 43(4):333–338.

Strawbridge RJ … Eifert S et al. (2011). *Genome-wide association identifies nine common variants associated with fasting proinsulin levels and provides new insights into the pathophysiology of type 2 diabetes; CARDIoGRAM.* Diabetes 60(10):2624–34.

Assimes TL. Eifert S et al. (2010). *Lack of association between the Trp719Arg polymorphism in kinesin-like protein-6 and coronary artery disease in 19 case-control studies.* J Am Coll Cardiol 56(19):1552–63.

Yehuda R et al. (2013). *Epigenetic Biomarkers as Predictors and Correlates of Symptom Improvement Following Psychotherapy in Combat Veterans with PTSD.* Psychiatry 4:118.

The SPRINT Research Group (2015). A Randomized Trial of Intensive versus Standard Blood-Pressure Control. N Engl J Med 373:2103–2116.

Spreng N R et al. (2020). *The default network of the human brain is associated with perceived social isolation.* Nature Communications 11: 6393.

Hakulinen C et al. (2018). *Social isolation and loneliness as risk factors for myocardial infarction, stroke and mortality: UK Biobank cohort study of 479 054 men and women.* Heart 104(18):1536–1542.

Bundesministerium für Bildung und Forschung (2016). *Epigenetik: Essgewohnheiten schlagen sich im Erbgut nieder.* Online November 16.

KAPITEL 3

Nadkarni S et al. (2011). *Activation of the Annexin A1 Pathway Underlies the Protective Effects Exerted by Estrogen in Polymorphonuclear Leukocytes. Arteriosclerosis, Thrombosis, and Vascular.* Biology. 2011;31: 2749–2759.

Sund M et al. (2021). *Association between pharmaceutical modulation of oestrogen in postmenopausal women in Sweden and death due to COVID-19: a cohort study.* Bmjopen 12: 053 032.

Dahlgren E et al. (1992). *Polycystic ovary syndrome and risk for myocardial infarction. Evaluated from a risk factor model based on a prospective population study of women.* Acta Obstet Gynecol Scand 71(8):599–604.

Rich-Edwards M et al. (2016). *Endometriosis and Risk of Coronary Heart Disease.* Circ Cardiovasc Qual Outcomes 9(3):257–64.

Farland LV et al. (2022)., *Laparoscopically Confirmed Endometriosis and Risk of Incident Stroke: A Prospective Cohort Study.* Stroke 53(10): 3116–3122.

Roos-Hesselink J et al. (2019). *Pregnancy outcomes in women with cardiovascular disease: evolving trends over 10 years in the ESC Registry of Pregnancy and Cardiac disease (ROPAC).* Eur Heart J. 40(47):3848–3855.

Bener A et al. (2013). *Maternal complications and neonatal outcome in Arab women of a fast developing country.* J Family Community Med 20(1): 27–34.

Bener A et al. (2011). *Prevalence of gestational diabetes and associated maternal and neonatal complications in a fast-developing community: global comparisons.* Int J Womens Health 3:367–73.

Fanciulli G et al. (2009). *Growth hormone, menopause and ageing: no definite evidence for ›rejuvenation‹ with growth hormone.* Hum Reprod Update 15:341–358.

Paulsen SK et al. (2007). *11Beta-HSD type 1 expression in human adipose tissue: impact of gender, obesity, and fat localization.* Obesity (Silver Spring) 15:1954–1960.

Ladyman SR et al. (2019). *Hormone interactions regulating energy balance during pregnancy.* J Neuroendocrinol 22:805–817.

Zavalza-Gomez AB et al. (2008). *Adipokines and insulin resistance during pregnancy.* JM. Diabetes Res Clin Pract. 80(1):8–15.

Ehrenberg HM et al. (2003). *The influence of obesity and gestational diabetes mellitus on accretion and the distribution of adipose tissue in pregnancy.* Am J Obstet Gynecol 189(4):944–8.

Hart MV et al. (1998). *Aortic function during normal human pregnancy.* Am J Obstet Gynecol 154(4):887–91.

Hilfiker-Kleiner D et al. (2008). Postpartum Cardiomyopathy: ACardiac Emergency for Gynecologists, General Practitioners, Internist, Pulmologists, and Cardiologists. Dtsch Artebl 105(44) 751–6.

Henriksson P (2021). *Cardiovascular problems associated with IVF therapy.* J Intern Med 289(1):2–11.

Defilippis E et al. (2021). *Pregnancy after Heart Transplantation.* Journal of Cardiac Failure 27 (2):176–184.

Bernstein P (2010). *Progesterone, progestins, and the heart.* Rev Cardiovasc Med 11(4):228–36.

Savolainen-Peltonen H et al (2016). *Cardiac Death Risk in Relation to the Age at Initiation or the Progestin Component of Hormone Therapies.* J Clin Endocrinol Metab 7: 2794–801.

https://gendermed.info/BEFRI-Studie-Bessere-kardiovaskul-re-Beratung.1485.0.20.html

Doroszewska K et al. (2019). *Blood pressure in postmenopausal women with a history of polycystic ovary syndrome.* Prz Menopauzalny.18(2): 94–98.

Miller V et al. (2019). *The Kronos Early Estrogen Prevention Study (KEEPS): what have we learned?* Menopause 26(9):1071–1084.

Fuggle NR et al. (2020). *Assessment of Cardiovascular Safety of Anti-Osteoporosis Drugs.* Drugs 80(15):1537–1552.

Schierbeck LL et al. (2012). *Effect of hormone replacement therapy on cardiovascular events in recently postmenopausal women: randomised trial.* BMJ 345.

Lüders S et al. (2018). *ELITE-Studie – Ernährung, Lebensstil und individuelle Information zur Verhinderung von Schlaganfall, Demenz und Herzinfarkt – Studiendesign und kardiovaskuläre Aufnahmedaten.* Thieme, online Dezember 13.

Register awmf (2020). *Leitlinienprogramm Peri- und Postmenopause -Diagnostik und Interventionen.* Online September 20.

National Heart, Lung and Blood Institute (2023). *Women's Health Initiative (WHI).* Online Mai 5.

Buettner D (2012). *The Blue Zones, Second Edition: 9 Lessons for Living Longer From the People Who've Lived the Longest.* National Geographic Books.

Sano S et al. (2022). *Hematopoetic loss of Y chromosome leads to cardiac fibrosis and heart failure mortality.* Science (377): 6603: 292–297.

Forsberg L et al. (2014). *Mosaic loss of chromosome Y in peripheral blood is associated with shorter survival and higher risk of cancer.* Nature Genetics (46):624–628.

Melchior H et al. (2017). The prevalence of gestational diabetes – a population-based analysis of a nationwide screening program. Dtsch Arztebl Int 114: 412–8.

Bayoumi MAA et al. (2021). *Maternal and neonatal outcomes in mothers with diabetes mellitus in Qatari population.* BMC Pregnancy Childbirth 21:651.

Agarwal MM (2020). *Gestational Diabetes in the Arab Gulf Countries: Sitting on a Land-Mine.* Int J Environ Res Public Health 17(24): 9270.

KAPITEL 4

Von Mering G et al. (2004). *Abnormal coronary vasomotion as a prognostic indicator of cardiovascular events in women: results from the National Heart, Lung, and Blood (NHLB) Institute-sponsored Women's Ischemia Syndrome Evaluation (WISE).* Circulation (109):722–725.

Bugiardini R et al. (2005). *Angina with »normal« coronary arteries: a changing philosophy.* Jama 293:477–484.

Gudnadottir GS et al. (2017). *Gender differences in coronary angiography, subsequent interventions, and outcomes among patients with acute coronary syndromes.* Am Heart J 191:65–74.

Richter-Kuhlmann E (2020). *Gendermedizin: Frauen erkranken anders.* Dtsch Arztebl. 117(48): A-2336 / B-1972

Steinböck S et al. (2020). *Lecture series on gender medicine at Innsbruck and Vienna medical universities: a teaching format in comparison.* GMS J Med Educ 37(2):Doc20.

Merz CN et al. (1999). *The Women's Ischemia Syndrome Evaluation (WISE) study: protocol design, methodology and feasibility report.* J Am Coll Cardiol 33(6):1453–61.

Nauman AT et al. (2020). *Nonobstructive Coronary Artery Disease at Angiography and Gender-Specific Indicators for Cardiovascular Events: 5-Year Follow-Up of the LIFE Heart Study.* J Womens Health (Larchmt) 29(3): 338–344.

Ladwig KH et al. (2017). *MEDEA-Studie: Comparison of Delay Times Between Symptom Onset of an Acute ST-elevation Myocarclial Infarction and Hospital*

Arrival in Men and Women <65 Years Versus 65 Years of Age.: Findings From the Multicenter Munich Examination of Delay in Patients Experiencing Acute Myocardial Infarction (MEDEA) Study. Am J Cardiol 120(12): 2128–2134.

Steffel J et al. (2018). *European Heart Rhythm Association Practical Guide on the Use of Non-Vitamin K Antagonist Oral Anticoagulants in Patients with Atrial Fibrillation; EP Europace 2021.* Eur Heart J 39(16):1330–1393.

Büchner B et al. (2005). *Stress and heart disease in women.* Herz 30(5):416–28.

www.herzstiftung.de/infos-zu-herzerkrankungen/herzinfarkt/anzeichen/herzinfarkt-frauen-symptome

Ibanez B et al. (2018). *2017 ESC Guidelines for the management of acute myocardial infarction in patients presenting with ST-segment elevation: The Task Force for the management of acute myocardial infarction in patients presenting with ST-segment elevation of the European Society of Cardiology (ESC). ESC Scientific Document Group.* Eur Heart J 39(2): 119–177.

Abdu FA et al. (2020). *Myocardial Infarction with Nonobstructive Coronary Arteries (MINOCA): A Review of the Current Position.* Cardiology 145(9): 543–552.

Occhipinti G et al. (2021). *Diagnostic pathways in myocardial infarction with non-obstructive coronary artery disease (MINOCA).* Eur Heart J Acute Cardiovasc Care 10(7):813–822.

Scalone G et al. (2019). *Editor's Choice- Pathophysiology, diagnosis and management of MINOCA: an update.* Eur Heart J Acute Cardiovasc Care 8(1): 54–62.

Del Buono MG (2021). *Coronary Microvascular Dysfunction Across the Spectrum of Cardiovascular Diseases: JACC State-of-the-Art Review.* J Am Coll Cardiol 78(13): 1352–1371.

Hayes SN et al. (2020). *Spontaneous Coronary Artery Dissection: JACC State-of-the-Art Review.* J Am Coll Cardiol 76(8):961–984

Eifert S et al. (2010). *Early and mid term mortality after coronary artery bypass grafting in women depends on the surgical protocol: retrospective analysis of 3441 on- and off-pump coronary artery bypass grafting procedures.* Cardiothorac Sur 5: 90.

Oertelt-Prigione S et al. (2013). *Detection of Gender Differences in Incomplete Revascularization after Coronary Artery Bypass Surgery Varies with Classification Technique. BioMed Research International* 108 475.

Borchert Th et al. (2017). *Catecholamine-Dependent β-Adrenergic Signaling in a Pluripotent Stem Cell Model of Takotsubo Cardiomyopath.* J Am Coll Cardiol 70 (8) 975–991.

Hui L et al. (2014). *Bad marriage, broken heart? Age and gender differences in the link between marital quality and cardiovascular risks among older adults.* J Health Soc Behav 55(4):403–23.

Carey IM et al. (2014). *Increased risk of acute cardiovascular events after partner bereavement: a matched cohort study.* JAMA Intern Med174(4): 598–605.

Waller C et al. (2016). *Blunted Cortisol Stress Response and Depression-Induced Hypocortisolism Is Related to Inflammation in Patients With CAD.* J Am Coll Cardiol 67(9): 1124–1126.

Kompetenznetz Vorhofflimmern e. V. (2022). *EAST-AFNET@World Stroke Congres WSC 2022.* Online Oktober 21.

National Cancer Institute (2023). *Physical Activity and cancer.* Online Mai 1.

Deutsche Herzstiftung (2023). *Deutscher Herzbericht 2021.* Online Mai 5.

Universitätsklinikum Schleswig-Holstein (2023). *Takutsubo-Syndrom.* Online Mai 5.

Dkfz. Krebsinformationsdienst (2021). *Herzproblemen bei Krebs vorbeugen.* Online September 14.

Springer Medizin (2023). *Kardio-Onkologie.* Online März 10.

Aerzteblatt.de (2018). *Psychische Belastungssituationen steigern das Herzinfarktrisiko auch bei Gesunden.* Online September 28.

American College of Cardiology (2022). *2022 ESC Guidelines on Cardio-Oncology: Key Points.* Online August 29.

Ladwig H-H et al. (2013). *Positionspapier zur Bedeutung psychosozialer Faktoren in der Kardiologie.* Online Februar 14.

Dario Trapani et al. (2020). *Management of Cardiac Toxicity Induced by Chemotherapy.* J. Clin. Med 9: 2885.

Chauvet-Gelinier JC et al. (2017). *Stress, anxiety and depression in heart disease patients: A major challenge for cardiac rehabilitation.* Ann Phys Rehabil Med 60(1):6–12.

Walli-Attaei M et al. (2022). *Metabolic, behavioural, and psychosocial risk factors and cardiovascular disease in women compared with men in 21 high-income, middle-income, and low-income countries: an analysis of the PURE study.* Lancet 400(10355):811–821.

Dunkel A (2009). *Predictors of preoperative depressive risk in patients undergoing coronary artery bypass graft surgery.* Clin Res Cardiol. (10): 643–50.

Chen J et al. (2012). *Incidence of heart failure or cardiomyopathy after adjuvant trastuzumab therapy for breast cancer.* J Am Coll Cardiol 60(24): 2504–12.

Özdemir BC et al. (2022). *Sex and Gender Differences in Anticancer Treatment Toxicity: A Call for Revisiting Drug Dosing in Oncology.* Endocrinology 1: 163(6).

Metha LS et al. (2018). *Cardiovascular Disease and Breast Cancer: Where These Entities Intersect.* Circulation 137(8):e30-e66.

Boermann LM et al. (2017). *Long-term outcome of cardiac function in a population-based cohort of breast cancer survivors: A cross-sectional study.* Eur J Cancer 81:56–65.

Gulati G et al. (2016). *Prevention of cardiac dysfunction during adjuvant breast cancer therapy (PRADA): a 2 × 2 factorial, randomized, placebo-controlled, double-blind clinical trial of candesartan and metoprolol.* Eur Heart 37(21):1671–80.

KAPITEL 5

Maurus S et al. (2021). *Differences in Cardiac Magnetic Resonance Imaging Markers Between Patients With COVID-19-associated Myocardial Injury and Patients With Clinically Suspected Myocarditis.* J Thorac Imaging 36(5):279–285.

Fernandez de las Penas C. et al. (2022). *Post-COVID-19 Symptoms 2 Years After SARS-CoV-2 Infection Among Hospitalized vs Nonhospitalized Patients.* JAMA Netw Open 5(11):e2242106.

Taquet M et al. (2022). *Neurological and psychiatric risk trajectories after SARS-CoV-2 infection: an analysis of 2-year retrospective cohort studies including 1 284 437 patients.* The Lancet 9: 815–827

Erdmann E (2016). *Pharmakotherapie: Kann man Digitalis noch verordnen?* Dtsch Arztebl 113(12): 4.

Birks EJ et al. (2015). *An examination of survival by sex and race in the HeartWare Ventricular Assist Device for the Treatment of Advanced Heart Failure (ADVANCE) Bridge to Transplant (BTT) and continued access protocol trials. ADVANCE Trial Investigators.* J Heart Lung Transplant. 34(6):815–24.

Magnussen C et al. (2018). *Gender differences and outcomes in left ventricular assist device support: The European Registry for Patients with Mechanical Circulatory Support.* J Heart Lung Transplant 37(1):61–70.

Nathan AS et al. (2020). *Mortality trends around the one-year survival mark after heart, liver, and lung transplantation in the United States.* Clin Transplant. 34(6):e13852.

Bradbrook K et al. (2022). *A national assessment of one-year heart outcomes after the 2018 adult heart allocation change.* J Heart Lung Transplant 28: S1053–2498(22) 02083–6.

Ali U et al. (2022). *Outcomes of Cardiac Transplantation in Western Australia – A Contemporary Single Centre Experience.* Heart Lung Circ 28: S1443–9506(22)01093–9.

Benck L et al. (2021). *Recipient and surgical factors trigger severe primary graft dysfunction after heart transplant.* J Heart Lung Transplant 40(9): 970–980.

Kaczmarek I, … Eifert S et al. (2013). *Gender does matter: gender-specific outcome analysis of 67,855 heart transplants.* Thorac Cardiovasc Surg (1):29–36.

James J L et al. (2010). *Pre-eclampsia: fitting together the placental, immune and cardiovascular pieces.* J Pathol 221(4):363–78.

Zhang YJ et al. (2022). *Immunologic Memory in Pregnancy: Focusing on Memory Regulatory T Cells.* Int J Biol Sci 18(6):2406–2418.

Piekarska K et al. (2022). *ERAP/HLA-C and KIR Genetic Profile in Couples with Recurrent Implantation Failure.* Int J Mol Sci 23(20):12518.

Zhai YJ et al. (2023). *Defensins: defenders of human reproductive health.* Hum Reprod Update 29(1):126–154.

Jena SR et al.(2022). *Comparative proteome profiling of seminal components reveal impaired immune cell signalling as paternal contributors in recurrent pregnancy loss patients.* Am J Reprod Immunol 23:e13613.

Petroff MG et al. (2022). *Fetal-placental antigens and the maternal immune system: Reproductive immunology comes of age.* Immunol Rev 308(1): 25–39.

Markert UR et al. (2005). *Lessons from reproductive immunology for other fields of immunology and clinical approaches.* Chem Immunol Allergy 89: 169–179.

Poole JA et al. (2004). *Immunology of pregnancy. Implications for the mother.* Clin Rev Allergy Immunol 26 (3) 161–170.

Zhang J et al. (2011). *Natural killer cell-triggered vascular transformation: maternal care before birth?* Cell Mol Immunol 8 (1) 1–11.

Defilippis E. et al. (2021). *Pregnancy after Heart Transplantation.* Journal of Cardiac Failure 27 (2): 176–184.

Kuck KH et al. (2020). *Konsensuspapier der Deutschen Gesellschaft für Kardiologie (DGK) und der Deutschen Gesellschaft für Thorax-, Herz- und Gefäßchirurgie (DGTHG) zur kathetergestützten Aortenklappenimplantation (TAVI).* Kardiologe (14):182–204.

Siontis GCM et al. (2019). *Transcatheter aortic valve implantation vs. surgical aortic valve replacement for treatment of symptomatic severe aortic stenosis: an updated meta-analysis.* Eur Heart J 40(38):3143–3153.

Kolte D et al. (2019). *Meta-Analysis of TAVR vs. SAVR in Low Risk Patients.* J Am Coll Cardiol 74 (12) 1532–1540.

Roedler S et al. (2011). *Gender-related differences in patients undergoing mechanical aortic valve replacement with the CarboMedics valve.* J Cardiovasc Surg (Torino) 52(6):887–94.

Bauer T et al. (2014). *Geschlechtsspezifische Unterschiede bei Transkatheter-Aortenklappenimplantation und chirurgischem Aortenklappenersatz: Ergebnisse aus dem »German Aortic Valve Regiatry«.* Clin Res Cardiol 103, Suppl 1.

Bauer T et al. (2017). *Left ventricular function determines the survival benefit for women over men after transcatheter aortic valve implantation (TAVI).* EuroIntervention 13(4):467–474.

Seeburger J, Eifert S et al. (2013). *Gender differences in mitral valve surgery.* Thorac Cardiovasc Surg 61(1):42.

Pfannmueller B… Eifert S et al. (2013). *Gender-dependent differences in patients undergoing tricuspid valve surgery.* Thorac Cardiovasc Surg 61(1):37–41.

Deutsche Herzstiftung (2023). *Herzschwäche-Risiko bei Frauen.* Online März 10.

Deutsches Gesundheitsportal (2021). *Herzbericht 2021: Was ist wann bei schwerer Herzschwäche notwendig?* Online September 14.

Deutsche Herzstiftung (2023). *Angst vor Herzschäden nach Covidimpfung – Erfahrungen aus der Praxis.* Online März 10.

Aerzteblatt.de (2021). *Israel untersucht Myokarditisfälle nach Impfung mit Biontech-Impfstoff.* Online April 27.

Vardeny O et al. (2016). *Efficacy of sacubitril/valsartan vs. enalapril at lower than target doses in heart failure with reduced ejection fraction: the PARADIGM-HF trial.* Eur J Heart Fail 18(10):1228–34.

Velazquez EJ et al. (2019). *Angiotensin-Neprilysin Inhibition in Acute Decompensated Heart Failure.* N Engl J Med 380(6):539–48.

Hermann E et al. (2022). *Novel European Heart Failure Guidelines – Change in Treatment Paradigms].* Dtsch Med Wochenschr 147(6):326–331.

Cowie et al. (2020). *SGLT2 inhibitors: mechanisms of cardiovascular benefit beyond glycaemic control.* Nat Rev Cardiol 17(12):761–772.

Gronda et al. (2022). *Renal effects of SGLT2 inhibitors in cardiovascular patients with and without chronic kidney disease: focus on heart failure and renal outcomes.* Heart Fail Rev 31:1–10.

Bavendiek U et al. (2019). *DIGIT-HF Investigators and Committees (see Appendix). Rationale and design of the DIGIT-HF trial (DIGitoxin to Improve ouTcomes in patients with advanced chronic Heart Failure): a randomized, double-blind, placebo-controlled study.* Eur J Heart Fail 21(5): 676–684.

Dorresteijn JA et al. (2011). *Aspirin for primary prevention of vascular events in women: individualized prediction of treatment effects.* Eur Heart J 32(23): 2962–9.

Buring JE (2007). *Should aspirin be used in all women older than 65 years to prevent stroke?* Prev Cardiol 10 (4):12–8.

Konstantinos N et al. (2018). *Evidence Gaps in the Era of Non-Vitamin K Oral. Anticoagulants.* J Am Heart Assoc 7(3):e007338.

Steffel J et al. (2021). *2021 European Heart Rhythm Association Practical Guide on the Use of Non-Vitamin K Antagonist Oral Anticoagulants in Patients with Atrial Fibrillation.* Europace 23 (10):1612–1676.

KAPITEL 6

Nationales Centrum für Tumorerkrankungen Heidelberg. Schmidt M. et al. (2022). *BENEFIT-Studie: Körperliches Training während neoadjuvanter Chemotherapie bei Brustkrebspatientinnen zur Verbesserung der Therapieverträglichkeit und Tumorresponse.* Online November 1.

Sandeep K J et al. (2014). *Plasma cortisol and prognosis of patients with acute myocardial infarction.* J Cardiovasc Med (Hagerstown) 15(1):33–41.

Castro-Vale I et al. (2016). *Genetics of glucocorticoid regulation and posttraumatic stress disorder-What do we know?* Neurosci Biobehav Rev 63: 143–57.

Sabbagh JJ et al. (2014). *Age-associated epigenetic upregulation of the FKBP5 gene selectively impairs stress resiliency.* PLoS One Online Sep 5.

Rasmusson AM et al. (2001). *Increased pituitary and adrenal reactivity in premenopausal women with posttraumatic stress disorder.* Biol Psychiatry 50(12): 965–77.

www.aerztezeitung.de/Medizin/Wie-Sport-das-Herz-schuetzt-402554.html

Trichopoulou A et al. (2014). *Definitions and potential health benefits of the Mediterranean diet: views from experts around the world.* BMC Med 12: 112.

www.dge.de/wissenschaft/weitere-publikationen/fachinformationen/bedeutung-von-obst-und-gemuese-in-der-ernaehrung-des-menschen/

Grayson D et al. (2014). *Dietary Omega-3 Fatty Acids Modulate Large-Scale Systems Organization in the Rhesus Macaque Brain.* Journal of Neuroscience 34 (6): 2065–2074.

Aguib J et al. (2015). *The Copenhagen City Heart Study (Østerbroundersøgelsen).* Glob Cardiol Sci Pract (3):33.

Feinleib M et al. (1975). *The Framingham offspring study. Design and preliminary data.* Preventive Medicine 4 (4): 518–525.

Zhang Y et al. (2012). *Vitamin D Inhibits Monocyte/Macrophage Proinflammatory Cytokine Production by Targeting MAPK Phosphatase-1.* J Immunol 188 (5): 2127–2135.

Harzheim D et al. (2009). *Increased InsP3Rs in the junctional sarcoplasmic reticulum augment Ca2+ transients and arrhythmias associated with cardiac hypertrophy.* PNAS 106(27):11406–11.

Doehner W et al. (2017). *Eisenmangel bei Patienten mit chronischer Herzinsuffizienz – diagnostische Algorithmen und therapeutische Optionen anhand der aktuellen Studienlage.* Dtsch Med Wochenschr 142:752–7.

Mc Donagh T et al. (2021). *2021 ESC Guidelines for the diagnosis and treatment of acute and chronic heart failure.* Eur Heart J 42(36):3599–3726.

Wouda DR et al. (2022). *Sex-specific associations between potassium intake, blood pressure, and cardiovascular outcomes: the EPIC-Norfolk study.* Eur Heart J 43(30):2867–2875.

Flores-Mateo G et al. (2006). *Selenium and coronary heart disease: a meta-analysis.* Am J Clin Nutr 84(4):762–73.

Rautemaa R et al. (2007). *Oral infections and systemic disease – an emerging problem in medicine.* Clin Microbiol Infect 13(11): 1041–1047.

Seymour GJ et al. (2007). *Relationship between periodontal infections and systemic disease.* Clin Microbiol Infect 13 Suppl 4:3–10.

www.vdek.com/presse/daten/d_ausgaben_zahnaerztliche_behandlung.html

Rosengren A et al. (2004). *Association of psychosocial risk factors with risk of acute myocardial infarction in 11119 cases and 13648 controls from 52 countries (the INTERHEART study): case-control study.* Lancet 364(9438): 953–62.

Schulz KH et al. (2006). *Psychische Belastung, Immunfunktionen und Krankheitsentwicklungen.* Bundesgesundheitsblatt – Gesundheitsforschung – Gesundheitsschutz 8:759–772.

Schulz H et al. (2009). *Optimism, Self-Efficacy, and Perceived Stress as Predictors of Self-Reported Health Symptoms in College Students.* Zeitschrift für Gesundheitspsychologie 17(4):185–195.

Spektrum.de (2020). Verarbeitet das Gehirn 95 Prozent aller Informationen unbewusst? Online Feburar 19.

Deutsche Gesellschaft für Ernährung e.V. (2023). Selen und Herz-Kreislauf-Erkrankungen. Online März 10.

Vyas M et al. (2012). *Shift work and vascular events: systematic review and meta-analysis.* BMJ 345:4800.

Wong P et al. (2015). *Social Jetlag, Chronotype, and Cardiometabolic Risk.* J Clin Endocrinol Metab 100(12):4612–20.

Levine G et al. (2017). *Meditation and Cardiovascular Risk Reduction. A Scientific Statement From the American Heart Association.* J Am Heart Assoc 28;6(10).

Ricard M et al. (2014). *Mind of the meditator.* Sci Am 2014 Nov;311(5):38–45.

Ornish D et al. (1998). *Intensive lifestyle changes for reversal of coronary heart disease.* JAMA 280(23):2001–7.

Doll A et al. (2016). *Mindful attention to breath regulates emotions via increased amygdala-prefrontal cortex connectivity.* Neuroimage 134: 305–313.

REGISTER

C

D

E

F

G

H

L

M

N

W

Y

Z